"十二五"职业教育国家规划立项教材

国家卫生和计划生育委员会"十二五"规划教材

全国中等卫生职业教育教材

U0292335

供康复技术专业用　　　　第2版

康复评定技术

主　编　刘立席

副主编　吕　晶

编　者（以姓氏笔画为序）

王伟敏（河北省秦皇岛市卫生学校）

左贾逸（江苏省常州卫生高等职业技术学校）

吕　晶（山东省青岛卫生学校）

朱稼霈（首都铁路卫生学校）

刘立席（四川省内江医科学校）

李坤彬（郑州大学附属郑州中心医院）

周蜜娟（四川卫生康复职业学院）

彭　辰（浙江省桐乡市卫生学校）

秘　书　易江兰（四川省内江医科学校）

人民卫生出版社

图书在版编目（CIP）数据

康复评定技术/刘立席主编. —2 版. —北京：人民卫生出
版社，2015

ISBN 978-7-117-21670-8

Ⅰ.①康⋯ Ⅱ.①刘⋯ Ⅲ.①康复-鉴定-高等职业教
育-教材 Ⅳ.①R49

中国版本图书馆 CIP 数据核字（2015）第 255836 号

| 人卫智网 | www.ipmph.com | 医学教育、学术、考试、健康，
购书智慧智能综合服务平台 |
| 人卫官网 | www.pmph.com | 人卫官方资讯发布平台 |

康复评定技术
第 2 版

主　　编：刘立席
出版发行：人民卫生出版社（中继线 010-59780011）
地　　址：北京市朝阳区潘家园南里 19 号
邮　　编：100021
E - mail：pmph @ pmph.com
购书热线：010-59787592　010-59787584　010-65264830
印　　刷：人卫印务（北京）有限公司
经　　销：新华书店
开　　本：787×1092　1/16　印张：20
字　　数：499 千字
版　　次：2002 年 8 月第 1 版　2016 年 2 月第 1 版
　　　　　2023 年 1 月第 2 版第 13 次印刷（总第 14 次印刷）
标准书号：ISBN 978-7-117-21670-8
定　　价：45.00 元

打击盗版举报电话：010-59787491　E-mail：WQ @ pmph.com
（凡属印装质量问题请与本社市场营销中心联系退换）

为全面贯彻党的十八大和十八届三中、四中、五中全会精神,依据《国务院关于加快发展现代职业教育的决定》要求,更好地服务于现代卫生职业教育快速发展的需要,适应卫生事业改革发展对医药卫生职业人才的需求,贯彻《医药卫生中长期人才发展规划(2011—2020 年)》《现代职业教育体系建设规划(2014—2020 年)》文件精神,人民卫生出版社在教育部、国家卫生和计划生育委员会的领导和支持下,按照教育部颁布的《中等职业学校专业教学标准(试行)》医药卫生类(第二辑)(简称《标准》),由全国卫生职业教育教学指导委员会(简称卫生行指委)直接指导,经过广泛的调研论证,成立了中等卫生职业教育各专业教育教材建设评审委员会,启动了全国中等卫生职业教育第三轮规划教材修订工作。

本轮规划教材修订的原则:①明确人才培养目标。按照《标准》要求,本轮规划教材坚持立德树人,培养职业素养与专业知识、专业技能并重,德智体美全面发展的技能型卫生专门人才。②强化教材体系建设。紧扣《标准》,各专业设置公共基础课(含公共选修课)、专业技能课(含专业核心课、专业方向课、专业选修课);同时,结合专业岗位与执业资格考试需要,充实完善课程与教材体系,使之更加符合现代职业教育体系发展的需要。在此基础上,组织制订了各专业课程教学大纲并附于教材中,方便教学参考。③贯彻现代职教理念。体现"以就业为导向,以能力为本位,以发展技能为核心"的职教理念。理论知识强调"必需、够用";突出技能培养,提倡"做中学、学中做"的理实一体化思想,在教材中编入实训(实验)指导。④重视传统融合创新。人民卫生出版社医药卫生规划教材经过长时间的实践与积累,其中的优良传统在本轮修订中得到了很好的传承。在广泛调研的基础上,再版教材与新编教材在整体上实现了高度融合与衔接。在教材编写中,产教融合、校企合作理念得到了充分贯彻。⑤突出行业规划特性。本轮修订紧紧依靠卫生行指委和各专业教育教材建设评审委员会,充分发挥行业机构与专家对教材的宏观规划与评审把关作用,体现了国家卫生计生委规划教材一贯的标准性、权威性、规范性。⑥提升服务教学能力。本轮教材修订,在主教材中设置了一系列服务教学的拓展模块;此外,教材立体化建设水平进一步提高,根据专业需要开发了配套教材、网络增值服务等,大量与课程相关的内容围绕教材形成便捷的在线数字化教学资源包,为教师提供教学素材支撑,为学生提供学习资源服务,教材的教学服务能力明显增强。

人民卫生出版社作为国家规划教材出版基地,有护理、助产、农村医学、药剂、制药技术、营养与保健、康复技术、眼视光与配镜、医学检验技术、医学影像技术、口腔修复工艺等 24 个专业的教材获选教育部中等职业教育专业技能课立项教材,相关专业教材根据《标准》颁布情况陆续修订出版。

康复技术专业编写说明

根据教育部 2010 年公布的《中等职业学校专业目录(2010 年修订)》,康复技术专业(100500)的目的是面向基层医疗卫生机构、社区、残联及民政系统康复机构等,培养从事临床康复、社区康复和养老机构康复等工作,德智体美全面发展的高素质劳动者和技能型人才。人民卫生出版社积极落实教育部、国家卫生和计划生育委员会相关要求,推进《标准》实施,在卫生行指委指导下,进行了认真细致的调研论证工作,规划并启动了教材的编写工作。

本轮康复技术专业规划教材与《标准》课程结构对应,设置公共基础课(含公共选修课)、专业基础课、专业技能课(含专业核心课、专业选修课)教材。其中专业核心课教材根据《标准》要求设置共 10 种。

本轮教材编写力求贯彻以学生为中心、贴近岗位需求、服务教学的创新教材编写理念,教材中设置了"学习目标""病例 / 案例""知识链接""考点提示""本章小结""目标测试""实训 / 实验指导"等模块。"学习目标""考点提示""目标测试"相互呼应衔接,着力专业知识掌握,提高专业考试应试能力。尤其是"病例 / 案例""实训 / 实验指导"模块,通过真实案例激发学生的学习兴趣、探究兴趣和职业兴趣,满足了"真学、真做、掌握真本领""早临床、多临床、反复临床"的新时期卫生职业教育人才培养新要求。

本系列教材将于 2016 年 7 月前全部出版。

9

总序号	适用专业	分序号	教材名称	版次
1	护理专业	1	解剖学基础 **	3
2		2	生理学基础 **	3
3		3	药物学基础 **	3
4		4	护理学基础 **	3
5		5	健康评估 **	2
6		6	内科护理 **	3
7		7	外科护理 **	3
8		8	妇产科护理 **	3
9		9	儿科护理 **	3
10		10	老年护理 **	3
11		11	老年保健	1
12		12	急救护理技术	3
13		13	重症监护技术	2
14		14	社区护理	3
15		15	健康教育	1
16	助产专业	1	解剖学基础 **	3
17		2	生理学基础 **	3
18		3	药物学基础 **	3
19		4	基础护理 **	3
20		5	健康评估 **	2
21		6	母婴护理 **	1
22		7	儿童护理 **	1
23		8	成人护理（上册）- 内外科护理 **	1
24		9	成人护理（下册）- 妇科护理 **	1
25		10	产科学基础 **	3
26		11	助产技术 **	1
27		12	母婴保健	3
28		13	遗传与优生	3

续表

总序号	适用专业	分序号	教材名称	版次
29	护理、助产专业共用	1	病理学基础	3
30		2	病原生物与免疫学基础	3
31		3	生物化学基础	3
32		4	心理与精神护理	3
33		5	护理技术综合实训	2
34		6	护理礼仪	3
35		7	人际沟通	3
36		8	中医护理	3
37		9	五官科护理	3
38		10	营养与膳食	3
39		11	护士人文修养	1
40		12	护理伦理	1
41		13	卫生法律法规	3
42		14	护理管理基础	1
43	农村医学专业	1	解剖学基础 **	1
44		2	生理学基础 **	1
45		3	药理学基础 **	1
46		4	诊断学基础 **	1
47		5	内科疾病防治 **	1
48		6	外科疾病防治 **	1
49		7	妇产科疾病防治 **	1
50		8	儿科疾病防治 **	1
51		9	公共卫生学基础 **	1
52		10	急救医学基础 **	1
53		11	康复医学基础 **	1
54		12	病原生物与免疫学基础	1
55		13	病理学基础	1
56		14	中医药学基础	1
57		15	针灸推拿技术	1
58		16	常用护理技术	1
59		17	农村常用医疗实践技能实训	1
60		18	精神病学基础	1
61		19	实用卫生法规	1
62		20	五官科疾病防治	1
63		21	医学心理学基础	1
64		22	生物化学基础	1
65		23	医学伦理学基础	1
66		24	传染病防治	1

续表

总序号	适用专业	分序号	教材名称	版次
67	营养与保健专业	1	正常人体结构与功能 *	1
68		2	基础营养与食品安全 *	1
69		3	特殊人群营养 *	1
70		4	临床营养 *	1
71		5	公共营养 *	1
72		6	营养软件实用技术 *	1
73		7	中医食疗药膳 *	1
74		8	健康管理 *	1
75		9	营养配餐与设计 *	1
76	康复技术专业	1	解剖生理学基础 *	1
77		2	疾病学基础 *	1
78		3	临床医学概要 *	1
79		4	康复评定技术 *	2
80		5	物理因子治疗技术 *	1
81		6	运动疗法 *	1
82		7	作业疗法 *	1
83		8	言语疗法 *	1
84		9	中国传统康复疗法 *	1
85		10	常见疾病康复 *	2
86	眼视光与配镜专业	1	验光技术 *	1
87		2	定配技术 *	1
88		3	眼镜门店营销实务 *	1
89		4	眼视光基础 *	1
90		5	眼镜质检与调校技术 *	1
91		6	接触镜验配技术 *	1
92		7	眼病概要	1
93		8	人际沟通技巧	1
94	医学检验技术专业	1	无机化学基础 *	3
95		2	有机化学基础 *	3
96		3	分析化学基础 *	3
97		4	临床疾病概要 *	3
98		5	寄生虫检验技术 *	3
99		6	免疫学检验技术 *	3
100		7	微生物检验技术 *	3
101		8	检验仪器使用与维修 *	1
102	医学影像技术专业	1	解剖学基础 *	1
103		2	生理学基础 *	1
104		3	病理学基础 *	1

续表

总序号	适用专业	分序号	教材名称	版次
105		4	医用电子技术 *	3
106		5	医学影像设备 *	3
107		6	医学影像技术 *	3
108		7	医学影像诊断基础 *	3
109		8	超声技术与诊断基础 *	3
110		9	X 线物理与防护 *	3
111	口腔修复工艺专业	1	口腔解剖与牙雕刻技术 *	2
112		2	口腔生理学基础 *	3
113		3	口腔组织及病理学基础 *	2
114		4	口腔疾病概要 *	3
115		5	口腔工艺材料应用 *	3
116		6	口腔工艺设备使用与养护 *	2
117		7	口腔医学美学基础 *	3
118		8	口腔固定修复工艺技术 *	3
119		9	可摘义齿修复工艺技术 *	3
120		10	口腔正畸工艺技术 *	3
121	药剂、制药技术专业	1	基础化学 **	1
122		2	微生物基础 **	1
123		3	实用医学基础 **	1
124		4	药事法规 **	1
125		5	药物分析技术 **	1
126		6	药物制剂技术 **	1
127		7	药物化学 **	1
128		8	会计基础	1
129		9	临床医学概要	1
130		10	人体解剖生理学基础	1
131		11	天然药物学基础	1
132		12	天然药物化学基础	1
133		13	药品储存与养护技术	1
134		14	中医药基础	1
135		15	药店零售与服务技术	1
136		16	医药市场营销技术	1
137		17	药品调剂技术	1
138		18	医院药学概要	1
139		19	医药商品基础	1
140		20	药理学	1

** 为"十二五"职业教育国家规划教材
* 为"十二五"职业教育国家规划立项教材

前 言

为了全面落实教育规划纲要，贯彻"加快发展现代职业教育"精神，按照教育部《中等职业学校专业教学标准》，在人民卫生出版社的精心组织下，由来自全国八所相关学校和医院的骨干教师和临床医生，修订了本教材。

康复评定技术是康复技术专业的核心课程之一，通过学习，使学生能够准确评定患者存在的功能受限、社会参与能力受限，以及影响康复的个体与环境因素，制定合适的康复计划，评估康复治疗效果，修改康复计划，使患者达到康复的最佳状态，为临床康复奠定基础。

本教材的编写遵循"三基"、"五性"、"三特定"原则，围绕中职医药卫生类专业的培养目标，体现中高衔接与贯通的职教改革发展思路，突出专业特色，注重职业教育人才德能并重、知行合一和崇高职业精神的培养，与康复治疗师职业资格证书考试紧密接轨，以岗位为导向，以实用、够用为前提，系统阐述了康复评定的基本理论和基本技能。

在编写过程中，我们多次讨论本教材的编写体例、编写内容，编写重点，理论课、实训课的课时分配等，在内容的安排上，删去了在基层医院开展较少的神经电生理评定，将具有共性的吞咽和言语功能评定合为一章。每章设置了学习目标、案例、知识链接、考点提示、本章小结、目标测试、实训指导等模块，插图接近200幅，图文并茂，体现了教材的实用性。

《康复评定技术》（第2版）全书内容共十五章：第一章是总论，概括地介绍了康复评定的概念、方法、内容及康复评定的实施，由刘立席老师编写。第二章到第十三章，内容涉及功能障碍、能力障碍和社会性障碍三个层次的评定。其中，第二章人体形态和反射评定由左贾逸老师编写；第三章关节活动度评定由周蜜娟老师编写；第四章肌力评定由朱稼霈老师编写；第五章肌张力评定由彭辰老师编写；第六章平衡功能评定由刘立席老师编写；第七章协调功能评定由吕晶老师编写；第八章步态分析由彭辰老师编写；第九章感觉功能评定和第十章心肺功能的评定由王伟敏老师编写；第十一章吞咽和言语功能评定由彭辰老师编写；第十二章心理功能评定由吕晶老师编写；第十三章日常生活能力与生存质量评定由左贾逸老师编写。第十四章环境评定由王伟敏老师编写。第十五章常见疾病的康复评定，系统阐述了康复评定技术在临床中的应用，由李坤彬老师编写。

本教材主要供中职层次的康复技术专业学生使用，同时也可作为康复治疗师资格考试和临床医师的参考用书。

在教材编写过程中，得到了全国卫生职业教育教学指导委员会专家的悉心指导、人民卫生出版社和各位编者所在单位的大力支持，在此表示衷心的感谢！同时也要感谢各位编者的辛勤劳动!

　　由于编者水平有限,不足之处,敬请专家学者和各校师生提出宝贵建议,以利进一步修改和完善。

刘立席

2015 年 10 月

目 录

第一章 总 论

学习目标

1. 掌握:康复评定的概念和意义;康复评定的类型和方法。
2. 熟悉:康复评定的对象和目的;康复评定的内容;康复评定的实施。
3. 了解:评定方法的质量要求。

康复评定是研究残疾或有康复需求者有关功能状况的理论、技能及操作技术的一门医学学科。它是康复技术专业的核心课程之一,其任务是通过教学使学生掌握康复评定的基本理论、基本技能,学会采集、归纳、分析资料,实施康复评定操作,并制订合适的康复计划,为临床康复工作奠定基础。

第一节 概 述

一、概念

康复评定,又称康复诊断,是对病、伤、残患者的功能状况及其水平进行定性、定量分析,并对其结果作出合理解释的过程。它是通过收集患者的病史和相关资料,使用客观的方法,有效和准确地评定功能障碍的种类、性质、部位、范围、程度、预后以及制订康复计划和评定疗效的过程。只有通过全面的、系统的和记录详细的康复评定,才有可能明确患者的具体问题,制订相应的康复计划。

二、康复评定的对象

康复评定的对象是伴有功能障碍的病、伤、残以及有康复需求者。
(一) 残损、残疾和残障
康复评定的对象主要是功能障碍,根据 1980 年 WHO《国际残损、残疾和残障分类》(International Classification of Impairments,Disabilities and Handicaps,ICIDH)标准,将功能障碍分为残损、残疾和残障三个层面。

1. **残损(impairment)** 指由疾病、外伤或发育障碍等病因导致的心理、生理或解剖结构或功能上的异常变化。这些变化影响组织、器官或系统的正常功能,表现为一种器官水平上的障碍,可以分为:①智力残损;②其他心理残损;

考点提示
康复评定的三个层面

1

③语言残损；④听力残损；⑤视力残损；⑥内脏（心肺、消化、生殖器官）残损；⑦骨骼（姿势、体格、运动）残损；⑧畸形；⑨综合残损等。

2. 残疾（disability）　指由于残损的原因使人的能力受限或缺乏，以至于不能在正常范围内和以正常方式进行活动。残疾是一种个体水平上的障碍，可以分为：①行为残疾；②交流残疾；③生活自理残疾；④运动残疾；⑤身体姿势和活动残疾；⑥技能活动残疾；⑦环境适应残疾等。

3. 残障（handicap）　指由于残损或残疾，限制或阻碍一个人充当正常社会角色所致的障碍。是一种环境和社会水平上的障碍，可以分为：①定向识别（时间、地点和人）残障；②身体自主残障（生活不能自理）；③行动残障；④社会活动残障；⑤就业残障；⑥经济自立残障等。

（二）损伤、活动受限和参与限制

第54届世界卫生大会于2001年5月22日通过的《国际功能、残疾和健康分类》（International Classification of Functioning, Disability and Health, ICF）将残疾建立在一种社会模式基础上，从残疾人融入社会的角度出发，强调社会集体行动，要求改造环境以使残疾人充分参与社会生活的各个方面。ICF是以活动和参与为主线来进行功能、残疾和健康分类的，强调个人和环境因素以及各部分之间的相互作用，其运行模式见图1-1。残疾被定义为是对损伤、活动受限和参与限制的一个概括性术语。按照ICF构架，康复评定主要从损伤、活动受限和参与受限三个层次进行评定。

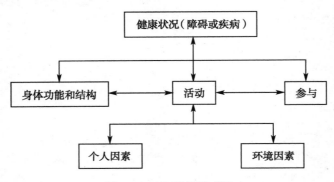

图1-1　ICF运行模式图

1. 损伤　指身体功能或结构问题，有显著差异或丧失。即功能障碍。身体功能是指身体各系统的生理功能（包括心理）。身体结构是指身体的解剖部位及其组成。

2. 活动受限　指个体在进行活动时可能遇到的困难。即能力障碍。活动指个体执行一项任务或行动。

3. 参与限制　指个体投入到生活情景中可能遇到的问题。即社会性障碍。参与是指个体投入到生活情景中。

（三）六类残疾

在《中华人民共和国残疾人保障法》规定："残疾人包括视力残疾、听力残疾、言语残疾、肢体残疾、智力残疾、精神残疾、多重残疾和其他残疾的人"。这就是通常所说的六类残疾人。于2006年4月1日零时开始的第二次全国残疾人抽样调查所采用的标准就是该分类方法。它将残疾分为视力残疾、听力残疾、言语残疾、智力残疾、肢体残疾、精神残疾六类，暂未包括内脏残疾。

三、康复评定的意义和目的

（一）康复评定的意义

1. 通过评定，可帮助患者了解自身疾病和活动能力，帮助患者增强信心，提高对治疗的积极性，促使患者更加主动地参与治疗。

2. 通过评定，可弥补病史和一般临床检查的不足，使治疗师能早期发现问题，掌握患者的病情和功能变化情况，指导康复治疗工作，从而控制康复治疗的质量。

3. 通过评定，可发现患者在社会康复方面存在的问题，为社会对残疾人提供帮助提供依据，还可以就残障为政府相关部门提供新的发病资料。

（二）康复评定的目的

1. 掌握功能障碍的情况

（1）了解功能障碍性质：寻找引起功能障碍的器官组织缺陷，是先天原因形成心脏病，后天因素引发脑卒中，还是继发性原因导致关节挛缩等。

（2）了解功能障碍的范围：明确功能障碍是哪一个或哪几个方面受到限制，如颅脑损伤患者是单纯性躯体运动功能障碍，还是同时存在认知、言语及心理障碍等。

（3）了解功能障碍的程度：按照 WHO 标准，分清功能障碍是组织器官水平缺陷，或个体自身活动能力受到影响，还是个体与外界交往、发挥社会作用受到限制。

2. 制订康复计划 通过康复评定，寻找和分析导致功能障碍的原因以及阻碍患者重返家庭和社会的因素，确定问题所在，并设定与之相关的康复目标，然后根据不同目标，制订适当的康复治疗计划。不同性质的功能障碍需要选择不同的治疗措施和方法。如关节活动度受限、肌力低下或平衡和协调功能障碍均可导致患者运动功能障碍，但三者的康复治疗方法却有很大的差异，前者主要是改善关节活动度，肌力低下可以通过力量训练得到提高，后者则需要相应的平衡和协调训练。

3. 评价治疗效果及筛选有效疗法 经过一个阶段的治疗、训练后，应进行再次评定，通过与上一次评定的结果和正常值比较，可以评价治疗效果，治疗方法是否正确，下一阶段是否需要修改治疗计划等，再评定，再治疗，如此循环下去，直至达到既定的康复目标或停止治疗。对不同治疗方法采用客观、统一的标准进行衡量，有利于筛选出更有效的治疗方法。

4. 判断预后 由于病、伤、残的部位、范围、性质和程度不同，同一种疾病的康复进程和结局可以不同。对其预后的判断可给患者及其家属以心理准备，并为制订更加切实可行的治疗计划提供客观依据，避免患者及其家属对康复期望值过高或过低。如 Barthel 指数低于 20 的脑卒中患者治疗意义不大，因其多将死亡；而高于 80 者多将自愈，则不必进行特殊治疗。

5. 评估康复投资的使用效率 如何在最短的时间内、消耗最低的费用、获得最佳的康复效果一直是社会和患者共同追寻的目标。目前许多医疗机构和相关部门在通过功能独立性测量（FIM）量表的使用，有针对性地选择康复方案，缩短了住院时间，节约了康复费用。

第二节 康复评定的类型和方法

为了更好地表达各种残损、残疾和残障，需要通过数据来显示评定结果，但是由于功能障碍的复杂性，至今尚无法完全采用数据定量的方法解释，只能用定性的方法进行分析。

一、康复评定的类型

（一）定性评定

定性评定是一种从整体上分析描述评定对象功能障碍特性的评定方法。主要是解决评定对象"有没有"或者"是不是"的问题。通过调查和观察，将获得的信息与正常人群的表现特征进行比较，大致判断患者是否存在功能障碍、功能障碍的性质等。

定性评定常作为一种筛查手段对患者进行初查，找出问题。如对偏瘫患者上、下肢痉挛模式的评定，异常步态的目测观察分析等。其优点是不需要昂贵的仪器设备，对评定的地点也没有严格

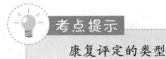

考点提示

康复评定的类型

的要求，可以在短时间内实现等。定性评定为进一步进行定量评定限定了范围，提高了评定的针对性。其缺点是定性评定有一定的主观性，对结果的准确性有影响。

（二）定量评定

1. 等级资料量化评定　等级资料量化评定是将定性评定中所描述的内容分等级进行量化，即将等级赋予分值的方法。如徒手肌力检查的六级分法（0～5级），Brunnstrom评定5个功能等级划分（0～4分），Barthel指数（0～15分），功能独立性测量（FIM）（1～7分）等。定性资料就可以通过数字得以表达，显得直观、具体，较容易发现问题，便于比较不同患者之间的差异以及同一患者在不同的时间功能障碍的变化。由于评定标准统一，操作简单，因而易于推广，是临床康复中最常用的评定方法。等级资料量化评定一般通过运用标准化量表进行评定。

2. 计量资料评定　计量资料评定是通过测量获得资料，并分析量化结果的方法。该方法可以更加清晰地表达功能障碍的性质、范围和程度，理清关系，把握本质，揭示规律，预测事物的发展趋势。其突出的优点是可以将功能障碍的程度量化，因而结果客观、准确，便于治疗前后的比较。

计量资料评定常需借用仪器设备直接测量。此类数据一般用度量衡单位表示，如关节活动度以度（°）表示，步长、步幅以厘米（cm）表示，步速用米／秒（m/s）表示。

定性评定和定量评定是统一、互补的，定性评定是定量评定的前提，没有定性的定量是一种盲目的、毫无价值的定量，定量评定使定性评定更加科学、准确，是检测和提高康复医疗质量、评定康复疗效的最主要的手段。

二、康复评定的方法

（一）观察法

观察法是评定者凭借感觉器官或其他辅助工具，对评定对象进行有目的、有计划考察的一种方法。可以在实际环境或人为环境中进行。优点是由于观察过程不被知晓，保持了评定对象表现的自然性。缺点是只能了解评定对象的表面情况。既要进行外部观察（即身体观察），还要进行内部观察（包括心理、精神、性格、情绪、智能等方面的观察）。

（二）调查法

调查法是以提问或填表的形式收集评定对象有关资料的一种评定方法。优点是能够在短时间内收集多个人、多方面的资料，省时省力，缺点是评定项目常常难以全面准确地用文字表达，造成信息量的丢失。调查法可分为问卷法和访谈法。

（三）量表法

量表法是运用标准化的量表对患者的功能进行评定的一种方法。在康复评定中常用等级量表法和总结量表法。

1. 等级量表　是将功能按某种标准排成顺序,采用数字或字母将功能情况进行定性分级的评定方法。如将某一种功能状况的评定结果按1、2、3、4、5或A、B、C、D、E进行分级,标准的徒手肌力检查六级分法就是典型的等级量表评定的例子。等级量表无法确切地将等级间隔进行合理的划分,虽然评定结果比较粗糙,但可以对功能的特征进行一定程度的度量。

2. 总结性量表　是由一系列技能或功能活动组成,根据评定对象完成活动时的表现进行评分(小分),最后将小分相加得出总分,从而归纳出某种结论的评定方法。如 Barthel 指数总分100 分,65~100 分提示患者基础性日常生活活动基本不需要帮助。总结性量表尽管可以量化地反

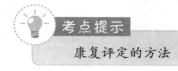

考点提示
康复评定的方法

映受试者的功能状况,但是数字不能确切地反映实际功能水平,这一缺陷可以从功能不同的患者取得相同的积分现象中解读出来。

（四）视觉模拟尺法

视觉模拟尺法是通过使用一条标有刻度的直线(长度 10cm、15cm、20cm)来评定某种障碍或症状的评定方法。直线的两端点标明为某种症状的两个极端表现。如以疼痛为例,左端点为"无痛",右端点为"非常痛",中间区域为从无痛到非常痛的过渡情况。要求评定对象根据自觉症状的程度在直线范围内选择,评定者测量左端点至评定对象选择点的距离。可用于各种症状或障碍的评定。

（五）仪器测量法

仪器测量法是指借助于各种仪器设备对评定对象的某一生物或功能性变量进行直接测量而获得绝对的量化记录的方法。如关节活动度测量、等速肌力测定、静态与动态平衡功能评定、三维步态分析等。仪器测量最突出的优点是可以将功能状况精确地量化,不仅能获得客观的数据,而且还能探究障碍发生的原因。其缺点是有些检测需要昂贵的仪器设备。

三、评定方法的质量要求

康复评定要求有规范化的评定量表,有些评定量表是国际上公认的,而有些则是本地区、本单位根据需要自行制订的。后者在临床正式使用之前,需要对该量表的信度、效度、敏感度进行研究。

（一）信度

信度(reliability)又称可靠性,是指不同评定者使用同一评定量表的一致性水平,用以反映相同条件下重复测定结果的近似程度,它包括组内信度和组间信度。

1. 组内信度　是指同一对象不同时期反复测定的一致性。两次测定相距时间不能过长,假定在这段时间内评定对象的情况相对稳定,通常为1~2周,如果评定对象的特征随时间变化而迅速变化,这个时间应缩短。例如,急性脑血管病患者早期时,病情变化较快,功能也相应地有所改变,两次测定相距时间可以相对较短,脑血管病恢复期患者,病情相对稳定,两次测定时间可适当延长。

2. 组间信度　是指多个评定者对同一对象评定的一致性。理想的是应为不同的评定者完全独立地对患者作出评价,但在实际中很难做到,尤其是涉及多个评定者研究。多数情

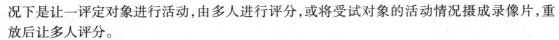

况下是让一评定对象进行活动,由多人进行评分,或将受试对象的活动情况摄成录像片,重放后让多人评分。

(二) 效度

效度(validity)又称有效性,它是评定量表的第二个基本特征,它是指量表所测试的结果与它希望测量对象结果的接近程度。有些量表仅评价其可靠性(信度),而未评价其有效性(效度),这就导致了对研究结果的准确性和重要性产生疑问。因此,对每一个量表进行效度的研究同样重要。

1. 内容效度　是指量表中所选项目是否能够反映评定的要素。对于康复评定量表,其内容的有效性是很重要的,只有当组成量表的内容包括了想要评定的所有方面,并且所评定的主要内容的各方面有一定的平衡性,才完成了量表的内容效度。对安装假肢患者日常生活活动能力的评定,如只确定起床、穿衣为评定项目,其评定结果是无效的。

2. 标准效度　是量表测量结果与标准测量之间的接近程度。常用的统计方法为相关分析。标准效度的评定方法是选择一个与本量表直接有关系的独立标准,然后在研究人群中同时进行量表和标准的测量,比较两者的结果,分析它们之间的相关性。

3. 结构效度　是指所设计量表的评定结果与预期的假设是否一致。为测试结构有效性,需要列出一些预期的假设,并观察你所设计的量表是否支持这些假设。结构效度的一种形式是共存效果。例如,评价总体健康水平的量表理论上应该与因病缺勤的天数呈负相关,如果量表的分数与缺勤天数高度负相关,则支持量表的共存有效性。

(三) 敏感度

敏感度又称反应度,是指评定对象功能状况变化时,测量结果对此变化作出反应的敏感程度。一个量表的信度和效度反映的是在不变状况下测量手段的准确性和精确性,那么敏感度则反映的是在变化状况下的该测量手段的应变性。通常以一种评定方法对患者在康复治疗前后分别进行测量评定,对两次测量数据应用统计学方法处理,判断是否具有统计学意义,从而检验评定方法的敏感度。

第三节　康复评定的内容

康复评定的内容包括病史、体格检查、功能评定和制订康复计划四个部分,即目前普遍采用的是 SOAP 法,内容包括:①S(subjective):指主观资料,包括患者及其家属的陈述;②O(objective):指客观资料,是体格检查发现的客观体征和功能表现;③A(assessment):指评定,是对上述资料进行专业分析判断;④P(plan):指计划,包括制订康复目标、总体治疗计划和具体治疗方案。此外,康复小组定期召开的评定会也是康复评定过程中的重要内容。

一、病史

在康复评定中,一般通过与患者或其家属、照顾者面谈来获得病史。病史主要包括患者的主诉、现病史、功能史、既往史、患者概况和家族史等。功能史是康复病史的核心内容,必须着重了解患者的日常生活活动能力,包括交流、进食、修饰、洗澡、如厕、穿衣、床上活动、转移和行动等情况。通过功能史,有助于治疗师了解特定疾病所导致的功能障碍特点,并确定其残存能力。

二、体格检查

治疗师所做的体格检查与一般的医学检查很多都是相同的。通过视、触、叩、听检查,可以寻找进一步支持和形成诊断的证据,以确定疾病引发的残疾和残障;确定残存的躯体、心理和智力上的能力,以此作为重建功能独立性的基础。

康复医学体格检查的范围包括生命体征和一般情况、皮肤和淋巴、头、眼、耳、鼻、口腔和咽喉、颈、胸、心脏和外周血管系统、腹部、泌尿生殖系统和直肠、肌肉骨骼系统、神经系统检查等。康复医学特别注意骨科和神经学检查,如骨关节疾病常用视、触动量检查。

三、功能评定

(一) 确定障碍情况

将收集的资料(病史和体格检查)进行综合分析,将患者存在的障碍分为三类,即功能障碍、能力障碍及社会性障碍。

1. 功能障碍的评定　可确定患者在人体形态、关节活动度、肌力、运动发育、肌张力、反射、平衡与协调、步态、感觉、循环与呼吸、心理等方面的变化。

2. 能力障碍的评定　可确定患者在日常生活活动等自理能力、生产性活动(工作、家务管理、学生学习和发育期婴幼儿玩耍等)、休闲活动等受限以及受限的程度。

3. 社会性障碍的评定　可确定居住环境、社区环境、工作环境等影响患者康复的外界环境因素。

通过对功能、能力和社会参与性的全面评定,才能制订出有针对性的康复治疗计划和措施。对于患者存在的障碍不仅应了解其种类,还应判断其程度。患者功能障碍的严重程度,常以其独立程度的受损情况为标准。一般将独立程度分为四级:完全独立;大部分独立(小部分依赖),需小量帮助;大部分依赖(小部分独立),需要大量帮助;完全依赖。独立程度等级划分,见表1-1。

> 考点提示
>
> 康复评定的内容

表1-1　独立程度等级划分

分级	标准
1	完全独立
2	大部分独立
3	大部分依赖
4	完全依赖

(二) 确定残存功能或能力

在临床康复工作中,我们不仅应了解患者的功能障碍情况,知道其丧失了什么功能,更应该了解还残存什么功能,怎样利用这些残存的功能去发挥代偿作用,以提高患者的生活和社会适应能力。如对截瘫患者,我们不仅应了解其下肢瘫痪情况,也应了解其上肢代偿能力情况,以便制订出训练计划,利用上肢功能去代偿下肢的功能障碍。在康复治疗中,既要进行功能或能力的恢复训练,也需要提高患者的残存功能或能力。

(三) 解释评定结果

康复评定更重要和更有价值的工作是解释评定结果,即分析障碍产生的原因。不进行深入的原因分析,必然会导致治疗的盲目性,最终影响康复疗效。

1. 分析功能障碍产生的原因　某一种功能障碍可以由多种原因引起,多种原因可以导致共同的功能障碍。例如,平衡功能障碍可由于下肢本体感觉障碍(如踝足扭伤或骨折)、前庭功能障碍等因素引起,确定了功能障碍的原因,对于采取对因治疗,制订治疗方案具有直接的指导意义。

2. 分析功能性活动障碍的原因　多系统功能整合是人体完成各种功能性活动的基础,各系统的功能损伤最终将影响日常生活活动。一种功能障碍可影响多种日常生活活动的完成。以手部关节活动受限为例,由于手部关节活动受限必将影响手的抓握和灵巧性,其结果是使进食、梳洗、系扣、写字等多种日常生活能力受到影响。多种损害也可以引起同一种日常生活能力障碍。例如,偏瘫患者,日常生活活动障碍不仅与偏瘫有关,也与认知功能障碍有关,如果只注意肢体的功能而忽略认知功能障碍,将会影响肢体功能的康复。

因此,在确定障碍的基础上,治疗师还要分析引起障碍的原因,只有认清障碍发生的原因,才能制订出有效的治疗方案。

四、制订康复计划

明确了患者的障碍所在、障碍的程度,以及障碍发生的原因,为设定康复目标提供了可能,并在此基础上选择和制订适当的康复治疗计划。

(一) 设定康复目标

康复目标包括远期目标和近期目标。远期目标是在康复治疗结束或出院时所期望的功能活动水平,也是患者通过康复治疗可能到达的最佳状态。近期目标是实现远期目标的基础和具体步骤,是实现远期目标过程中的一个又一个的阶段性目标。切合实际的远期与近期目标来源于正确的康复评定。其中,最基本的指标是患者的生活自理能力的恢复水平,其次是对家庭及社会的适应能力恢复程度等。

(二) 康复目标的描述

1. 下肢功能　下肢的功能主要是支撑体重和步行,根据假肢和支具的有无和种类设定不同的目标,下肢康复目标见表1-2。

表1-2　下肢康复目标

下肢康复目标	表现
不能步行	卧床不起
	靠物坐位
	独立坐位
坐轮椅	自己驱动
	外力驱动
平行杠内活动	起立
	平衡
	步行
用拐杖步行	能独立起立
	不能独立起立
用手杖步行	辅助
	完全独立

续表

下肢康复目标	表现
无手杖步行	辅助
	完全独立

2. 上肢功能 主要是手功能,手的功能高度分化,要左右分别制订目标。脑卒中患者的手功能可大致判定为完全失用手、候补辅助手、辅助手和实用手。上肢康复目标见表1-3。

表1-3 上肢康复目标

上肢康复目标	表现
完全失用手	不能主动或被动地用手指固定物品,放在桌子上面的手不能向下推动,但可以用上臂、前臂或躯干固定物品
候补辅助手	呈握拳状态的手指可被动地使其张开且能够握物体;桌上的物体被动地挂在手指上,可以拉到靠近身体并使其固定于腹部与桌子之间;依靠自己的力量或用健侧手可将放在桌上的手向下压
辅助手	不是实用手,但靠自己的力量能够抓东西,固定,放开
实用手	(左)吃饭时虽然不集中注意力也能端端正正地拿饭碗,(右)吃饭时,匙、叉、筷子可以较正常地使用,可以写出能读的字

3. 整体功能 对于偏瘫、脊髓损伤、慢性类风湿关节炎患者常发生两侧上下肢同时出现功能障碍,常根据患者日常生活活动能力分阶段制订康复目标:①全面辅助;②部分辅助;③完全独立完成。

4. 劳动能力 除日常生活活动以外,最好还应预测劳动能力:①恢复原职;②恢复工作,改变原职;③改变职业,可劳动;④帮助家务。

（三）制订康复治疗计划

通过康复评定会议或科主任带领的团队查房等形式综合各专业人员的评定结果,列出问题表,并据此制订相应的康复治疗计划,再由治疗师制订具体的治疗方案。影响患者生活自理能力最严重的和患者感到最痛苦和最迫切希望解决的问题,应该予以优先考虑。不同原因导致的障碍需要选择不同的治疗措施和方法,如果关节活动受限是由于肌力下降所致,治疗方案就是采用肌力训练;如果是由于关节强直和长期挛缩所致,康复治疗方案就是教给患者代偿技术为主。

 知识链接

康复评定会

康复评定会是由康复医生负责组织的、针对某一位患者具体的问题与康复计划进行讨论和决策的康复协作组会议。康复协作组成员包括康复医师、物理治疗师、作业治疗师、言语治疗师、心理治疗师、康复工程师、护士、社会工作者等。物理治疗师、作业治疗师等报告评定结果并提出康复计划,包括远期目标和近期目标、治疗计划与实施方案。康复协作组通过沟通、讨论,对患者情况全面了解,对不适当的治疗计划进行必要的修改,有助于提高康复效果。

第四节　康复评定的实施

一、康复评定的场所

由于康复医学涉及的范围很广,患者的情景性因素各不相同,因此实施康复评定的场所也有相应的要求。评定场所的条件和要求是由评定的目的决定的,而评定的场所和项目又受评定种类和范围的影响。一般来说,住院康复地点一直是整个康复团队进行综合评定的最佳场所。然而,随着医疗费用的不断上涨、医疗体制的改革、医疗保险的推广,以及政府有关部门、残联和社会团体对康复领域的积极参与,人们已经越来越多地利用诊所和社区内的其他地方进行综合性的康复评定。

二、康复评定的时期

定期进行康复评定以及定期召开评定会是康复评定的重要工作。实施康复评定需要把握好时间因素,主要包括何时开始评定、何时再次评定和何时结束评定等。根据时间不同,将康复评定分为初期评定、中期评定、末期评定及随访。

（一）初期评定

初期评定指首次对患者进行的评定。无论是急性期还是恢复期患者,均应尽快进行功能评定,一般在患者就诊时或入院后即可进行。治疗师在接到治疗通知单 24 小时内即开始对患者进行初期评定。其目的是发现和确定患者存在的功能障碍、障碍水平以及患者的需求,为制订康复治疗计划与方案提供依据;也为中期、末期评定疗效提供客观指标。

（二）中期评定

中期评定指在康复治疗计划实施过程中,根据治疗和训练进展情况定期进行的再评定。一般每周一次。评定过程和初期评定相同,但重点目的在于检查康复治疗计划的执行情况和康复治疗效果,并对康复计划做必要的修订或补充。

（三）末期评定

末期评定指康复计划实施完毕时进行的总结性评定。一般在患者出院前、治疗结束时进行。其目的是与初期评定进行比较以判定疗效,提出出院总结,作为随后家庭和社会随访计划的依据。

（四）随访

随访指针对出院后回归社会、家庭的患者进行的跟踪评定与了解。目的是了解患者的功能和能力状况,即是否仍保持着已经获得的进步或退步、是否需要进一步治疗等。随访评定的患者多为治疗进步缓慢而不需要接受常规康复治疗者。追访可以 2～3 个月或者半年甚至一年进行一次。

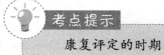

考点提示

康复评定的时期

三、康复评定的流程

康复评定贯穿于康复治疗的全过程。康复治疗的过程实际上是一个通过定期的康复评定来制订、实施、修改治疗方案的过程。康复治疗工作中,可根据需要随时对患者状况进行评定,制订康复计划、实施康复计划、评估康复疗效,根据疗效评定结果决定是否修改、继续或结束康复治疗。康复评定的流程见图1-2。

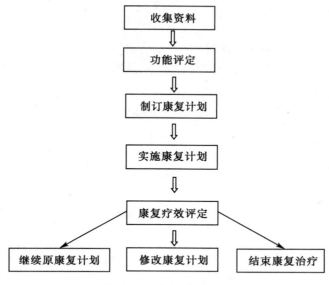

图1-2 康复评定的流程

四、康复结果的描述

康复医学是医学一个重要的分支,其服务的对象主要是因为疾病和损伤而导致各种功能障碍的患者,如急性疾病后残留有功能障碍者、慢性病和老年病患者。康复医学的医疗目的,不是针对疾病的"治愈",而是最大限度地恢复功能。康复的基本目标主要包括两个方面:①增加患者的独立能力(independence);②促进患者回归社会并进行创造性生活(productive life)。康复结果的描述见表1-4。

表1-4 康复结果的描述

康复结果	表现
完全恢复	康复治疗后功能独立状态达到完全独立的水平
显著有效	康复治疗后功能独立状态虽然达不到完全独立的水平,但较治疗前有两级或两级以上的进步
有效	康复治疗后功能独立状态较治疗前仅有一级的进步,且达不到有条件的独立水平
稍好	康复治疗后 ADL 评分虽然有增加,但功能独立级别的变化达不到晋级水平
无效	康复治疗后功能独立水平与治疗前比较无变化
死亡	康复治疗失败,患者死亡

五、记录

将病史和体格检查结果以及进行综合分析的各项资料进行系统的记录是现代医学实践

中的一项基本要求。各种记录应遵循准确性、一贯性、客观性和完整性四项原则。具体进行时尚应注意：①应有统一的、标准化的记录格式；②记录应简洁、明了和方便；③检查记录表（如关节活动度和肌力检查表）应备有多行空格，以便能用同一张表格记录治疗过程中反复检查的结果，从而能方便地进行比较和反映疗效；④检查和测定条件应加以说明；⑤正确地运用医学术语。

康复评定记录不仅记录障碍的情况，而且也记录治疗师对障碍的分析、判断、治疗过程以及对预后的估计。既是障碍情况的实际记录，也是医疗质量和学术水平的反映。康复评定记录表见表1-5～表1-7。

表1-5 初期评定记录表

姓名	性别	年龄	床号

诊断：

责任医师：　　　　　　　　　第　　次评定

病情摘要：

目前存在的问题：

康复目标：

近期目标：

远期目标：

治疗计划：

签名
日期

表 1-6　中期评定记录表

姓名	性别	年龄		床号

诊断：

责任医师：　　　　　　　　　　　第　　次评定

治疗进展：

仍然存在的问题：

进一步治疗计划：

签名

日期

表 1-7　末期评定记录表

姓名	性别	年龄		床号

诊断：

责任医师：　　　　　　　　　　　第　　次评定

入院时间：　　　　　　　　　　出院时间：

入院时存在的问题：

治疗经过：

患者现状和今后建议：

回归社会目标：

签名

日期

六、注意事项

（一）选择合适的方法

在临床康复中，应从筛查开始，如有必要，则应在此基础上选择信度、效度高的国际通用、标准化的评定方法。不同的方法评定的目的各有侧重，应注意选择使用，如中枢性瘫痪引起的四肢运动障碍不宜选用徒手肌力检查法，小儿脑性瘫痪儿童的运动功能应重点评定神经反射发育和运动发育。

（二）掌握恰当的时间

无论是急性期患者还是恢复期患者，都应尽快地进行功能评定。为确保准确性，评定常由一个人自始至终地进行，但需注意的是，每次评定时间要尽量短，不要引起患者疲劳。在康复过程中，应反复多次地进行康复评定，及时掌握患者的功能状态，不断地完善、修正康复计划。

（三）争取患者和家属的配合

尽管康复评定手段绝大多数是无创性的，但为了最大限度地获得患者和家属的协作和支持，评定前要与患者、家属进行沟通，说明评定的目的和方法，消除他们的不安，取得积极的配合。

（四）防止意外情况的发生

康复评定的对象是老年人或其他功能残疾者，常合并多种疾病。如果患者在评定过程中出现不适或其他并发症，应及时终止评定，积极查找原因，给予相应的处理。

（五）尊重患者人格，保护患者隐私

伴有功能障碍的病、伤、残患者，由于生活不能独立，常常性格孤僻、敏感、自卑，甚至产生拒医行为，治疗师要尊重患者人格，保护患者隐私，既要精心治疗，又要给予尊重、理解、关心、帮助，让患者重塑生活的信心，是治疗成功的关键。

本章小结

本章阐述了康复评定的基本概念、康复评定的方法、康复评定的内容和康复评定的实施。康复评定是通过收集患者的病史和相关资料，使用客观的方法，有效和准确地评定功能障碍的种类、性质、部位、范围、严重程度、预后，制订康复计划和评定疗效的过程。重点是康复评定操作和制订康复计划。

目标测试

A1/A2 型题

1. 康复评定的目的是

    A. 客观地查找致病因素

    B. 客观地判定疗效

    C. 为残损功能障碍定性

    D. 评定功能障碍程度

    E. 了解功能障碍的性质、部位、范围、程度、趋势、预后和结局及评定疗效和治疗计划

的依据

2. 我国残疾人抽样调查采用的残疾分类包括
    A. 视力残疾、听力残疾、运动残疾、肢体残疾、精神残疾
    B. 视力残疾、听力残疾、上肢残疾、下肢残疾、精神残疾
    C. 视力残疾、学习残疾、运动残疾、肢体残疾、精神残疾
    D. 视力残疾、听力残疾、智力残疾、肢体残疾、精神残疾
    E. 视力残疾、听力残疾、心肺残疾、肢体残疾、精神残疾

3. 第 61 届联大于何时通过了《残疾人权利公约》
    A. 2006 年 12 月 13 日   B. 2006 年 4 月 1 日
    C. 2001 年 5 月 22 日   D. 20 世纪 70 年代
    E. 1999 年 5 月 31 日

4. 《国际功能、残疾和健康分类》是世界卫生组织
    A. 1960 年颁布的残疾分类文件   B. 1970 年颁布的残疾分类文件
    C. 1980 年颁布的残疾分类文件   D. 1990 年颁布的残疾分类文件
    E. 2001 年颁布的残疾分类文件

5. 关于远期康复目标描述正确的是
    A. 是实现近期目标的基础和具体步骤
    B. 是实现近期目标过程中的一个又一个的阶段性目标
    C. 是在治疗 1～2 周内可解决的问题
    D. 是在康复治疗结束或出院时所期望的功能活动水平
    E. 随着康复的进展,不断出现新的近期目标,逐步接近并最终实现长期目标

6. 康复评定的内容包括
    A. 病史   B. 体格检查   C. 功能评定
    D. 制订康复计划   E. 以上均正确

7. 关于辅助手描述正确的是
    A. 吃饭时虽然不集中注意力也能端端正正地拿饭碗
    B. 呈握拳状态的手指可被动地使其张开且能够握物体
    C. 依靠自己的力量或用健侧手可将放在桌上的手向下压
    D. 不是实用手,但靠自己的力量能够抓东西,固定,放开
    E. 不能主动或被动地用手指固定物品,放在桌子上面的手不能向下推动,但可以用
       上臂、前臂或躯干固定物品

8. 康复评定不包括以下哪项
    A. 躯体功能   B. 言语功能   C. 社会功能
    D. 心理功能   E. 病因

9. WHO 将功能障碍分为哪三个层面
    A. 残疾、残障、残损   B. 残损、参与受限、残疾
    C. 损伤、残疾、残障   D. 参与受限、能力受限、残损
    E. 活动受限、参与受限

10. 康复评定的时期不包括
    A. 初期评定   B. 中期评定   C. 再评定

D. 末期评定   E. 随访

11. 康复协作组不包括
    A. 物理治疗师   B. 作业治疗师   C. 康复医师
    D. 康复护士   E. 神经内科医师

12. 量表的信度(reliability)是指
    A. 指评定工具所测量结果的准确性和可靠程度
    B. 指测验或量表的可靠性和稳定性的程度
    C. 指所选择的量表简明、省时和方便实施
    D. 指所使用的量表能否全面、清晰地反映所要评定的内容特征和真实性
    E. 指量表的比较标准

13. 以下哪项不属于下肢康复目标
    A. 完全恢复   B. 坐轮椅   C. 平行杠内活动
    D. 用拐杖步行   E. 不能步行

A3/A4 型题

张大姐,女,50 岁,因交通事故致双下肢瘫痪,大小便失禁 1 个月,其子女将其送到医院康复科进行治疗。

14. 首先进行的康复医疗活动是
    A. 临床用药   B. 手术根治   C. 康复评定与康复治疗
    D. 保健体育   E. 心理治疗

15. 患者在大小便失禁的情况下,治疗师应该做到
    A. 尊重、理解、关心、帮助   B. 由患者自己管理
    C. 由家属照顾   D. 嫌脏、嫌臭,漠不关心
    E. 埋怨患者,做了多次治疗后,仍不能自理

(刘立席)

第二章　人体形态和反射评定

学习目标

1. 掌握：各水平人体反射检查方法；人体姿势及人体形态学测量方法。
2. 熟悉：人体反射检查的临床应用方法。
3. 了解：其他常用神经反射检查。

案例

患者，男性，54岁，脑出血后4个月，查体：神志清楚，左侧偏瘫，在接受康复治疗时，时常出现以下情况：头转向左侧时，左上肢伸肌张力增高，左下肢屈肌张力增高。

请问：1. 该患者此情况为哪种反射亢进？

2. 该患者进行康复治疗时，该如何运用好该反射亢进？

第一节　人体反射评定

一、概述

神经系统以反射作为其调节的方式，并通过反射弧来完成。反射弧包括感受器、传入神经、中枢神经、传出神经、效应器5个部分，其中任意一个部分损伤，反射都将出现障碍。

反射发育的成熟要经历脊髓水平、脑干水平、中脑水平和大脑水平4个阶段，从初级水平逐渐被高位中枢整合。这些反射在某年龄范围内是正常的，超越了这个年龄范围，应被看做是异常的。

二、脊髓水平

脊髓反射检测的阳性或阴性反应在2个月的正常婴儿可能存在，超过2个月的婴儿阳性反应持续存在，可能预示着中枢神经系统发育迟缓，阴性反应是正常的。

（一）屈肌收缩反射（flexor withdrawal）

检测体位：患者仰卧，头置正中，下肢伸展。

诱发刺激：刺激一侧足底。

阳性反应：受刺激的下肢失去控制而屈曲，见

图2-1。

考点提示

各类反射检查体位、刺激方法以及阳性反应

17

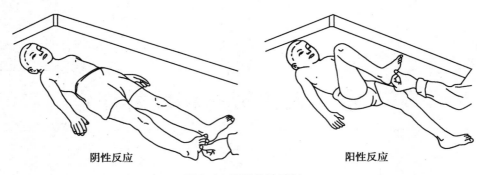

阴性反应　　　　　　　　　　　　　阳性反应

图2-1　屈肌收缩反射

临床意义:出生后2个月内出现阳性反应是正常的,在这之后仍存在可能提示反射发育迟缓。

（二）交叉伸展反射（crossed extension）

检测体位:患者仰卧,头置正中,一侧下肢伸直,另一侧下肢屈曲。

诱发刺激:屈曲伸直侧的下肢。

阳性反应:在屈曲伸直侧下肢时,对侧屈曲的下肢变为伸直,见图2-2。

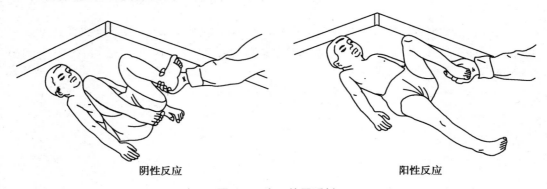

阴性反应　　　　　　　　　　　　　阳性反应

图2-2　交叉伸展反射

临床意义:在出生后2个月内出现阳性反应是正常的,在此之后仍存在可能提示反射发育迟缓。

三、脑干水平

在出生后4～6个月,脑干反射的阳性或阴性的存在可见于正常婴儿,超过6个月的婴儿仍存在阳性反射则可能提示运动发育迟缓,阴性反应是正常的。

（一）非对称性紧张性颈反射（asymmetrical tonic neck）

检测体位:患者仰卧,头置正中,上下肢伸直。

诱发刺激:将头转向一侧。

阳性反应:面部朝向的一侧上下肢伸展或伸肌肌张力增高;对侧上下肢屈曲或屈肌张力增高,见图2-3。

临床意义:出生后4～6个月出现阳性反应是正常的,但任何时候出现的强制性非对称性紧张性颈反射都是病理性的,出生6个月后的阳性反应可能提示反射发育迟缓。

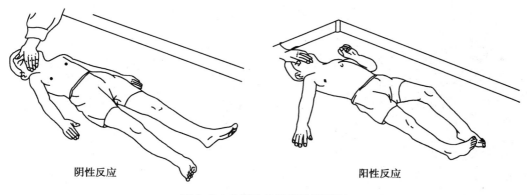

阴性反应　　　　　　　　　　　　　　阳性反应

图2-3　非对称性紧张性颈反射

（二）对称性紧张性颈反射（symmetrical tonic neck）

检测体位：患者呈膝手卧位或趴在检查者的腿上。

诱发刺激：将头向腹侧或背侧屈曲。

阳性反应：上肢屈曲，下肢伸展，或上肢伸展，下肢屈曲，见图2-4。

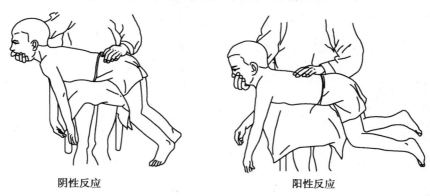

阴性反应　　　　　　　　　　　　　　阳性反应

图2-4　对称性紧张性颈反射

临床意义：出生后4~6个月出现阳性反应是正常的，出生6个月后阳性反应仍存在可能提示反射发育迟缓。

（三）紧张性迷路反射（tonic labyrinthine supine）

检测体位：患者仰卧或俯卧位，头置正中，上下肢伸直。

诱发刺激：维持仰卧位或俯卧位。

阳性反应：仰卧位时，上下肢被动屈曲，伸肌张力增高，俯卧位时，不能后伸头、后缩肩及伸展躯干和四肢。见图2-5。

临床意义：出生后4个月出现阳性反应是正常的，4个月之后仍存在则提示可能为反射发育迟缓。

（四）阳性支持反应（positive supporting reaction）

检测体位：抱患者使之维持站立。

诱发刺激：使患者用足底跳跃几次。

阳性反应：下肢伸肌张力增高，足跖屈，膝反张也许发生，见图2-6。

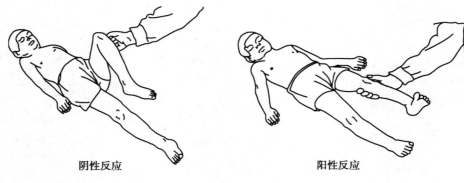

阴性反应   阳性反应

图2-5 紧张性迷路反射

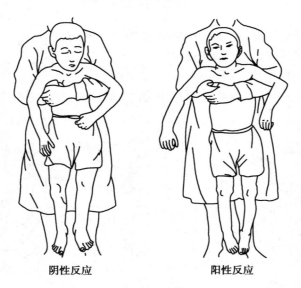

阴性反应   阳性反应

图2-6 阳性支持反应

临床意义：出生后4～8个月出现阳性反应是正常的，在8个月之后仍存在则提示反射发育迟缓。

四、中脑水平

（一）调正反应（righting reactions）

调正反应在红核上方的中脑整合，不包括大脑皮质。调正反应相互作用，使头和身体在空间保持正常的位置。

1. 颈调正反射（neck righting reflex）

检测体位：患者仰卧，头置正中，上下肢伸直。

诱发刺激：被动地或主动地将头转向一侧。

阳性反应：整个身体向着与头一样的方向旋转，见图2-7。

临床意义：出生后6个月出现阳性反应是正常的，超过6个月仍存在阳性反应可能提示反射发育迟缓。超过1个月的儿童出现阴性反应是反射发育迟缓的指征。

2. 身体调正反射（body righting acting on the body）

检测体位：患者仰卧，头置正中，上下肢伸直。

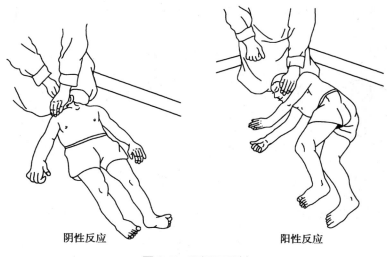

阴性反应　　　　　　　　　　　　阳性反应

图2-7　颈调正反射

诱发刺激:主动地或被动地将头转向一侧。

阳性反应:在骨盆和肩之间的躯干部分的旋转,如先是头转,然后是肩,最后是骨盆,见图2-8。

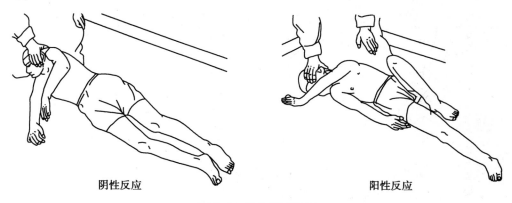

阴性反应　　　　　　　　　　　　阳性反应

图2-8　身体调正反射

临床意义:大约出生后6个月到18个月出现阳性反应,6个月后仍是阴性反应则提示可能为反射发育迟缓。

3. 头部迷路调正反射(labyrinthine righting acting on the head)

检测体位:将患者遮上眼睛,置俯卧位或仰卧位。

诱发刺激:维持俯卧位或仰卧位。

阳性反应:头抬至正常位置,面部呈垂直位,口呈水平位,见图2-9。

临床意义:俯卧位迷路调正反射在出生后1~2个月直到终生为阳性反应都是正常的,2个月后仍为阴性反应可能提示反射发育迟缓。仰卧位迷路调正反射在出生后6个月开始直到终生阳性反应都是正常的,6个月后仍为阴性反应可能提示反射发育迟缓。

4. 视觉调正反射(optical righting reflex)

检测体位:双手抱患者并使之在空中呈俯卧位或仰卧位。

诱发刺激:维持俯卧位或仰卧位。

阳性反应：头抬至正常位置，面部垂直，口呈水平位，见图2-10。

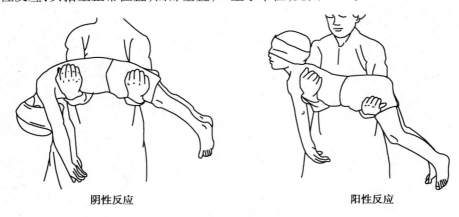

阴性反应　　　　　　　　　　　　　　　阳性反应

图2-9　头部迷路调正反射

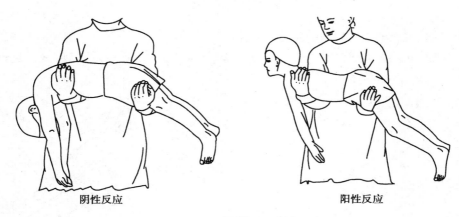

阴性反应　　　　　　　　　　　　　　　阳性反应

图2-10　视觉调正反射

临床意义：俯卧位时的阳性反应在头部迷路调正反射出现后不久出现，直至终生（若迷路调正反射不存在，那么视觉调正反射在各个位置上都将是无效的），在此时间之后仍为阴性反应则可能提示反射发育迟缓。仰卧位是出生后6个月直到终生出现阳性反应都是正常的，6个月后仍阴性反应可能提示反射发育迟缓。

（二）自动运动反应（automatic movement reaction）

自动运动反应作为一组反射可在婴幼儿身上观察到，严格来说，它不是调正反射，但这些反应都是随着头部的位置变化而变化的，涉及半规管、迷路或颈部的本体感觉。正如调正反射一样，自动运动反应出现在发育的某个阶段，它的持续存在或缺乏可见于某些疾病的患者。

1. **拥抱反射（moro reflex）**

检测体位：患者取半仰卧位。

诱发刺激：突然将头伸向后下方。

阳性反应：上肢外展、伸直（或屈曲）、外旋，手指伸直和外展，见图2-11。

临床意义：出生后4个月内出现阳性反应是正常的，4个月后仍有阳性反应则提示可能为反射发育迟缓，4个月后阴性反应是正常的。

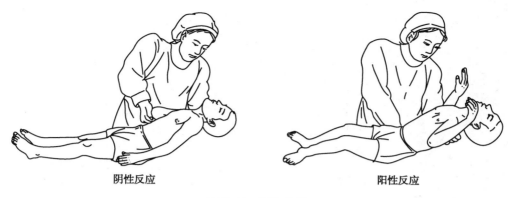

阴性反应　　　　　　　　　　　阳性反应

图 2-11　拥抱反射

2. 抬躯反射（landau reflex）

检测体位：用手托住患者胸部，俯卧位置于空中。

诱发刺激：主动地或被动地抬头。

阳性反应：脊柱和下肢伸直（当头向腹侧屈曲时，脊柱和下肢屈曲），见图 2-12。

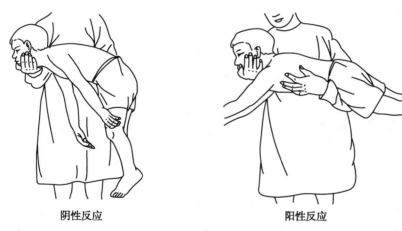

阴性反应　　　　　　　　　　　阳性反应

图 2-12　抬躯反射

临床意义：出生后 6 个月到 2 岁或 2 岁半出现阳性反应是正常的，超过 2 岁半仍为阳性可能提示反射发育迟缓。从出生到 6 个月和从 2 岁半直到终生为阴性反应都是正常的。

3. 保护性伸展反应（parachute reaction）

检测体位：患者俯卧位，两上肢向头的方向伸展。

诱发刺激：抓起踝或骨盆将患者悬吊在空中，然后突然将头向地板方向运动。

阳性反应：上肢立即伸展伴手指外展和伸直以保护头，见图 2-13。

临床意义：阳性反应大约在出生后 6 个月出现并持续终生，6 个月后阴性反应则提示可能为反射发育迟缓。

五、大脑皮质水平

平衡反应的成熟标志着运动发育进入两足动物阶段，它们在肌力正常时出现，同时提供身体对重心变化的适应，出生 6 个月后平衡反应开始出现。任何水平上的阳性反射都将提

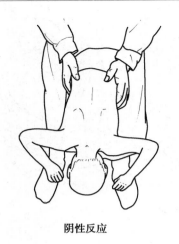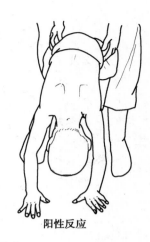

阴性反应 阳性反应

图2-13 保护性伸展反应

示下一个更高水平出现运动活动的可能。

（一）仰卧位平衡反应（supine）

检测体位：患者仰卧在斜板上，上下肢伸直。

诱发刺激：将斜板斜向一侧。

阳性反应：头和胸调正，抬起的一侧上下肢外展和伸直（平衡反应），斜板较低侧身体出现保护性反应，见图2-14。

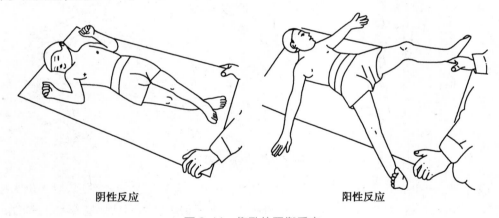

阴性反应 阳性反应

图2-14 仰卧位平衡反应

临床意义：出生后6个月直至终生出现阳性反应，6个月后仍出现阴性反应可能是反射发育迟缓的征象。

（二）俯卧位平衡反应（prone）

检测体位：患者俯卧位在斜板上，上下肢伸直。

诱发刺激：将斜板斜向一侧。

阳性反应：头和胸调正，抬起的一侧上下肢外展、伸直（平衡反应），斜板较低的一侧肢体出现保护性反应，见图2-15。

临床意义：出生后大约6个月出现阳性反应，并持续终生。6个月后仍为阴性反应可能是反射发育迟缓的征象。

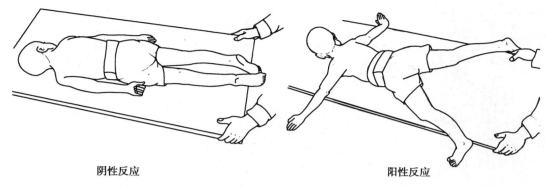

阴性反应   阳性反应

图 2-15　俯卧位平衡反应

（三）膝手四点位平衡反应（four-foot kneeling）

检测体位：患者膝手四点位支撑。

诱发刺激：将身体向一侧倾斜。

阳性反应：头、胸调正，抬起的一侧上下肢外展、伸直，较低的一侧肢体出现保护性反应，见图 2-16。

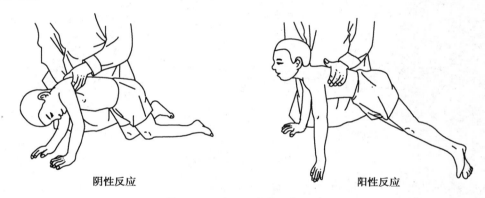

阴性反应   阳性反应

图 2-16　膝手四点位平衡反应

临床意义：出生后 8 个月出现阳性反应是正常的，并持续终生。8 个月后仍为阴性反应可能是反射发育迟缓的征象。

（四）坐位平衡反应（sitting）

检测体位：患者坐在椅子上。

诱发刺激：拉或使患者向一侧倾斜。

阳性反应：头、胸调正，抬高一侧上下肢外展、伸直（平衡反应），较低的一侧肢体出现保护性反应，见图 2-17。

临床意义：出生后 10～12 个月出现阳性反应，并维持终生。12 个月后仍为阴性反应则可能是反射发育迟缓。

（五）双膝立位平衡反应（kneel-standing）

检测体位：患者呈双膝立位。

诱发刺激：拉或使患者向一侧倾斜。

阳性反应：头、胸调正，抬高的一侧上下肢外展、伸直（平衡反应），较低的一侧出现保护性反应,见图 2-18。

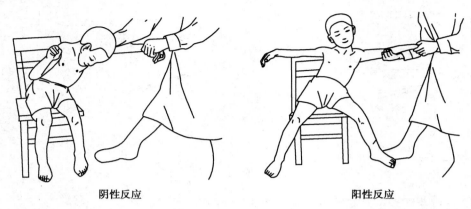

阴性反应   阳性反应

图 2-17   坐位平衡反应

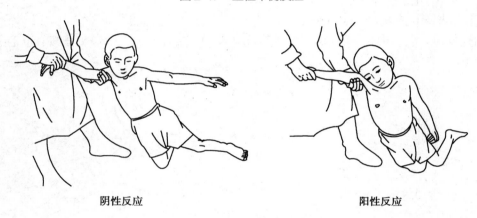

阴性反应   阳性反应

图 2-18   双膝立位平衡反应

临床意义:出生后 15 个月出现阳性反应,并维持终生。15 个月后仍为阴性反应则可能是反射发育迟缓。

六、其他常用的神经反射

临床上常根据检查时刺激的部位,将反射分为浅反射(皮肤反射、黏膜反射)、深反射(腱反射、骨膜反射)以及病理反射。检查反射时一定要两侧进行比较,对称性的反射减弱或增强,未必是神经系统损害的表现,而反射的不对称(一侧增强、减弱或消失)是神经系统损害的强有力指征。

(一) 浅反射

浅反射是身体表面部分的感受器受到刺激而引起的肌肉快速收缩反应。常见的浅反射有角膜反射、咽反射(轻触咽后壁引起呕吐反应)、上腹壁反射、中腹壁反射、下腹壁反射、提睾反射、跖(足底)反射、肛门反射等。

(二) 深反射

深反射是肌肉受突然牵引后引起的快速收缩反应,反射弧仅由两个神经元,即感觉神经元和运动神经元直接连接形成。一般叩击肌腱会引起深反射,肌肉收缩反应在被牵引的肌肉中最为明显,但不限于该肌肉。常见的深反射有肱二头肌腱反射、肱三头肌腱反射、桡骨骨膜反射、跟腱反射、膝反射、踝阵挛、霍夫曼征等。

（三）病理反射

病理反射为在正常情况下不出现,中枢神经有损害时才发生的异常反射,但对于灵长类动物及 1 岁以下的婴儿而言则是正常的原始保护反射,以后随着动物的进化或锥体束的发育成熟,这些反射能被锥体束抑制。当锥体束受损时,抑制作用解除,这类反射又出现。习惯上,病理反射指巴宾斯基(Babinski)征。

巴宾斯基所出现的反应可由刺激下肢不同部位而产生,因此方法及命名较多,其出现概率不如巴宾斯基征高,但有时巴宾斯基征虽为阴性,刺激其他部位却能引出阳性反应,故这些方法在临床上仍有使用价值;常用的有 Chaddock 征、Oppenheim 征、Goldon 征以及上述的霍夫曼征和罗索利莫征,已成为常规检查项目。

第二节 人体形态评定

一、概述

人体形态的正常与否对于其功能的行使有着重要的意义,是康复评定的基本内容之一。人体形态的评定技术包括对人体的姿势、形态以及体重等内容的评定。其中对四肢和躯干的测量是制定辅助器具的依据,对体重的测量是了解其身体素质的基础指标之一。

二、姿势评定

双足着地、身体直立是人类的特性。这种特性使上肢能够自由地进行粗大和精细的运动,但此姿势也造成了对人类不利的一面,即增加了对椎体和下肢的压力以及由重心高和支撑面小而引起的相对不稳定性。

（一）正常姿势

正常人的脊柱有 4 个生理性弯曲,即稍向前的颈曲、稍向后的胸曲、较明显向前的腰曲和较大幅度向后的骶曲。人体弯曲不仅可以减轻震荡、保护脑和胸腹脏器,还与人体重心的维持有关。

1. 重心的位置 重心线是一种不断变化的想象中的线,它随着体位的变化而变化。正常重心线位置如图 2-19。

正常重力是通过被动的韧带张力和小肌肉的主动活动而产生的力矩得以均衡的,并使压力适宜地分布在负重面上。过度的拉力施加于韧带和肌肉或异常的负重面都将影响重心线的位置,最终使人体的姿势发生改变。在正常人群中,可以发现正确姿势的轻度偏差,站立姿势通常包含着大约 4cm 的前后倾斜。

2. 姿势评定的方法 可以从不同的方向观察人体:从侧面看与人体重心线有关部位的情况;从后面看,重心

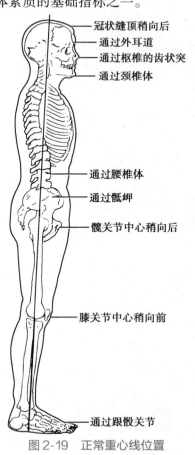

冠状缝顶稍向后
通过外耳道
通过枢椎的齿状突
通过颈椎体

通过腰椎体
通过骶岬
髋关节中心稍向后

膝关节中心稍向前

通过跟骰关节

图 2-19 正常重心线位置

线有无左右偏斜,足部跟腱和跟骨情况有无异常,髋部有无股内收或外展,骨盆有无倾斜,脊柱有无侧偏等;从前面看,足部足趾位置或纵弓有无异常,膝部髌骨的位置,骨盆有无倾斜,肋骨有无旋转,头部有无倾斜或旋转等。

（二）常见的异常姿势

1. 侧面观

（1）头前倾姿势:可见下颈段和上胸段的屈曲度增加,上颈段的伸展度增加,常伴有圆肩,外耳道位于重心线之前,颈椎前凸并头向前增加,颈椎体位于重心线之前。在肌肉方面可见颈部的伸肌紧张,颈部屈肌拉长。产生这种情况与长期向前的职业姿势有关。

（2）肩向前:肩峰位于重心线之前,肩胛骨外展并常伴有上提。在肌肉方面常见胸大肌、胸小肌、前锯肌和肋间肌紧张,胸背伸肌、中和下斜方肌和菱形肌薄弱。

（3）胸脊柱后凸（驼背）:是胸椎体后凸增加的表现（图2-20）,重心线位于椎体之前,在肌肉方面常见牵拉胸部伸肌、肩胛骨后缩肌、肋间肌、胸肌、背阔肌、前锯肌、肩胛提肌、上斜方肌紧张。发生这种情况可能与长期前倾疲劳、过度强调屈肌锻炼、椎间盘前部受压等因素有关。

（4）胸部畸形:常见的畸形有胸部凹陷（前胸和胸骨凹陷）、桶状胸（胸廓的前后径增加）、胸部凸出（胸骨凸向前下方）。

（5）腰椎前凸:是腰椎过度伸展、前凸加大的表现（图2-21）。在肌肉方面可见腹肌薄弱和被拉长,腰部伸肌和屈髋肌紧张。产生这种情况通常与腰骶角增大、骨盆前倾和髋屈曲、椎体后部受压等因素有关,此外,还与妊娠、肥胖症或不良习惯等因素有关。

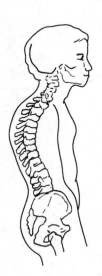

图2-20　胸脊柱后凸

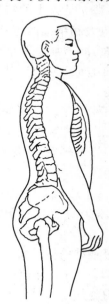

图2-21　腰椎前凸

（6）骨盆前倾:是髂前上棘位于耻骨联合之前的表现,此时髂前上棘应位于重心线之前,并与耻骨平行。

（7）骨盆后倾:是耻骨联合位于髂前上棘之前的表现,此时髂前上棘应位于重心线之后,并与耻骨平行。

（8）膝反曲：是膝关节过伸的表现，此时踝关节常呈跖屈状态，膝关节位于重心线之后。在肌肉方面可见股四头肌、腓肠肌、比目鱼肌紧张，腘肌和腘绳肌被牵拉，可有股四头肌的瘫痪表现。

（9）膝屈曲：是踝关节呈背屈位的表现，常与髋屈曲有关或由其引起。此时膝关节中心位于重心线之前。在肌肉方面常见腘肌和腘绳肌紧张，股四头肌被拉长。

2. 后面观

（1）头部倾斜：与同侧椎体受压有关。在肌肉方面可见一侧颈部侧屈肌紧张，对侧颈部侧屈肌被动牵拉。

（2）翼状肩胛骨、肩胛骨内收、外展：翼状肩时，肩胛骨内侧缘和内侧上角凸起，并偏向横断面。它是由于前锯肌部分或全部瘫痪，使得肩胛骨内侧微抬所致。肩胛骨内收与"军人习惯姿势"有关；肩胛骨外展，与肩关节向前和前锯肌紧张有关。

（3）胸腰段侧弯：脊柱侧弯时，脊椎的棘突向外偏离重心线，引起肩和骨盆的偏斜，在脊柱侧弯中常见。功能性弯曲（前弯消失）与长期不对称姿势、优势手、下肢不等长有关。在肌肉方面常见凹侧组织紧张、凸侧组织薄弱、被牵拉。特发性侧弯（原因不明的）的发生与凹侧椎体受压、肋骨及椎体的结构变化、下肢不等长、骨盆倾斜、肩水平不同、内脏器官功能障碍（如呼吸困难）等因素有关，在肌肉方面可见凹侧椎旁肌肉紧张、髋外展肌较紧张，或伴有轻度的骨盆倾斜，对侧肌肉、肌腱拉长。

（4）骨盆向侧方倾斜：骨盆向侧方倾斜时，骨盆在冠状面常偏向右侧（图2-22）。骨盆右侧偏移，常伴有相对左髋内收和右髋外展。在肌肉方面可见腰方肌紧张，髋外展及对侧髋内收肌紧张，对侧髋外展肌力减弱的情况。

（5）膝内翻：可以是单侧的或双侧的。发生膝内翻时，膝关节的中心位于大腿和小腿中线的外侧（图2-23）。在肌肉方面可见髋内旋肌紧张，膝关节过伸（股四头肌和足外翻肌紧张），髋外侧旋转肌、腘肌和胫后肌拉长等现象。

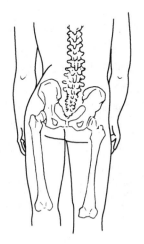 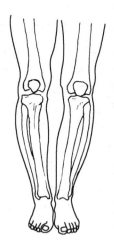

图2-22　骨盆向侧方倾斜　　　　图2-23　膝内翻

（6）膝外翻：可以是单侧的或双侧的，发生膝外翻时，膝关节的中心位于大腿和小腿中线的内侧（图2-24）。在肌肉方面可见髂胫束和膝关节外侧结构紧张，膝关节内侧组织被拉长等现象。

3. 前面观

(1)髋内、外旋:髋内旋时可见髌骨朝向内侧,髋外旋时可见髌骨朝向外侧。

(2)外翻:可见第一足趾的跖趾关节向外侧偏斜。这与第一跖骨头内侧骨过度生长、关节脱位、痛性姆趾滑液囊肿等因素有关。

(3)爪形趾:可见跖趾关节过伸,近侧趾间关节屈曲,趾长伸肌紧张、短缩的现象。常与空凹足有关。

(4)锤状趾:可见跖趾关节和远侧趾间关节过伸、趾伸肌短缩、蚓状肌被拉长。这与跖骨头下胼胝(过度负重所致)和足趾上面胼胝(鞋的压力有关)等因素有关。

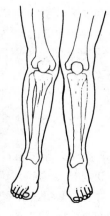

图 2-24 膝外翻

4. 姿势异常的影响

(1)不对称或单侧姿势异常所引起肌肉和韧带的不平衡。

1)肌肉变薄:长时间被动拉长的肌肉将变得薄弱。

2)肌肉缩短:长时间处于收缩状态的肌肉在某种体位是强壮的,但在全范围的关节活动中将失去其原有的力量,这样该肌肉会因处于习惯的体位而短缩。

3)韧带失去张力:被动拉长的韧带,由于不断地增加被动张力,因而失去了它们支持和保护关节的能力。

4)关节脱位:关节没有韧带或肌肉的支持,将失去某一方向的活动度,可出现半脱位或脱位。

(2)对称性的姿势异常引起关节负重和所受压力的异常分布:长期异常的负重压力可引起关节软骨的异常,从而导致早期关节退行性改变。例如,膝内翻使得外侧膝关节面受压,同时也增加了内侧韧带的牵拉应力;骨盆的过度前倾会引起腰椎体后部异常压力,同时也增加了 L5 和 S1 椎间盘的压力,腹肌被牵拉,髂腰肌相应缩短,L_5 潜在滑脱等可能。

(3)某种异常姿势可导致相应的病变:为了维持可接受的、直立的姿势,某种姿势的异常可引起其他的异常。例如,增加的腰部负荷,可以通过增加胸椎或颈椎的负荷来代偿;膝关节屈曲畸形,则需要增加股四头肌的活动,这样就增加了髌骨关节的压力,为了维持直立姿势,必须增加髋、踝关节的屈曲,这样腰部的负荷也会增加。

(4)异常姿势可引起疼痛:疼痛是由痛觉感受器对牵拉或压力引起的反应,如果这种机械性的应力不去除,将产生炎症,最终导致疼痛综合征。通常有两种情况:

1)姿势不正确:不正确姿势的维持(如过度弯腰或在太高的桌子上写字)可引起姿势性疼痛,通过活动可减轻这种疼痛,这时肌力仍正常或有弹性。

2)姿势功能异常:由于长期不正确姿势习惯或损伤后产生的组织粘连和挛缩,软组织适应性短缩或肌肉无力均会伴有疼痛;时间长了,将引起炎症、损伤和退行性功能障碍。

三、人体测量

人体测量是一种形态学检查,为很多功能性指标的评定提供基准,完成人体测量时应尽量遵守国际公认的法则,如在早晨空腹时、排空大小便后进行,只穿单薄内衣,事先矫正器械等,力求做到测量结果准确可靠。

（一）肢体长度的测量

可用皮尺或钢卷尺测定骨的缩短或增长程度以及残肢断端的长度,测量时应注意先将两侧肢体置于对称位置,然后利用骨性标志测量两侧肢体的长度,最后将两侧的测量结果进行比较。若方法严格,误差一般控制在0.5cm范围内。

1. 上肢长度的测量　上肢长度的测量分以下4个部分,见图2-25。

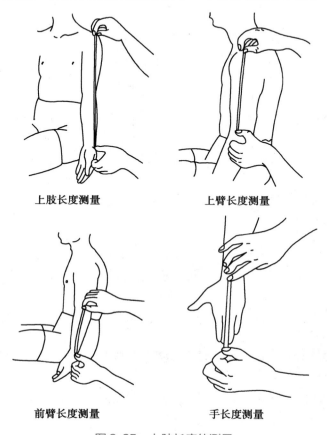

上肢长度测量　　　　　　上臂长度测量

前臂长度测量　　　　　　手长度测量

图2-25　上肢长度的测量

（1）上肢长:测量时,患者为坐位或立位,上肢在体侧自然下垂,肘关节伸展,前臂为旋后位,腕关节中立位。测量人员测量从肩峰外侧端到桡骨茎突或中指尖的距离。

（2）上臂长:患者体位同上。测量人员测量从肩峰外侧端到肱骨外上髁的距离。

（3）前臂长:患者体位同上。测量人员测量从肱骨外上髁到桡骨茎突或尺骨鹰嘴到尺骨茎突的距离。

（4）手长:患者将手置于手指伸展位。测量人员测量从桡骨茎突与尺骨茎突的连线起始点开始到中指指尖的距离。

2. 下肢长度的测量　下肢长度的测量分以下4个部分,见图2-26。

（1）下肢长:患者为仰卧位,骨盆水平,下肢伸展,置髋关节于中立位。测量人员测量从髂前上棘到内踝的最短距离,也可测量从股骨大转子到外踝的距离。

（2）大腿长:患者体位同上。测量人员测量从股骨大转子到膝关节外侧关节间隙的距离或坐骨结节到股骨外上髁的距离。

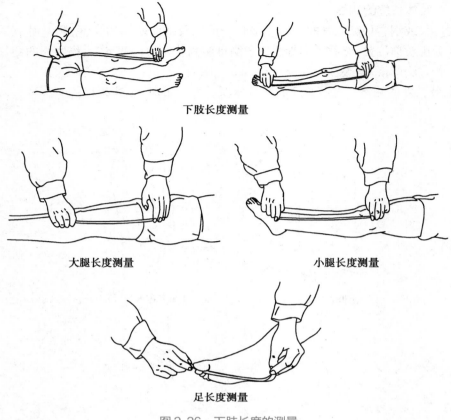

下肢长度测量

大腿长度测量 小腿长度测量

足长度测量

图2-26 下肢长度的测量

（3）小腿长：患者体位同上。测量人员测量从膝关节外侧间隙到外踝的距离或股骨外上髁到外踝的距离。

（4）足长：患者将踝关节放置中立位。测量人员测量从足跟末端到第二趾末端的距离。

知识链接

残肢断端长度测量

（1）上臂残端长度：测量从腋窝前缘到残肢末端的距离。

（2）前臂残端长度：测量从尺骨鹰嘴沿尺骨到残肢末端的距离。

（3）大腿残端长：测量从坐骨结节沿大腿后面到残肢末端的距离。

（4）小腿残端长：测量从膝关节外侧关节间隙到残肢末端的距离。

（二）肢体围度的测量

常用皮尺测量肢体的围度（或周径），以了解患肢肌肉有无萎缩、肿胀或肥大。测量时应注意皮尺与肢体纵轴垂直，松紧度适宜。

1. 四肢围度的测量　四肢围度的测量分以下4个部分，见图2-27。

（1）上臂围度：患者分别取肘关节用力屈曲和肘关节伸展两种体位，测量人员测量上臂中部、肱二头肌最大膨隆处的围度。

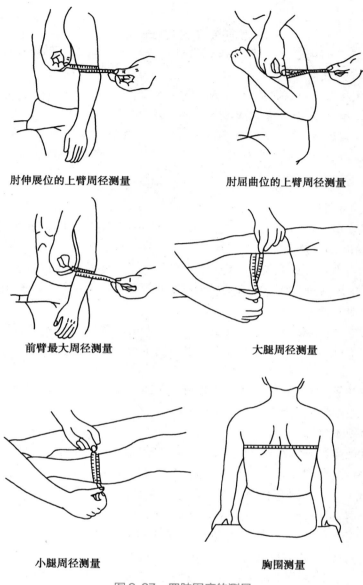

肘伸展位的上臂周径测量　　　　　　肘屈曲位的上臂周径测量

前臂最大周径测量　　　　　　　　　大腿周径测量

小腿周径测量　　　　　　　　　　　胸围测量

图 2-27　四肢围度的测量

（2）前臂围度：患者将前臂放在体侧自然下垂，测量人员分别测量前臂近侧端最大膨隆处和前臂远端最细处的围度。

（3）大腿围度：患者体位为下肢稍外展，膝关节伸展。测量人员测量髌骨上方 10cm 处或从髌骨上缘起向大腿中段取 6、8、10、12cm 处的围度。在记录测量结果时应注明测量部位。

（4）小腿围度：患者体位为下肢稍外展、膝关节伸展位。测量人员分别测量小腿最粗处和内、外踝上方最细处的围度。

知识链接

残肢断端围度的测量

残肢断端围度的测量是为了判断断端的水肿状态和判定与假肢接受腔的合适程度。尽量做到每周测量一次。

（1）上臂残端围度：从腋窝直到断端末端每隔2.5cm测量一次围度。

（2）前臂残端围度：从尺骨鹰嘴直到断端末端每隔2.5cm测量一次围度。

（3）大腿残端围度：从坐骨结节直到断端末端每隔5cm测量一次围度。

（4）小腿残端围度：从膝关节外侧关节间隙起直到断端末端每隔5cm测量一次围度。

2. 躯干围度的测量

（1）颈围：患者取立位或坐位，上肢在体侧自然下垂。测量人员用皮尺测量通过喉结处的颈部围度，测量时应注意皮尺与水平面平行。

（2）胸围：患者取坐位或立位，上肢在体侧自然下垂。测量应分别在患者平静呼气末和吸气末时进行。皮尺通过乳头上方和肩胛骨下角的下方，绕胸1周。对于乳房发达的女性，可在乳头稍高的地方测量。

（3）腹围：患者取坐位或立位，上肢在体侧自然下垂。测量通过脐或第12肋骨的尖端和髂前上棘连线的中点的围度，注意皮尺要与水平面平行。测量腹围时应考虑消化器官和膀胱内容物的充盈程度。

（4）臀围：患者取立位，双侧上肢在体侧自然下垂。测量人员测量股骨大转子和髂前上棘连线中间臀部最粗处的围度。

（三）身高和体重

身高与体重是衡量人体发育、营养状况的基本指标，也是衡量其他生理指标的基础。体重可与性别、年龄、饮食、劳动、生活条件、健康状况、锻炼程度及其他因素有关。

1. 成人 我国成年人理想体重可按下述公式计算：

体重（kg）＝身高（cm）－100（身高在165cm以下）

体重（kg）＝身高（cm）－105（身高在166～175cm）

体重（kg）＝身高（cm）－110（身高在176～185cm）

在理想体重上下10%范围内为正常值，超过理想体重的10%～19%为超重，超过20%以上为肥胖。

2. 儿童和青少年 儿童可采用以下公式来推断出标准体重：

7～12岁：标准体重（kg）＝年龄×2＋8

13～16岁：标准体重（kg）＝[身高（cm）－100]×0.9

体重超过标准体重的20%～30%为轻度肥胖，超过30%～50%为中度肥胖，超过50%为重度肥胖。计算肥胖度可用下列公式：

肥胖度＝（实际体重－按身高计算的标准体重）/按身高计算的标准体重×100%

3. 身体质量指数 身体质量指数（body mass index，BMI）是以体重和身高的相对关系来判断营养状况和肥胖程度的指标。

BMI的计算公式 BMI＝体重（kg）/身高^2（m^2），相关数据及临床意义参见表2-1。

表 2-1 世界卫生组织对 BMI 的健康建议

分类	健康风险	BMI
体重不足	中度至高度危险	<18.5
标准体重	正常至低危险	18.5~24.9
体重过重	危险增加	25.0~30
肥胖	严重危险	>30

 本章小结

　　本章讨论了神经反射发育和人体形态发育的规律。通过了解正常的神经反射和人体形态,特别是在脊髓水平、脑干水平、中脑水平和大脑水平神经反射进行选择性评定,判断人体发育是否正常,以及损伤的程度。本章节的知识点可以帮助学生对儿童发育程度的判断、疾病损伤部位的判断以及疗效和预后的判断。

目标测试

A1 型题

1. 关于身体调正反射描述正确的是
    A. 4 个月后仍是阴性反应可能提示反射发育迟缓
    B. 5 个月后仍是阴性反应可能提示反射发育迟缓
    C. 6 个月后仍是阴性反应可能提示反射发育迟缓
    D. 7 个月后仍是阴性反应可能提示反射发育迟缓
    E. 8 个月后仍是阴性反应可能提示反射发育迟缓

2. 反射发育的成熟过程经历 4 个阶段不包括
    A. 脊髓水平
    B. 脑干水平
    C. 脑桥水平
    D. 中脑水平
    E. 大脑水平

3. 正常人体颈曲和腰曲介于
    A. 3~5mm 之间
    B. 2~3mm 之间
    C. 4~5mm 之间
    D. 5~6mm 之间
    E. 以上均不正确

4. 膝内翻畸形时
    A. 髋内旋紧张
    B. 膝关节过伸
    C. 髋外旋肌被拉长
    D. 胫后肌腘绳肌被拉长
    E. 以上均正确

5. 世界卫生组织对 BMI 的建议中体重过重是指
    A. BMI 小于 18.5
    B. BMI 介于 18.5~24.9 之间
    C. BMI 介于 25.0~30 之间
    D. 大于 30
    E. 以上均不正确

6. 下列哪项属于大脑水平的反射
   A. 交叉伸展反射　　　　　　　B. 阳性支持反射
   C. 翻正反应　　　　　　　　　D. 保护性伸展反应
   E. 伸肌伸张反射

（左贾逸）

第三章　关节活动度评定

学习目标

1. 掌握:关节活动度的定义和关节活动度的分类;关节活动度的评定目的和测量步骤;主要关节活动度的测量方法。
2. 熟悉:关节活动度的正常参考值;引起关节活动度异常的原因;评定的适应证、禁忌证和注意事项。
3. 了解:关节的分类;影响关节活动度的因素。

案例

　　患者,女性,55岁,摔伤致右腕疼痛伴活动受限2个月,受伤当日到医院摄片后诊断"右桡骨远端骨折",经夹板固定和口服药物后有所好转。目前查体:神志清楚,右腕及手背无明显肿胀,局部轻压痛,右腕关节不能屈伸,翻书困难,皮肤感觉正常,指端血运良好。

　　请问:1. 该患者存在什么功能障碍?
　　　　　2. 如何去判定功能障碍的程度?

第一节　概　　述

一、概念

　　关节指两块或两块以上骨之间的连接部分。由于骨骼在身体中所处部位及功能的不同,两个或多个骨之间相互连接的方式决定了关节的运动方式和运动范围。关节活动度(range of motion,ROM)又称关节活动范围,是指关节活动时经过的角度。具体而言是指关节的移动骨在靠近或远离固定骨的运动过程中,移动骨所达到的新位置与起始位置之间的夹角。是衡量一个关节运动量的尺度。

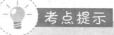
考点提示

关节活动度的定义

(一)关节的分类

　　全身关节可依关节运动轴的数目和关节面的形状,构成关节的骨数目,关节运动的方式等分类。

知识链接

人体运动轴

轴(axis):以解剖学姿势为准,可将人体设三个典型的互相垂直的轴,即矢状轴——为前后方向的水平线;冠状(额状)轴——为左右方向的水平线;垂直轴——为上下方向与水平线互相垂直的垂线。轴多用于表达关节运动时骨的位移轨迹所沿的轴线。

1. 按关节运动轴的多少可分为单轴关节(指间关节)、双轴关节(桡腕关节)和多轴关节(肩关节)。

2. 按关节面的形状可分为平面关节、球窝关节、杵臼关节、车轴关节、椭圆关节、鞍状关节和滑车关节。

3. 按构成关节的骨数可分为单关节和复关节。

(二) 关节活动度的分类

每一关节运动和它的形态结构密切相关,都可假设是围绕一定的轴进行的,关节的生理运动可分为屈曲伸展、内收外展、旋转和环转4种运动形式。根据关节运动的动力来源,可分为主动运动、被动运动和主动助力运动3类。

由于关节的活动包括主动活动和被动活动,故关节活动度也分为主动关节活动度(AROM)和被动关节活动度(PROM)。主动关节活动度是指作用于关节的肌肉随意收缩使关节运动时所通过的运动弧;被动关节活动度是指在外力作用下使关节运动时所通过的运动弧。

二、影响关节活动度的因素

1. 构成关节的两关节面面积大小差别　两关节面面积的大小相差愈大,关节活动的幅度就愈大。

2. 关节囊的厚薄与松紧度　关节囊薄而松弛,则关节活动度大;关节囊厚而紧,则关节活动度小。

3. 关节韧带的多少与强弱　关节韧带少而弱,则关节活动度大;关节韧带多而强,则关节活动度小。

4. 关节周围肌肉的伸展性和弹性状况　一般来说,肌肉的伸展性和弹性良好者,活动幅度增大;反之,活动幅度就小。

此外,年龄、性别、职业对关节的活动范围也有影响,如儿童和少年比成人大,女性比男性的关节活动范围大,运动员比一般人的活动范围大。

三、引起关节活动度异常的原因

关节活动异常分为活动减少和活动过度两种,临床上以前者更常见,引起的主要原因有以下几个方面。

1. 关节及周围软组织疼痛　由于疼痛导致了主动和被动活动均减少,如骨折、关节炎症、手术后。

2. 肌肉痉挛　中枢神经系统病变引起的痉挛,常为主动活动减少,被动活动基本正常,或被动活动大于主动活动。例如关节的主动肌进行收缩运动时,因拮抗肌不能放松而将限制关节的运动范围。

3. 软组织挛缩　关节周围的肌肉、韧带、关节囊等软组织挛缩时,主动和被动活动均减少。例如由于关节长期制动、卧床、创伤、烫伤等造成肌肉皮肤短缩,形成瘢痕而导致挛缩。

4. 关节内异物　关节内渗出或有游离体时,主动活动和被动活动均减少。例如关节外伤后,关节腔内纤维软骨撕裂,使关节内产生异物,造成关节活动受限。

5. 关节僵硬　主动和被动活动均丧失,例如关节骨性强直、关节融合术后。

6. 肌肉无力和韧带断裂　无论是中枢神经系统引起的瘫痪,还是周围神经损伤,或肌腱的断裂,通常是主动活动减少,被动活动正常或活动过度。例如股神经损伤患者,股四头肌肌力下降,身体在抗重力、阻力的情况下不能完成伸膝动作,因此将影响关节的主动运动。

第二节　关节活动度的评定

关节活动度评定是指运用一定的工具测量特定体位下关节的最大活动范围,是康复评定的基本内容,神经、肌肉、骨骼等伤病应进行关节活动度评定。

一、评定目的

1. 确定关节功能状况。
2. 明确关节活动异常的原因。
3. 为选择康复治疗方法提供依据。
4. 评定康复治疗效果。

考点提示

关节活动度评定目的

二、评定方法

(一) 测量工具

测量工具有多种,如通用量角器、电子角度计、指关节测量器、直尺等。临床上应用最多的是量角器,如图3-1。量角器是通过对关节的近端和远端骨运动弧度的测量而获得量化的结果。

考点提示

测量关节活动度的工具

1. 量角器的构成　通用量角器由一个带有圆形或半圆形刻度盘的固定臂、移动臂和轴心(中心)构成,固定臂与刻度盘相连接,不可移动,移动臂的一端与刻度盘的中心相连接,可以移动。通用量角器主要用来测量四肢关节的关节活动范围。

2. 量角器的选择　量角器由金属或塑料制成,臂的长度从7.5～40cm不等。检查者应根据所测关节的大小,选择适合的量角器。如:测量膝关节、髋关节等大的关节时应选择40cm长臂的量角器,而测量手或是趾关节时,应选用7.5cm短臂的量角器。

3. 量角器的摆放

(1)通用量角器:使用时将量角器的轴

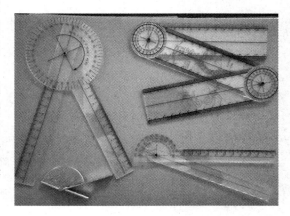

图3-1　常用量角器

心与所测关节的运动轴心对齐,固定臂与关节近端骨的长轴平行,移动臂与关节远端骨的长轴平行并随之移动,移动臂所移动的弧度即为该关节的活动范围。

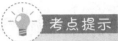

考点提示

测量时量角器的放置方法。

(2)指关节测量器:测量掌指关节时,将量角器的固定臂放在掌骨远端,移动臂放在近端指骨上,并随之移动;测量指间关节时,量角器的两端分别放在指骨关节的近端和远端,移动臂随远端骨移动,所移动的弧度即为该关节的活动范围。

（二）测量方法

在测量各个关节的活动范围之前治疗师应参照各个关节活动度的正常参考值,见表3-1。测量步骤如下:①解释说明:让受试者了解测量原因、测量过程,以取得受试者的配合;

表3-1 关节活动度的正常参考值

关节	活动度（°）	关节	活动度（°）
肩关节		髋关节	
前屈	0°~170°/180°	屈曲	0~125°
后伸	0°~60°	伸展	0°~15°/30°
外展	0°~180°	内收	0°~35°
内旋	0°~70°	外展	0°~45°
外旋	0°~90°	内旋	0°~45°
水平外展	0°~40°	外旋	0°~45°
水平内收	0°~130°	膝关节屈曲	0°~135°
肘关节屈曲	0°~150°	踝关节	
前臂旋前	0°~80°/90°	背屈	0°~20°
前臂旋后	0°~80°/90°	跖屈	0°~45°/50°
腕关节		内翻	0°~35°
掌屈	0°~80°	外翻	0°~25°
背伸	0°~70°	颈椎	
尺偏	0°~30°	前屈	0°~45°
桡偏	0°~20°	后伸	0°~45°
手指关节		侧屈	0°~45°
掌指关节屈曲	0°~90°	旋转	0°~60°
掌指关节过伸	0°~15°/45°	胸腰椎	
近端指间关节屈曲	0°~110°	前屈	0°~80°
远端指间关节屈曲	0°~80°	侧屈	0°~40°
		后伸	0°~30°
		旋转	0°~45°

②体位选择:确定测量体位,充分暴露被检查部位;③量角器的放置:先确定量角器放置的关节活动面,然后确定其轴心(通常是骨性标志点),最后确定量角器的固定臂及移动臂;④关节活动:移动臂所移动的弧度即为该关节的活动范围,并注意观察受试者有无疼痛或不适感;⑤记录:主动关节活动度及被动关节活动度。

(三) 测量结果的记录

记录 ROM 测量的结果应包括以下几个项目:①测量的时间、体位。②关节的名称与左右。③主动 ROM 和被动 ROM。④记录结果以 5°为单位。⑤测量过程中运动的方向以及有无误差。⑥记录是否存在关节强直挛缩、变形、疼痛、水肿、萎缩、肌紧张等。强直或挛缩时,记录其位置;疼痛时,记录疼痛的范围及程度。

治疗师在记录 ROM 的起始位和运动所能达到的最大角度的终末位的度数时,一般从 0°开始逐渐增加到 180°。如果起始位不是 0°说明存在有某种受限的因素。如肘关节屈曲 20°~140°,提示肘关节伸展受限,当被测者某关节出现非正常过伸情况时,可采用"−"表示。如肘关节 −20°~140°,表示肘关节 20°过伸。

三、适应证和禁忌证

1. 适应证 骨关节伤病及手术后患者;肌肉伤病及手术后患者;神经系统疾患者;其他原因导致关节活动障碍的患者。

2. 禁忌证 关节急性炎症期不做被动关节活动范围测量;关节脱位或关节内骨折未做处理时,不进行主动和被动关节活动范围测量。

四、注意事项

1. 确定关节活动度测量的起始位置,通常以解剖位作为零起始点。测量旋转度时则选正常旋转范围的中点作为零起始点。

2. 读取量角器刻度盘上的刻度时,视线与刻度同高。

3. 如被受试者存在关节活动受限的情况时,先测量主动关节活动范围,后测量被动关节活动范围,并分别加以记录。

 知识链接

人 体 姿 势

解剖位(anatomic position):身体直立,两眼向前平视,两脚跟靠拢,足尖向前,两上肢垂直于躯干两侧,手掌向前。

中立位(neutral position):身体直立,两眼向前平视,两脚跟靠拢,足尖向前,两上肢垂直于躯干两侧,掌心贴于躯干两侧。

4. 同一对象应由专人测量,每次测量应取相同位置,同一种量角器,肢体两侧均需对比。

5. 测量时被测量关节须充分暴露,评定者与被评定者须保持正确体位。远端骨运动时,充分固定近端骨,避免代偿运动,以保证检查结果的可靠性。

6. 避免在按摩、运动及其他康复治疗后立即检查关节活动范围情况。被动运动关节时手法要柔和,速度缓慢均匀,尤其对伴有疼痛和痉挛的患者不能做快速运动。

7. 测量时出现关节周围炎症或感染、关节存在过度活动、关节血肿、骨化性肌炎、怀疑存在骨折或脱位等情况时,测量操作应特别谨慎。

第三节 主要关节活动度的测量方法

一、上肢关节

(一) 肩关节活动度

1. 肩关节前屈(0°~170°/180°,见图3-2、图3-3)

体位:坐位或仰卧位,肱骨处于中立位。

量角器摆放:轴心位于肱骨侧面肩峰,固定臂与躯干腋中线平行,移动臂与肱骨平行。

注意:在测量终末位角度时,轴心应置于三角肌群所形成的皱襞末端。

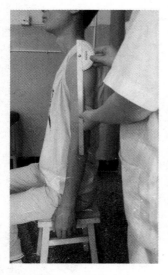 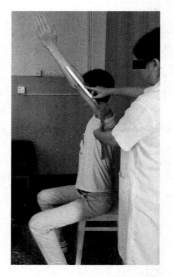

图3-2 肩关节前屈(起始位)　　　　图3-3 肩关节前屈(中间位)

2. 肩关节后伸(0°~60°,见图3-4、图3-5)

体位:坐位或俯卧位,肱骨处于中立位。

量角器摆放:轴心位于肱骨侧面肩峰,固定臂与躯干腋中线平行,移动臂与肱骨平行。

注意:在测量终末点时,轴心位置不变,运动时肩胛骨轻微向上倾斜,避免肩胛骨的过度运动。

3. 肩关节外展(0°~180°,见图3-6、图3-7)

体位:坐位或仰卧位,肱骨处于外旋位。

量角器摆放:轴心位于肩峰前部,固定臂与躯干平行,移动臂与肱骨平行。

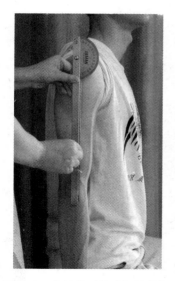

图3-4　肩关节后伸（起始位）

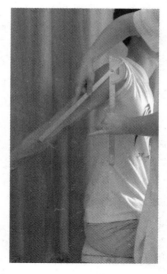

图3-5　肩关节后伸（终末位）

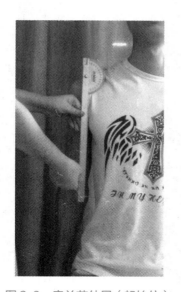

图3-6　肩关节外展（起始位）

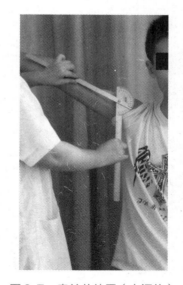

图3-7　肩关节外展（中间位）

4. 肩关节内旋(0°~70°,见图3-8、图3-9)

体位:坐位或仰卧位,肩关节外展90°,肘关节屈曲90°,前臂中立位。

量角器摆放:轴心位于尺骨鹰嘴,固定臂与地面垂直,移动臂与前臂平行。

5. 肩关节外旋(0°~90°,见图3-10、图3-11)

体位和量角器摆放:同肩关节内旋。

6. 肩关节水平外展(0°~40°,见图3-12、图3-13)

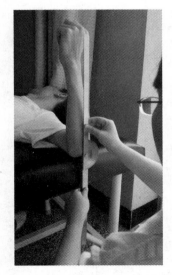

图3-8 肩关节内旋（起始位）

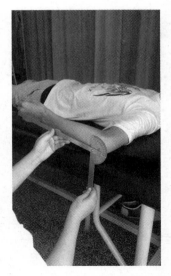

图3-9 肩关节内旋（终末位）

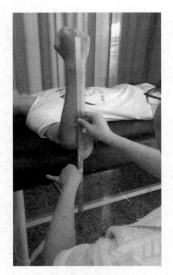

图3-10 肩关节外旋（起始位）

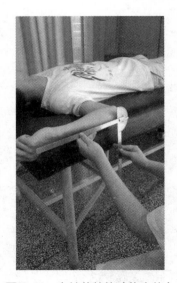

图3-11 肩关节外旋（终末位）

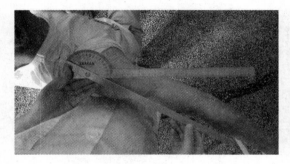

图3-12 肩关节水平外展（起始位）

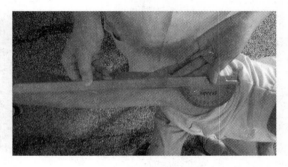

图3-13 肩关节水平外展（终末位）

体位：坐位，肩关节90°外展，肘伸展，掌心向下。

量角器摆放：轴心位于肩峰，固定臂与肩峰至头颈的连线平行，移动臂与肱骨平行。

7. 肩关节水平内收（0°～130°，见图3-14、图3-15）

体位和量角器摆放：同肩关节水平外展。

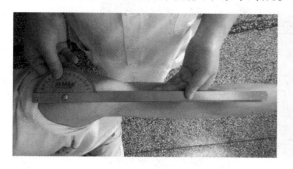
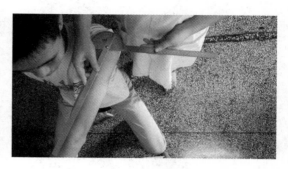

图3-14 肩关节水平内收（起始位）　　　　　图3-15 肩关节水平内收（终末位）

（二） 肘关节活动度

肘关节伸展-屈曲（0°～150°，见图3-16、图3-17）

体位：站位、坐位或仰卧位，肱骨紧靠躯干，肩关节外旋，前臂旋后。

量角器摆放：轴心位于肘关节的侧方并通过肱骨外上髁，固定臂与肱骨纵轴平行，移动臂与前臂中线平行。

注意：主动或被动屈曲肘关节到最大角度，量角器的轴心在终末位时需要重新调整。

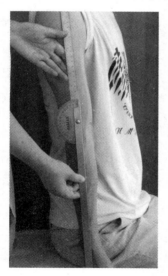
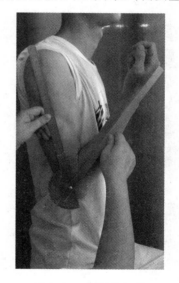

图3-16 肘关节伸展　　　　　　　图3-17 肘关节屈曲

（三） 前臂活动度

1. 前臂旋前（0°～80°/90°）

（1）第一种测量方法（见图3-18、图3-19）

体位：坐位或站位，肱骨紧靠躯干，肘关节屈曲90°，前臂处于中立位，受试者手握一支笔与地面垂直。

量角器摆放：轴心位于第 3 掌骨头，固定臂与地面垂直，移动臂与笔平行。

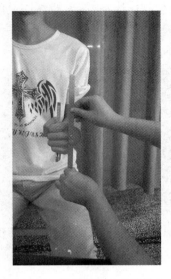
图 3-18　前臂旋前（起始位）

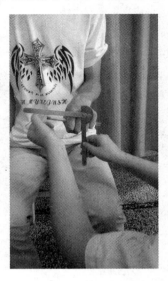
图 3-19　前臂旋前（终末位）

（2）第二种测量方法（见图 3-20、图 3-21）

体位：坐位或站位，肱骨紧靠躯干，肘关节屈曲 90°，前臂处于中立位。

量角器摆放：轴心位于尺骨茎突，固定臂与地面垂直，移动臂与腕关节背侧横纹平行。

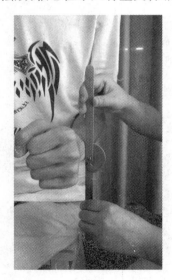
图 3-20　前臂旋前（起始位）

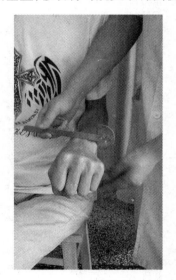
图 3-21　前臂旋前（终末位）

2. 前臂旋后（0°~80°/90°）

（1）第一种测量方法（见图 3-22、图 3-23）

体位和量角器摆放：同前臂旋前第一种测量方法。

（2）第二种测量方法（见图 3-24、图 3-25）

体位：坐位或站位，肱骨紧靠躯干，肘关节屈曲 90°，前臂处于中立位。

量角器摆放：轴心位于尺骨茎突，固定臂与地面垂直，移动臂与腕关节掌侧横纹平行。

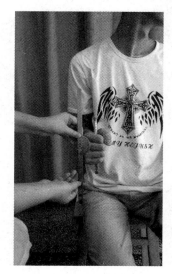

图3-22 前臂旋后（起始位）

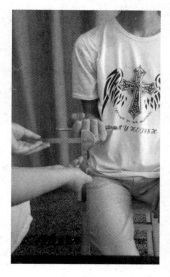

图3-23 前臂旋后（终末位）

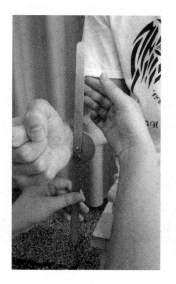

图3-24 前臂旋后（起始位）

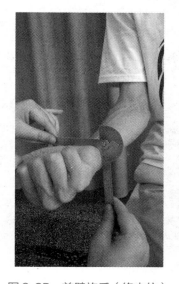

图3-25 前臂旋后（终末位）

（四）腕关节活动度

1. 腕关节掌屈（0°~80°，见图3-26、图3-27）

体位：坐位，前臂旋前放于桌上，腕关节中立位。

量角器摆放：轴心位于尺骨茎突，固定臂与尺骨长轴平行，活动臂与第五掌骨长轴平行。

2. 腕关节背伸（0°~70°，见图3-28、图3-29）

体位和量角器摆放：同腕关节掌屈。

3. 腕关节尺偏（0°~30°，见图3-30、图3-31）

体位：坐位，前臂旋前，掌心朝下置于桌面上。

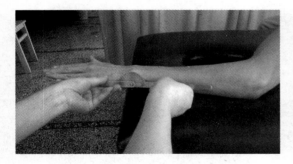

图 3-26 腕关节掌屈（起始位）

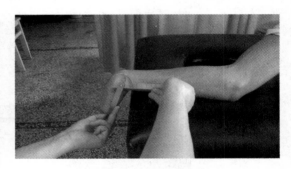

图 3-27 腕关节掌屈（终末位）

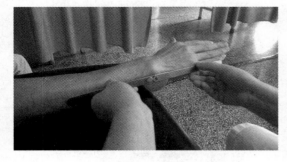

图 3-28 腕关节背伸（起始位）

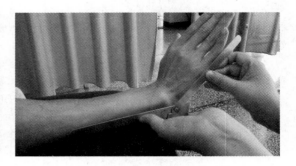

图 3-29 腕关节背伸（终末位）

量角器摆放：轴心位于腕关节背侧第三掌骨的根部，固定臂为前臂中线长轴，活动臂与第三掌骨平行。

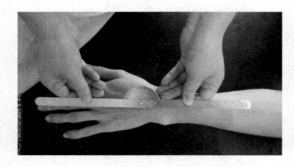

图 3-30 腕关节尺偏（起始位）

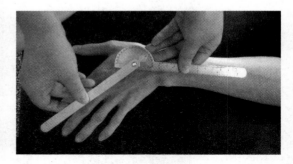

图 3-31 腕关节尺偏（终末位）

4. 腕关节桡偏（0°～20°，见图 3-32、图 3-33）

体位和量角器摆放：同腕关节尺偏。

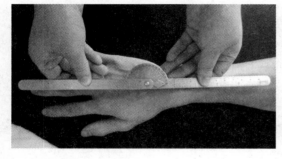

图 3-32 腕关节桡偏（起始位）

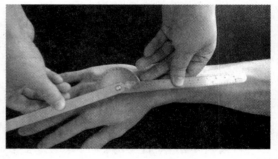

图 3-33 腕关节桡偏（终末位）

（五）手指关节活动度

1. 掌指关节屈曲（0°~90°，见图3-34、图3-35）

体位：坐位，前臂中立位，腕关节0°位，前臂和手的尺侧置于桌面上。

量角器摆放：轴心位于掌指关节顶端中心，固定臂与掌骨平行，移动臂与近端指骨平行。

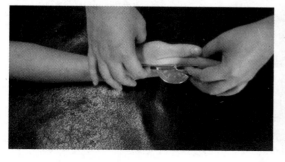 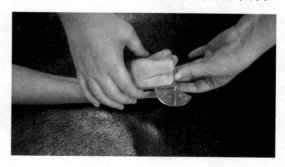

图3-34 掌指关节屈曲（起始位）　　　　图3-35 掌指关节屈曲（终末位）

2. 掌指关节过伸（0°~15°/45°，见图3-36、图3-37）

体位和量角器摆放：同掌指关节屈曲。

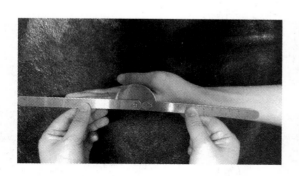 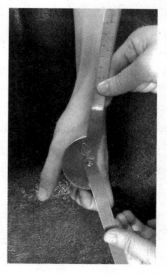

图3-36 掌指关节过伸（起始位）　　　　图3-37 掌指关节过伸（终末位）

3. 近端指间关节屈曲（0°~110°，见图3-38、图3-39）

体位：坐位，前臂中立位，腕关节0°位，前臂和手的尺侧置于桌面上。

量角器摆放：轴心位于近端指间关节背侧中心，固定臂与近端指骨平行，移动臂与中间指骨平行。

4. 远端指间关节屈曲（0°~80°，见图3-40、图3-41）

体位：坐位，前臂中立位，腕关节0°位，前臂和手的尺侧置于桌面上。

量角器摆放：轴心位于远端指间关节背侧中心，固定臂与中间指骨平行，移动臂与远端指骨平行。

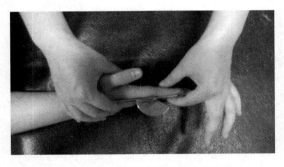

图 3-38 近端指间关节屈曲（起始位）

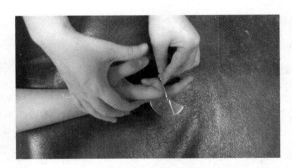

图 3-39 近端指间关节屈曲（终末位）

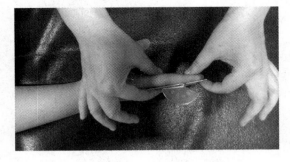

图 3-40 远端指间关节屈曲（起始位）

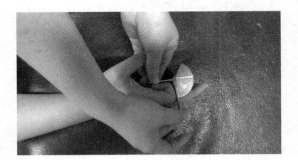

图 3-41 远端指间关节屈曲（终末位）

5. 手指外展（见图 3-42） 测量手指外展时，将直尺横放在相邻手指的远端，测量手指外展的最大距离（以 cm 表示）。

（六）拇指关节活动度

1. 拇指掌指关节屈曲（0°～50°，见图 3-43、图 3-44）

体位：坐位，前臂旋后 45°，腕关节 0° 位，前臂和手置于桌面上。

量角器摆放：轴心位于拇指掌指关节背侧，固定臂与拇指掌骨平行，移动臂与近端指骨平行。

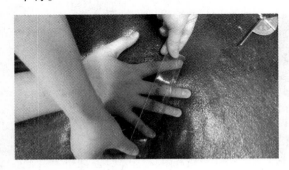

图 3-42 手指外展

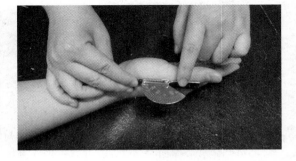

图 3-43 拇指掌指关节屈曲（起始位）

2. 拇指指间关节屈曲（0°～80°/90°，见图 3-45、图 3-46）

体位：坐位，前臂旋后 45°，腕关节 0° 位，前臂和手置于桌面上。

量角器摆放：轴心位于拇指指间关节背侧，固定臂与拇指近端指间平行，移动臂与远端指骨平行。

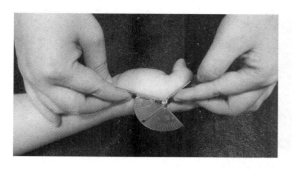

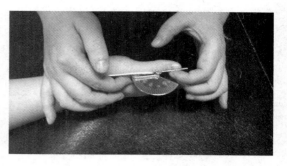

图 3-44　拇指掌指关节屈曲（终末位）　　　　图 3-45　拇指指间关节屈曲（起始位）

3. 拇指桡侧外展（0°~50°，见图 3-47、图 3-48）

体位：坐位，前臂旋前，手掌朝下置于桌面上，手指伸直。

量角器摆放：轴心位于拇指掌骨根部，固定臂与桡骨平行，移动臂与拇指掌骨平行。

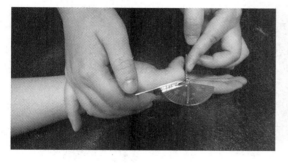

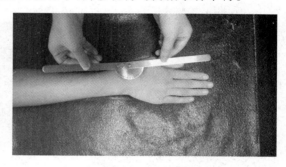

图 3-46　拇指指间关节屈曲（终末位）　　　　图 3-47　拇指桡侧外展（起始位）

4. 拇指掌侧外展（0°~50°，见图 3-49、图 3-50）

体位：坐位，前臂中立位，腕关节 0°位，前臂和手的尺侧置于桌面上，拇指旋转至手的掌侧面。

量角器摆放：轴心位于拇指掌骨根部，固定臂与桡骨平行，移动臂与拇指掌骨平行。

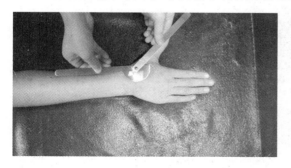

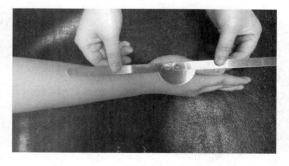

图 3-48　拇指桡侧外展（终末位）　　　　图 3-49　拇指掌侧外展（起始位）

5. 拇指对指（见图 3-51）　通过使用刻度尺测量拇指指腹至小指指腹的距离来评估（以 cm 表示）。

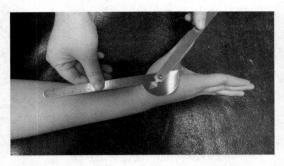

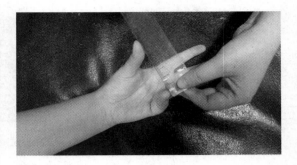

图 3-50 拇指掌侧外展（终末位）　　　　　　图 3-51 拇指对指

二、下肢关节

（一）髋关节活动度

1. 髋关节屈曲（0°～125°，见图 3-52、图 3-53）

体位：仰卧位，髋关节、膝关节伸展。

量角器摆放：轴心位于股骨大转子，固定臂与躯干腋中线平行，移动臂与股骨长轴平行。

注意：在测量过程中膝关节屈曲。

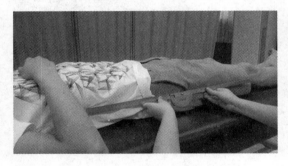

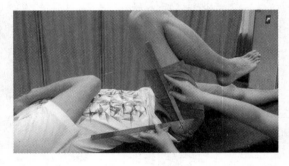

图 3-52 髋关节屈曲（起始位）　　　　　　图 3-53 髋关节屈曲（终末位）

2. 髋关节伸展（0°～15°/30°，见图 3-54、图 3-55）

体位：俯卧位，髋膝中立位或侧卧位。

量角器摆放：轴心位于股骨大转子，固定臂与躯干腋中线平行，移动臂与股骨长轴平行。

注意：在测量过程中膝关节维持伸展。

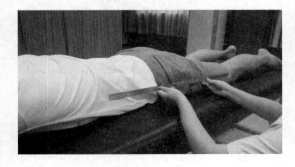

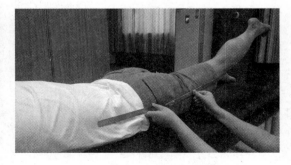

图 3-54 髋关节伸展（起始位）　　　　　　图 3-55 髋关节伸展（终末位）

3. 髋关节内收(0°~35°,见图3-56、图3-57)

体位:仰卧位。

量角器摆放:轴心位于髂前上棘,固定臂位于两髂前上棘连线上,移动臂与股骨长轴平行。

注意:测量起始位,固定臂与移动臂的夹角为90°,故测量后需再减去90°以获得正确的ROM。

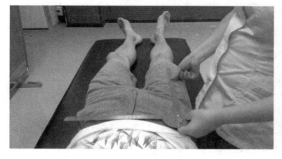

图3-56 髋关节内收(起始位)

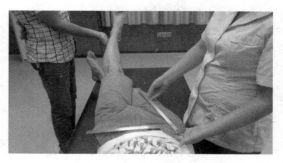

图3-57 髋关节内收(终末位)

4. 髋关节外展(0°~45°,见图3-58、图3-59)

体位和量角器摆放:同髋关节内收。

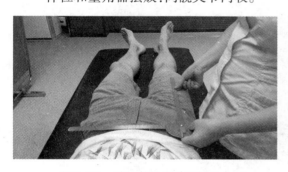

图3-58 髋关节外展(起始位)

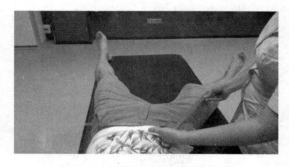

图3-59 髋关节外展(终末位)

5. 髋关节内旋(0°~45°,见图3-60、图3-61)

体位:坐位或仰卧位,髋、膝屈曲于90°。

量角器摆放:轴心位于髌骨下端,固定臂垂直于地面,移动臂与胫骨长轴平行。

注意:内旋使被测足向远离另一侧下肢的方向运功,外旋使被测足向靠近另一侧下肢的方向运动。

6. 髋关节外旋(0°~45°,见图3-62、图3-63)

体位和量角器摆放:同髋关节内旋。

（二） 膝关节活动度

膝关节伸展-屈曲(0°~135°,见图3-64、图3-65)

体位:俯卧位,髋、膝关节伸展。

量角器摆放:轴心位于膝关节的腓骨小头,固定臂于股骨长轴平行,移动臂与腓骨长轴平行。

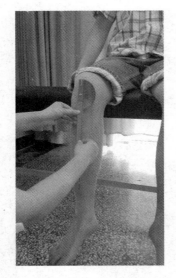

图 3-60　髋关节内旋（起始位）

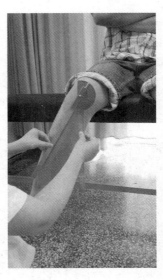

图 3-61　髋关节内旋（终末位）

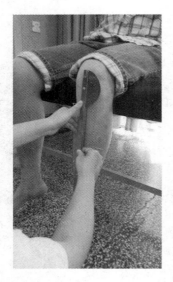

图 3-62　髋关节外旋（起始位）

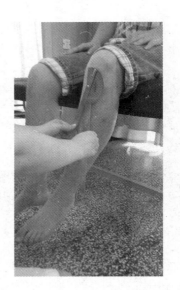

图 3-63　髋关节外旋（终末位）

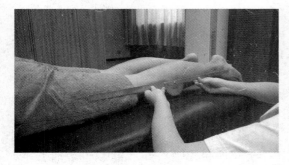

图 3-64　膝关节伸展

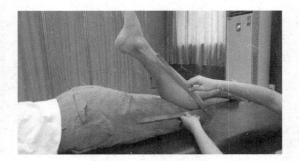

图 3-65　膝关节屈曲

（三）踝关节活动度

1. 踝关节背屈（0°～20°，见图3-66、图3-67）

体位：仰卧位或坐位，坐位时膝关节屈曲90°，踝关节处于中立位。

量角器摆放：轴心位于腓骨纵轴线与足外缘交叉处，固定臂与腓骨长轴平行，移动臂与第五跖骨长轴平行。

注意：测量起始位，固定臂与移动臂的夹角为90°，故测量后需再减去90°以获得正确的 ROM。

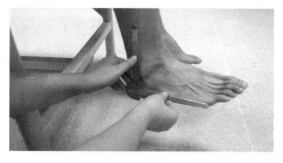 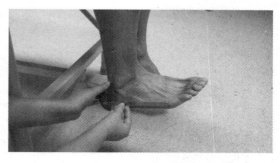

图3-66　踝关节背屈（起始位）　　　　　图3-67　踝关节背屈（终末位）

2. 踝关节跖屈（0°～45°/50°，见图3-68、图3-69）

体位和量角器摆放：同踝关节背屈。

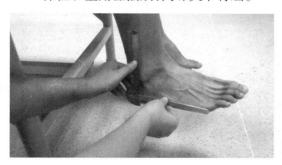 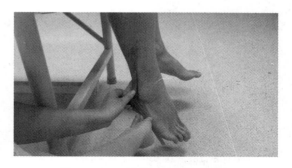

图3-68　踝关节跖屈（起始位）　　　　　图3-69　踝关节跖屈（终末位）

3. 踝关节内翻（0°～35°，见图3-70、图3-71）

体位：坐位或仰卧位，坐位时膝关节屈曲90°，踝关节处于中立位。

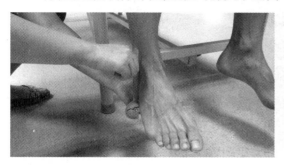 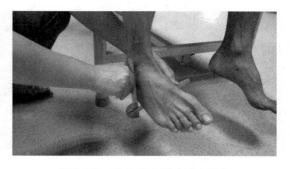

图3-70　踝关节内翻（起始位）　　　　　图3-71　踝关节内翻（终末位）

量角器摆放:轴心位于邻近跟骨的外侧面,固定臂与胫骨长轴平行,移动臂与足跟的距面平行。

注意:测量起始位,固定臂与移动臂的夹角为90°,故测量后需再减去90°以获得正确的 ROM。

4. 踝关节外翻(0°~25°,见图3-72、图3-73)

体位:坐位或仰卧位,坐位时膝关节屈曲90°,踝关节处于中立位。

量角器摆放:轴心位于邻近跖趾关节内侧面的中点,固定臂与胫骨长轴平行,移动臂与足底的距面平行。

注意:测量起始位,固定臂与移动臂的夹角为90°,故测量后需再减去90°以获得正确的 ROM。

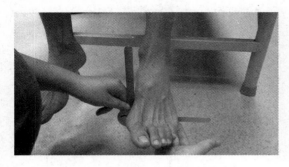 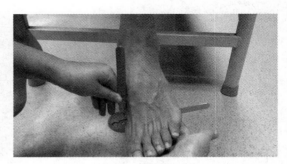

图3-72　踝关节外翻(起始位)　　　图3-73　踝关节外翻(终末位)

三、脊柱

(一) 颈椎关节活动度

1. 颈前屈(0°~45°,见图3-74、图3-75)

体位:端坐位或直立位。

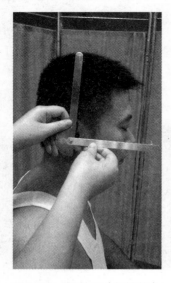 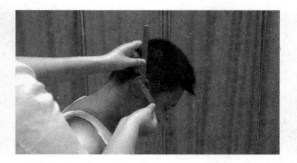

图3-74　颈前屈(起始位)　　　图3-75　颈前屈(终末位)

量角器摆放:轴心位于外耳道中点,固定臂与地面垂直,移动臂与外耳道和鼻尖的连线平行。

注意:要求受试者屈颈使下颌贴紧胸部,检查者测量运动起始位置与终末位之间的角度。

2. 颈后伸(0°~45°,见图3-76、图3-77)

体位和量角器摆放:同颈前屈。

注意:要求受试者仰颈使头靠近背部。

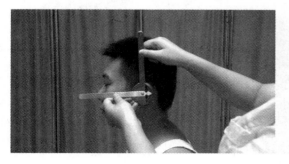 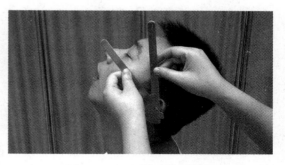

图3-76 颈后伸(起始位)　　　　　　图3-77 颈后伸(终末位)

3. 颈侧屈(0°~45°,见图3-78、图3-79)

体位:端坐位或直立位,固定脊柱,避免胸腰椎代偿。

量角器摆放:轴心位于第七颈椎棘突,固定臂为第七颈椎和第五腰椎棘突的连线,移动臂为枕骨粗隆和第七颈椎棘突连线。

注意:要求受试者向侧方屈颈使耳靠近肩部。

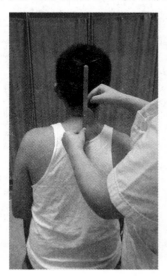 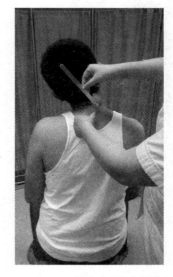

图3-78 颈侧屈(起始位)　　　　　　图3-79 颈侧屈(终末位)

4. 颈旋转(0°~60°,见图3-80、图3-81)

体位:端坐位或直立位,固定脊柱,避免胸腰椎代偿。

量角器摆放:轴心位于头顶,固定臂与两肩峰连线平行,移动臂与鼻尖和枕骨粗隆的连线平行。

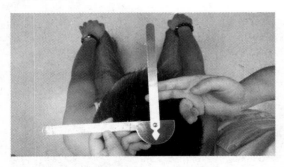 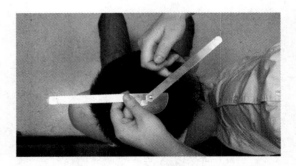

图 3-80 颈旋转（起始位）　　　　　　　　图 3-81 颈旋转（终末位）

（二）胸腰椎关节活动度

1. 脊柱前屈（0°～80°，见图 3-82、图 3-83）

体位：直立位。

量角器摆放：轴心位于第五腰椎棘突侧面投影，固定臂与通过第五腰椎棘突的垂线平行，移动臂与第七颈椎和第五腰椎棘突连线平行。

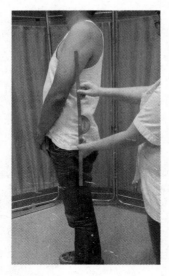 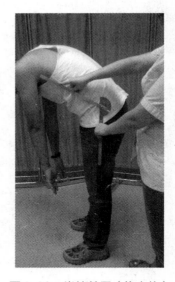

图 3-82 脊柱前屈（起始位）　　　　　图 3-83 脊柱前屈（终末位）

2. 脊柱侧屈（0°～40°，见图 3-84、图 3-85）

体位：直立位。

量角器摆放：轴心位于第五腰椎棘突，固定臂为两侧髂嵴连线中点的垂线，移动臂为第七颈椎和第五腰椎棘突连线。

3. 脊柱后伸（0°～30°，见图 3-86、图 3-87）

体位：直立位。

量角器摆放：轴心位于第五腰椎棘突侧面投影，固定臂与通过第五腰椎棘突的垂线平行，移动臂与第七颈椎和第五腰椎棘突连线平行。

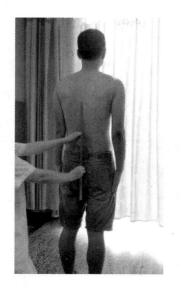

图 3-84　脊柱侧屈（起始位）

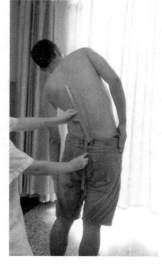

图 3-85　脊柱侧屈（终末位）

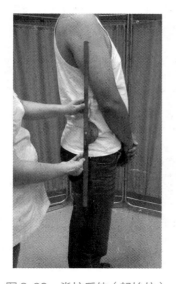

图 3-86　脊柱后伸（起始位）

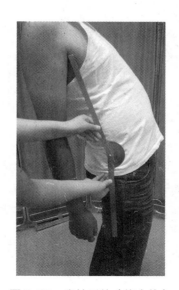

图 3-87　脊柱后伸（终末位）

4. 脊柱旋转（0°～45°，见图 3-88、图 3-89）

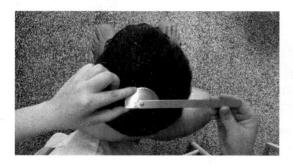

图 3-88　脊柱旋转（起始位）

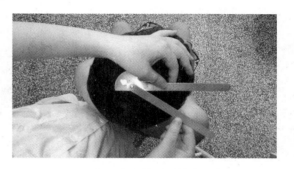

图 3-89　脊柱旋转（终末位）

体位：坐位，固定骨盆。

量角器摆放：轴心位于头顶正中，固定臂与双侧髂棘上缘连线平行，移动臂与双侧肩峰连线平行。

 知识链接

脊柱活动度测量

被测试对象双脚分开与肩同宽，分别向前弯腰、向后伸腰、向两侧侧屈。通过测量中指指尖与地面的距离来评定脊柱的整体活动范围。

 本章小结

本章介绍了关节活动度的定义、分类、测量工具和引起关节活动异常的原因。其中对关节活动度的测量方法做了重点介绍。关节活动度评定是运动功能评定中最基本、最重要的内容之一，用以评价关节运动功能损害的范围及程度，作为制订康复计划及评价康复效果的依据之一。因此本章运用了较多的图片以便于读者理解掌握相关知识，能够对临床病患作出正确的评定。

 目标测试

A 型题

1. 下列哪项对关节活动度测量注意事项的描述有误
   - A. 应在按摩、运动及其他康复治疗后立即检查关节活动度
   - B. 活动受限关节，应测量主动和被动关节活动度
   - C. 同一受试者专人测量，肢体两侧均需对比
   - D. 起始位常为解剖位
   - E. 防止邻近关节的替代动作

2. 用量角器测量关节活动范围时，量角器移动臂的正确放置方法是
   - A. 与构成关节的远端骨长轴平行
   - B. 与构成关节的近端骨长轴平行
   - C. 与构成关节的远端骨长轴垂直
   - D. 与构成关节的近端骨长轴垂直
   - E. 以上都不对

3. 髋关节屈伸活动范围测量中，测角计轴心放置位置为
   - A. 髂前上棘
   - B. 髌骨下端
   - C. 股骨大转子
   - D. 股骨外踝
   - E. 耻骨联合

4. 关节活动度测量中，肩关节内旋与外旋的测量轴心为
   - A. 肱骨外上髁
   - B. 肩峰前部
   - C. 桡骨茎突
   - D. 尺骨鹰嘴突
   - E. 肱骨内上髁

5. 中枢神经系统病变引起的痉挛,关节活动度常见

    A. 主动和被动活动均减少

    B. 主动活动减少,被动活动增加

    C. 主动活动减少,被动活动基本正常

    D. 主动和被动活动均增加

    E. 以上都不是

6. 膝关节屈曲 30°～85°表示膝关节屈曲度数为

    A. 30°   B. 85°   C. 115°

    D. 55°   E. 以上均不是

7. 肘关节屈曲 −15°表示

    A. 肘关节屈曲 15°   B. 肘关节过伸 15°   C. 肘关节屈曲 30°

    D. 肘关节过伸 30°   E. 以上均不是

B 型题

    A. 0°～30°   B. 0°～45°   C. 0°～60°

    D. 0°～80°   E. 0°～90°

8. 腕关节掌屈正常角度为

9. 颈椎前屈正常角度为

10. 髋关节外旋活动度正常范围为

(周蜜娟)

第四章　肌　力　评　定

学习目标

1. 掌握：肌力评定的目的、评定的内容和方法、适应证和禁忌证、徒手肌力评定标准及躯干和四肢主要肌肉的徒手肌力评定方法。
2. 熟悉：肌力的定义、肌肉的分类及收缩类型、影响肌力的因素。
3. 了解：肌力评定的注意事项、口面部主要肌肉的徒手肌力评定方法。

案例

　　患者,女性,62岁,脑梗死恢复期,查体:神志清楚,右侧偏瘫,Brunnstrom评价右上肢Ⅵ级,右下肢Ⅴ级,下肢屈髋屈膝及踝背屈活动度不能达到最大正常值,走路呈轻微划圈步态,偶有被路面绊到现象。

　　请问:1. 该患者属何种功能障碍?
　　　　　2. 该患者功能障碍的级别?

　　肌力评定是康复医学中最基本、最重要的内容之一。通过对肌肉功能的检查,有助于了解患者肌肉和神经的损害程度和范围。康复治疗前的检查和治疗后的定期复查,可作为制定康复治疗方案、评价康复治疗效果和判断预后的指标。

第一节　概　　述

一、概念

肌力是指肌肉或肌群随意收缩时产生的最大力量。

二、肌肉的分类

　　人类肢体的任何一个动作都不是一块肌肉可以完成的,它需要依靠多组肌肉恰当的合作才能完成。根据这些肌肉参与完成动作时所起的作用不同,可将它们分为原动肌、拮抗肌、固定肌和中和肌等。

　　（一）原动肌

　　发起、完成某一动作的肌群称为原动肌。其中起主要作用的称为主动肌,协助完成动作或仅在动作的某一阶段起作用的称为副动肌。一般情况下,徒手肌力评定的对象主要是主动肌。

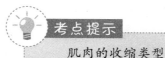

考点提示

肌肉的分类

(二) 拮抗肌

与原动肌作用相反的肌群称为拮抗肌。在原动肌收缩时,拮抗肌需要等量放松或做适当的离心性收缩,从而保证动作的稳定性和准确性。主动肌和拮抗肌在功能上既相互对抗,又互为协调和依存。

(三) 固定肌

将原动肌定点附着骨加以固定的肌群叫固定肌。

(四) 中和肌

在运动过程中有些肌肉收缩能够限制或抵消原动肌收缩时产生的一部分不需要的动作,这些肌肉或肌群称为中和肌。

副动肌、固定肌和中和肌在肌肉活动中起协同辅助的作用,因此人们习惯把这三者统称为协同肌。

以行走过程中髋关节屈曲为例:主动肌是髂腰肌和股四头肌;副动肌是阔筋膜张肌和缝匠肌;拮抗肌是臀大肌、腘绳肌等伸髋肌群;固定肌是在屈髋过程中对骨盆和腰椎起到固定作用的肌群,如竖脊肌、腹部肌群等;中和肌是臀小肌和阔筋膜张肌,其二者可使髋关节内旋的作用有效地中和髂腰肌在屈髋过程中产生的使髋关节外旋的动作。

三、肌肉的收缩类型

根据肌肉收缩时长度和张力的变化特点,将肌肉收缩的形式分为等张收缩、等长收缩和等速收缩。

(一) 等张收缩

等张收缩又称动力性收缩,它是肌肉的一种动态收缩形式。指肌肉收缩时肌纤维张力保持不变,但肌纤维长度发生改变,引起关节运动的一种肌肉收缩方式。等张收缩包括向心性等张收缩和离心性等张收缩。

1. 向心性等张收缩 肌肉收缩时,肌肉起止点相互靠近,肌纤维长度缩短。如拎重物屈肘时肱二头肌的收缩(此种运动方式属于近固定)和上楼梯伸膝时股四头肌的收缩(此种运动方式属于远固定)。

考点提示

肌肉的收缩类型

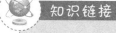

知识链接

近固定与远固定

近固定:指肌肉收缩时以肢体近侧端为定点称近固定。

远固定:指肌肉收缩时以肢体远侧端为定点称远固定。

2. 离心性等张收缩 肌肉收缩时,肌肉起止点相互远离,肌纤维长度增加。如下楼梯时支撑腿股四头肌的收缩。

（二）等长收缩

等长收缩又称静力性收缩，它是肌肉的一种静态收缩形式。指肌肉收缩时肌纤维张力明显增加，肌纤维长度保持不变，不引起关节运动的一种肌肉收缩方式。

等长收缩由于肌肉长度基本不变，因此其主要作用是维持人体的位置和姿势，如武术中蹲马步时股四头肌的收缩，肩关节外展动作时三角肌中部纤维的收缩等，都是肌肉的等长收缩。

等张收缩和等长收缩的比较见表4-1。

表4-1 等张收缩和等长收缩的比较

收缩方式	肌肉长度	肌肉张力	是否引起关节运动
等张收缩	改变	不变	引起
等长收缩	不变	改变	不引起

（三）等速收缩

等速收缩指肌肉收缩时，肌张力与肌肉长度均发生变化，而带动的关节运动的角速度是不变的。一般生理状态很难产生等速收缩，需要利用电脑控制的专门设备，根据运动过程中肌力大小变化调节外加阻力，即保证肌肉收缩力越大时阻力也越大，肌肉收缩力越小时阻力也越小，从而使关节依照预先设定的速度完成运动。与等张收缩和等长收缩相比，等速收缩的最大特点是肌肉能得到充分的锻炼而又不易受到损伤，对提高肌力和增强耐力效果较好。

四、影响肌力的因素

（一）肌肉的生理横断面

肌肉的生理横断面指该肌肉内所有肌纤维横断的总和，它由肌纤维的数量和粗细来决定，通常以 cm^2 来表示。最大用力收缩条件下人体每平方厘米横断面积的肌肉可以产生3～8kg的肌力。单位生理横断面积所能产生的最大肌力称为绝对肌力。一般条件下肌肉最大生理横断面越大，肌肉收缩时的产生的力量也越大。相同重量的肌肉，短粗的肌肉要比细长的肌肉产生较大的收缩力。

（二）肌肉的初长度

肌肉收缩前的长度称作初长度。人的肌力大小与肌肉收缩前的初长度有关。在一定范围内肌肉收缩的初长度越长，则肌肉收缩时产生的张力和缩短的程度就大。当肌肉被拉长到安静长度的1.2倍时力量最大。

（三）肌肉的募集程度和神经冲动发放频率

一个运动神经元连同其所支配的肌纤维构成一个运动单位。同时投入收缩的运动单位数量越大，肌力也越大，这称为肌肉的募集。肌肉募集受中枢神经系统功能状态的影响，当运动神经发出的冲动强度大时，动员的运动单位就多；当运动神经冲动的频率较高时，激活的运动单位也多。

（四）肌纤维类型

骨骼肌纤维可依据其收缩的特性不同分为快肌（白肌）和慢肌（红肌）两大类。快肌纤维较慢肌纤维能产生更大的收缩力。肌肉力量的大小取决于不同类型肌纤维在肌肉中所占的比例，白肌纤维所占比例高，该肌收缩力量就大；红肌纤维所占比例高，收缩力量相对就小。

（五）肌肉收缩类型

不同的肌肉收缩形式产生的力量也不同,其中离心性收缩产生的肌力最大,等长收缩次之,最小的是向心性收缩。

（六）性别与年龄

男性肌力相对比女性大,一般来讲,女性肌力为男性的 2/3 左右。另外肌力在 20 岁之前是随年龄的增长而增加,20 岁以后则随着年龄增大而下降,55 岁以后肌力衰退速度加快。

（七）心理因素

肌力受心理因素的影响,当有暗示或情绪激动时,肌力可比最大主动收缩增加 20% ~ 30% 的程度。

第二节 肌力评定的方法

一、评定目的

1. 判断肌力下降的部位及下降的程度和范围。
2. 寻找导致肌力下降的原因。
3. 为制订训练计划提供科学依据。
4. 评价肌力训练的效果。

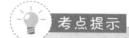
考点提示
肌力评定的目的

二、评定内容和方法

根据是否使用器械,肌力评定的方法可分为徒手肌力检查(manual muscle test,MMT)和器械评定两种。

（一）徒手肌力评定

徒手肌力检查法(manual muscle test,MMT)是一种不借助任何器材,仅靠检查者徒手对受试者进行肌力评定的方法。它是在 1912 年由 Robert W. Lovett 提出,其后经过具体操作及记录方法的不断修改而在全世界推广,至今在临床广泛应用。检查时要求受试者在去重力、抗重力和抗阻力三种条件下完成标准动作。测试者通过触摸肌腹或肌腱、观察肌肉运动情况和关节的活动范围以及克服阻力的能力,来确定肌力的大小。该方法只能表明肌力的大小不能说明肌肉收缩的耐力。

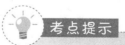
考点提示
Lovett 分级法

所有肌力的评定方法都是基于临床不断发展进化的肌力测定原则。主要的评级标准有 Lovett 分级法(表 4-2)和在 Lovett 分级法基础上调整的更为细化的 MMT 详细肌力分级标准(表 4-3)。

（二）器械评定

肌力超过 3 级时可以用专门的器械和设备对肌力进行检测。目前给临床患者和运动员常用器械检查的设备包括握力计、捏力计、背力计和等速肌力测试仪等。

1. 握力测定 用电子握力计进行测定(图 4-1)。先将把手调节到适宜的宽度,被检查者立位或坐位,测试时上肢在体侧下垂,握力计表面向外,测试 2 ~ 3 次,取最大值。注意测试时上肢不要摆动。该测试反映的是屈指肌群的肌力。由于性别和体重对握力影响较大,我们一般采用握力指数进行评定:握力指数 = 握力(kg)/体重(kg) ×100,高于50为正常。一般男性的握力指数大于女性,右手大于左手。

表4-2　Lovett 分级法评定标准

分级	名称	评级标准
0	零	未触及肌肉收缩
1	微	可触及有轻微收缩,但不能引起关节运动
2	差	去重力影响,能完成全关节活动范围的运动
3	好	能抗重力做全范围关节活动,不能抗阻力
4	良	能抗重力和中等阻力完成全关节活动范围的运动
5	正常	能抗重力和大阻力完成全关节活动范围的运动

表4-3　MMT 详细肌力分级标准

分级	评级标准
0	未触及肌肉收缩
1	可触及轻微肌肉收缩,不引起关节运动
1 +	去重力影响,能完成小于1/2全范围关节运动
2-	去重力影响,能完成大于1/2全范围关节运动
2	去重力影响,能完成全关节活动范围运动
2 +	抗重力,能完成小于1/2全范围关节运动
3-	抗重力,能完成大于1/2全范围关节运动
3	抗重力,能完成全关节活动范围运动
3 +	抗重力,能抗中等阻力完成小于1/2全范围关节运动
4-	抗重力,能抗中等阻力完成大于1/2全范围关节运动
4	抗重力,能抗中等阻力完成全关节活动范围运动
4 +	抗重力,能抗大阻力完成小于1/2全范围关节运动
5-	抗重力,能抗大阻力完成大于1/2全范围关节运动
5	抗重力,能抗大阻力完成全关节活动范围运动

2. 握力测定　用拇指与其他手指指腹相对捏压捏力计,该测定反映的是拇对掌肌及屈肌的肌力,正常值约为握力的30%。

3. 背力测定　用电子背力计测定(图4-2)。测试时两膝伸直,将把手调节到膝关节高度,伸直躯干,两手握住把柄用力向上拉把手。

用拉力指数评定:拉力指数 = 拉力(kg)/体重(kg) ×100。

正常值:男性150~200,女性100~150。

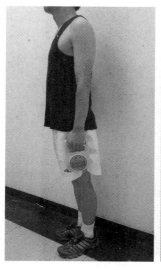
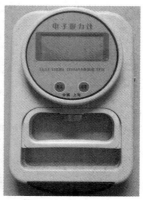

图4-1 电子握力计及其使用方法

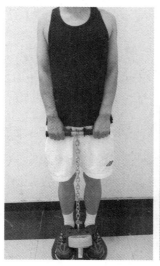
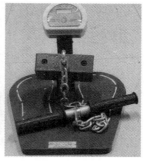

图4-2 电子背力计及其使用方法

4. 等速肌力测定 等速肌力测试主要采用带计算机系统的等速肌力测试仪进行。测试过程中肢体带动仪器的杠杆做大幅度等速往返圆周运动,随着运动中激励变化及力矩变化,仪器提供的阻力相应发生顺应性改变,使关节技能按照仪器预先设定的角速度进行运动。运动过程中力矩的变化及肌肉的做功情况由仪器记录。

等速测试可以提供最大肌力矩、肌肉爆发力、做功能力、功率和耐力等方面的数据,被认为是肌力功能评价及肌肉力学特征研究的最佳方法。另外等速测力仪还常被作为关节、肌肉康复的训练仪器。但等速测力仪价格昂贵,操作测试时间长,对操作者要求高,不易普及。

三、适应证和禁忌证

(一)适应证

1. 失用性肌肉功能障碍 由于制动、运动减少或其他原因引起的肌肉失用性改变,导致功能障碍。

2. 肌源性肌肉功能障碍　肌肉病变导致的肌肉萎缩或肌力减弱。

3. 神经源性肌肉功能障碍　由神经系统病变导致的肌肉功能障碍。

4. 关节源性肌肉功能障碍　由关节疾病或损伤引起的肌力减弱,导致功能障碍。

5. 其他肌肉功能障碍　由于其他原因导致的肌肉功能障碍。

6. 正常人群　肌力评定还可作为健康人的体质评定指标。

（二）禁忌证

1. 严重高血压　肌力测试特别是等长肌力测试时,持续的等长收缩可使血压明显增高。

2. 严重心脏疾病　测试时如持续地憋气用力,可对心脏活动造成困难。

3. 关节不稳、关节腔积液、局部炎症、骨折错位未愈合。

4. 局部严重疼痛。

四、注意事项

（一）必要的解释说明

在检查前应向患者及家属说明检查的目的、方法和感受,消除患者紧张情绪,必要时给予示范,以取得患者的配合。

（二）合适的体位选择

由于不同的肌力级别检查的体位不尽相同,因此对患者进行评定时一定要尽可能在同一体位完成所要检查的项目,避免因不断的体位变换造成患者的体力消耗。

（三）恰当的检查时机

在锻炼后、疲劳时或饱餐后不做肌力测试。

（四）熟练的检查方法

检查者应熟练掌握检查的方法和技巧。能够熟练地对阻力施加的部位和大小做调整;避免手法粗暴造成损伤;检查时左右两侧作对比。

第三节　主要肌肉的徒手肌力评定方法

一、颈部及躯干主要肌肉的徒手肌力评定方法

（一）颈前屈

1. 主动肌　胸锁乳突肌、斜角肌、颈长肌、头长肌。

2. 固定位置　躯干。

3. 评定方法

（1）抗重力体位:仰卧位。

考点提示

颈部及躯干、上肢和下肢主要肌肉徒手肌力评定方法评定标准

5 级:阻力施加于前额,嘱被检查者做全范围屈颈动作,能抗大阻力完成。

4 级:动作同上,能抗中等阻力完成全范围屈颈动作(4 级、5 级参照图 4-3)。

3 级:不能抗阻力,仅能抗重力完成全范围屈颈动作。

（2）去重力体位:侧卧位,托住头部,嘱被检查者做全范围屈颈动作。

2 级:可全范围屈颈(图 4-4)。

1 级:不能屈颈,可触及肌肉收缩。

0 级:未触及肌肉收缩。

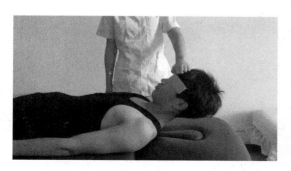

图 4-3 颈前屈肌力评定 4 级、5 级

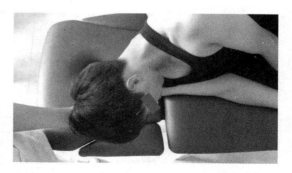

图 4-4 颈前屈肌力评定 2 级

(二) 颈后伸

1. 主动肌 斜方肌、骶棘肌。

2. 固定位置 躯干。

3. 评定方法

(1)抗重力体位:俯卧位。

5 级:阻力施加于枕部,嘱被检查者做全范围伸颈动作,能抗大阻力完成。

4 级:动作同上,能抗中等阻力完成全范围伸颈动作(4 级、5 级参照图 4-5)。

3 级:不能抗阻力,仅能抗重力完成全范围伸颈动作。

(2)去重力体位:侧卧位,托住头部,嘱被检查者做全范围伸颈动作。

2 级:可全范围伸颈(图 4-6)。

1 级:不能屈颈,可触及肌肉收缩。

0 级:未触及肌肉收缩。

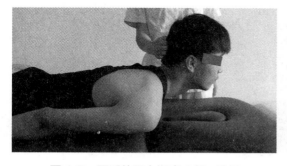

图 4-5 颈后伸肌力评定 4 级、5 级

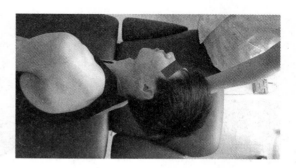

图 4-6 颈后伸肌力评定 2 级

(三) 躯干前屈

1. 主动肌 腹直肌。

2. 固定位置 下肢。

3. 评定方法 仰卧位。

5 级:双手抱头能坐起(图 4-7)。

4 级：双上肢胸前交叉抱肩能坐起。

3 级：双手前平举能坐起。

2 级：仅能屈颈抬头，肩不能离开床面。

1 级：不能抬起头和肩部，可触及肌肉收缩（图 4-8）。

0 级：未触及肌肉收缩。

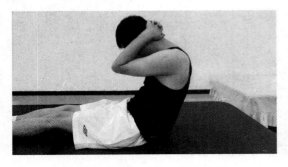

图 4-7　躯干前屈肌力评定 5 级

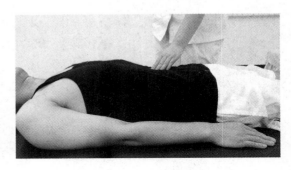

图 4-8　躯干前屈肌力评定 1 级

（四）躯干后伸

1. 主动肌　骶棘肌、腰方肌。

2. 固定位置　骨盆。

3. 评定方法　俯卧位。

5 级：阻力施加于后胸背上部，嘱被检查者挺直胸背抬起上半身，能抗大阻力完成。

4 级：动作同上，能抗中等阻力完成（4 级、5 级参照图 4-9）。

3 级：仅抗重力能抬起上半身（图 4-10）。

2 级：能做头后仰。

1 级：不能使头后仰，可触及肌肉收缩。

0 级：未触及肌肉收缩。

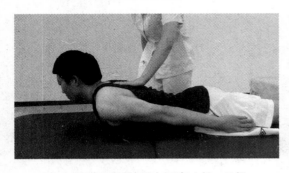

图 4-9　躯干后伸肌力评定 4 级、5 级

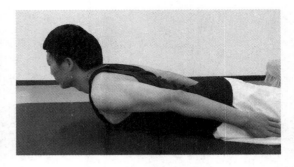

图 4-10　躯干后伸肌力评定 3 级

（五）躯干旋转

1. 主动肌　腹内斜肌、腹外斜肌。

2. 固定位置　下肢、骨盆。

3. 评定方法

（1）抗重力体位：仰卧位，固定被检查者双下肢，嘱其尽力抬起上半身并同时向一侧转体。

5 级：髋膝伸直，抱头后能坐起并向一侧转体（图4-11）。

4 级：髋膝屈曲，双手前平举能坐起并向一侧转体。

3 级：髋膝屈曲，仅能旋转上体使一肩离开床面。

（2）去重力体位：坐位，固定骨盆。

2 级：在去重力情况下能向一侧转体（图4-12）。

1 级：不能转体，可触及肌肉收缩。

0 级：未触及肌肉收缩。

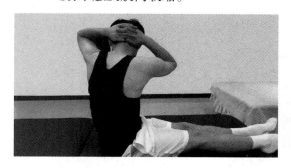

图4-11 躯干旋转肌力评定5级

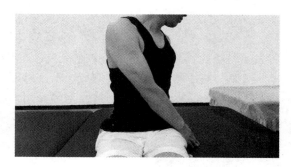

图4-12 躯干旋转肌力评定2级

二、上肢主要肌肉的徒手肌力评定方法

（一）肩胛骨内收

1. 主动肌 斜方肌中部纤维、菱形肌。

2. 固定位置 胸廓。

3. 评定方法

（1）抗重力体位：俯卧位。

5 级：上肢外展90°并外旋，阻力施加于肩胛骨外侧缘，嘱被检查者做肩胛骨内收运动，能抗大阻力完成。

4 级：动作同上，能抗中等阻力完成内收动作（4级、5级参照图4-13）。

3 级：仅抗重力完成全范围内收动作。

（2）去重力体位：坐位，上肢外展90°置于桌面上。

2 级：在去重力情况下能完成全范围内收动作（图4-14）。

1 级：不能内收肩胛骨，可触及肌肉收缩。

0 级：未触及肌肉收缩。

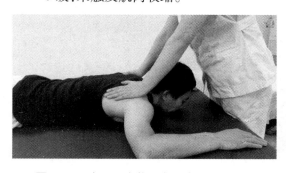

图4-13 肩胛骨内收肌力评定4级、5级

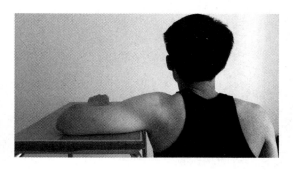

图4-14 肩胛骨内收肌力评定2级

（二）肩胛骨外展及上旋

1. 主动肌　前锯肌。

2. 固定位置　胸廓。

3. 评定方法

（1）抗重力体位：坐位。

5 级：肩前屈90°,阻力施加于上臂远端内侧,嘱被检查者做肩胛骨外展、上旋运动,能抗大阻力完成。

4 级：动作同上,能抗中等阻力完成全范围外展及上旋动作(4 级、5 级参照图 4-15)。

3 级：仅抗重力完成全范围外展、外旋动作。

（2）去重力体位：坐位,上肢前屈90°置于桌面上。

2 级：在去重力情况下能完成全范围外展、外旋动作(图 4-16)。

1 级：不能外展、外旋肩胛骨,可触及肌肉收缩。

0 级：未触及肌肉收缩。

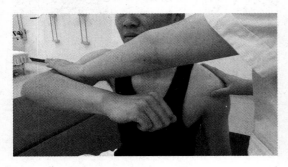

图4-15　肩胛骨外展及上旋肌力评定4 级、5 级

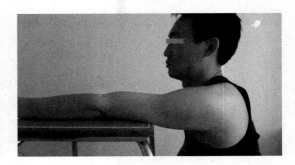

图4-16　肩胛骨外展及上旋肌力评定2 级

（三）肩胛骨上提（耸肩）

1. 主动肌　斜方肌上部纤维、肩胛提肌。

2. 固定位置　骨盆及下肢

3. 评定方法

（1）抗重力体位：坐位。

5 级：双上肢在体侧自然下垂,阻力施加于被检查者肩部,嘱其做肩上提运动,能抗大阻力完成。

4 级：动作同上,能抗中等阻力完成全范围肩胛骨上提动作(4 级、5 级参照图 4-17)。

3 级：仅抗重力完成全范围肩胛骨上提动作。

（2）去重力体位：俯卧位。

2 级：在去重力情况下能完成全范围上提动作(图 4-18)。

1 级：不能上提肩胛骨,可触及肌肉收缩。

0 级：未触及肌肉收缩。

（四）肩关节前屈

1. 主动肌　三角肌前部纤维。

2. 固定位置　肩胛骨。

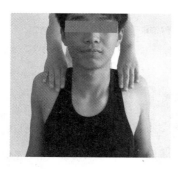 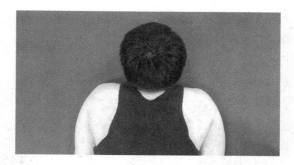

图 4-17　肩胛骨上提肌力　　　　图 4-18　肩胛骨上提肌力评定 2 级
评定 4 级、5 级

3. 评定方法

（1）抗重力体位：坐位。

5 级：一手固定肩胛骨，另一手施加阻力于上臂远端前方，嘱被检查者做肩关节前屈运动，能抗大阻力完成。

4 级：能抗中等阻力完成全范围肩前屈动作（4 级、5 级参照图 4-19）。

3 级：仅抗重力完成全范围肩前屈动作。

（2）去重力体位：侧卧位，上肢置于光滑平板上。

2 级：可完成全范围肩关节前屈动作（图 4-20）。

1 级：不能前屈肩关节，可触及肌肉收缩。

0 级：未触及肌肉收缩。

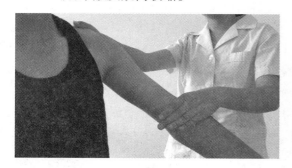 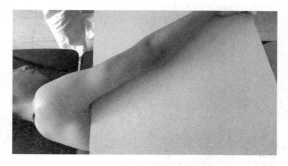

图 4-19　肩关节前屈肌力评定 4 级、5 级　　　图 4-20　肩关节前屈肌力评定 2 级

（五）肩关节后伸

1. 主动肌　三角肌后部纤维。

2. 固定位置　肩胛骨。

3. 评定方法

（1）抗重力体位：坐位。

5 级：一手固定肩胛骨，另一手施加阻力于上臂远端后方，嘱被检查者做肩关节后伸运动，能抗大阻力完成。

4 级：动作同上，能抗中等阻力完成全范围肩后伸动作（4 级、5 级参照图 4-21）。

3 级：仅抗重力完成全范围肩后伸动作。

（2）去重力体位：侧卧位，上肢置于光滑平板上。

2级：可完成全范围肩关节后伸动作（图4-22）。

1级：不能后伸，可触及肌肉收缩。

0级：未触及肌肉收缩。

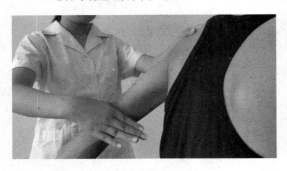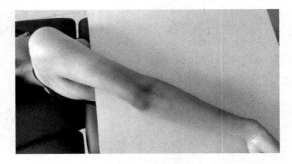

图4-21 肩关节后伸肌力评定4级、5级　　　　图4-22 肩关节后伸肌力评定2级

（六）肩关节外展

1. 主动肌　三角肌中部纤维、冈上肌。

2. 固定位置　肩胛骨。

3. 评定方法

（1）抗重力体位：坐位。

5级：双上肢在体侧自然下垂，一手固定肩胛骨，另一手施加阻力于被检查者上臂远端外侧，嘱其做肩外展运动，能抗大阻力完成。

4级：动作同上，能抗中等阻力完成全范围肩外展动作（4级、5级参照图4-23）。

3级：仅抗重力完成全范围外展动作。

（2）去重力体位：仰卧位。

2级：可完成全范围肩关节外展动作（图4-24）。

1级：不能外展肩关节，可触及肌肉收缩。

0级：未触及肌肉收缩。

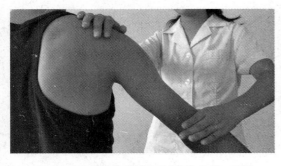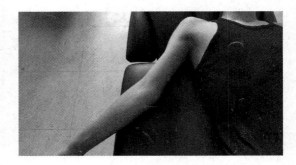

图4-23 肩关节外展肌力评定4级、5级　　　　图4-24 肩关节外展肌力评定2级

（七）肩关节内旋

1. 主动肌　大圆肌、胸大肌。

2. 固定位置　上臂远端。

3. 评定方法

（1）抗重力体位：俯卧位。

5 级：肩关节外展90°，前臂沿床沿下垂，一手固定上臂远端，另一手施加阻力于被检查者前臂远端，嘱其做肩关节内旋运动，能抗大阻力完成。

4 级：动作同上，能抗中等阻力完成全范围肩内旋动作（4 级、5 级参照图4-25）。

3 级：仅抗重力完成全范围肩内旋动作。

（2）去重力体位：俯卧位，使被检查者整个上肢垂于床沿外。

2 级：可完成全范围肩关节内旋动作（图4-26）。

1 级：不能内旋肩关节，可触及肌肉收缩。

0 级：未触及肌肉收缩。

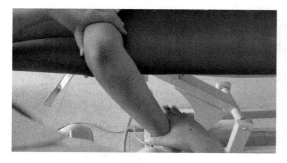

图4-25 肩关节内旋肌力评定4 级、5 级

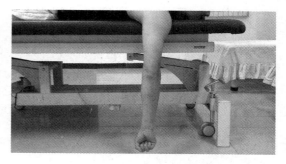

图4-26 肩关节内旋肌力评定2 级

（八）肩关节外旋

1. 主动肌　冈下肌、小圆肌。

2. 固定位置　上臂远端。

3. 评定方法

（1）抗重力体位：俯卧位。

5 级：肩关节外展90°，前臂沿床沿下垂，一手固定上臂远端，另一手施加阻力于被检查者前臂远端，嘱其做肩关节外旋运动，能抗大阻力完成。

4 级：动作同上，能抗中等阻力完成全范围肩外旋动作（4 级、5 级参照图4-27）。

3 级：仅抗重力完成全范围肩外旋动作。

（2）去重力体位：俯卧位，使被检查者整个上肢垂于床沿外。

2 级：可完成全范围肩关节外旋动作（图4-28）。

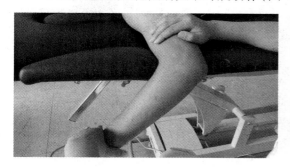

图4-27 肩关节外旋肌力评定4 级、5 级

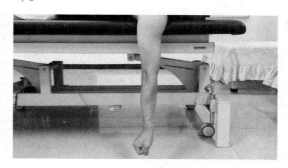

图4-28 肩关节外旋肌力评定2 级

1 级：不能外旋肩关节，可触及肌肉收缩。

0 级:未触及肌肉收缩。

（九）肘关节屈曲

1. 主动肌 肱二头肌。

2. 固定位置 肩部。

3. 评定方法

（1）抗重力体位:仰卧位,肩关节轻微外展,肩、前臂旋后。

5 级:一手固定肩部,另一手施加阻力于被检查者前臂远端,嘱其做肘关节屈曲运动,能抗大阻力完成。

4 级:动作同上,能抗中等阻力完成全范围屈肘动作(4 级、5 级参照图 4-29）。

3 级:仅抗重力完成全范围屈肘动作。

（2）去重力体位:

体位一:仰卧位,肩关节外展 90°并外旋,使整个上肢置于床面上（图 4-30）;

体位二:坐位,肩前屈 90°置于光滑桌面,前臂中立位（图 4-31）。

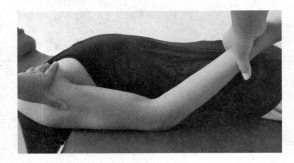
图 4-29 肘关节屈曲肌力评定 4 级、5 级

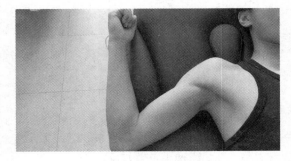
图 4-30 肘关节屈曲肌力评定 2 级（1）

2 级:可完成全范围屈肘动作。

1 级:不能屈肘,可触及肌肉收缩。

0 级:未触及肌肉收缩。

（十）肘关节伸展

1. 主动肌 肱三头肌、肘肌。

2. 固定位置 肩部。

3. 评定方法

（1）抗重力体位:俯卧位,肩关节外展 90°,前臂垂于床沿。

5 级:一手固定肩部,另一手施加阻力于被检查者前臂远端,嘱其做肘关节伸展运动,能抗大阻力完成。

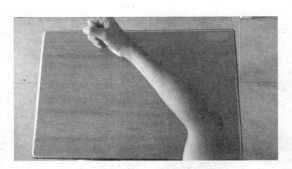
图 4-31 肘关节屈曲
肌力评定 2 级（2）

4 级:动作同上,能抗中等阻力完成全范围伸肘动作(4 级、5 级参照图 4-32）。

3 级:仅抗重力完成全范围伸肘动作。

（2）去重力体位:

体位一:侧卧位,上肢置于光滑平板上,使肘关节全范围屈曲,整个上肢置于床面上（图 4-33）;

体位二:坐位,肩前屈 90°置于光滑桌面,使肘关节全范围屈曲,前臂中立位。

2级:可完成全范围伸肘动作。

1级:不能伸肘,可触及肌肉收缩。

0级:未触及肌肉收缩。

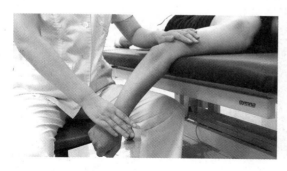 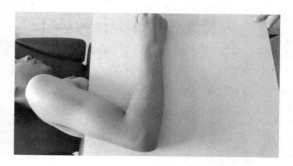

图4-32 肘关节伸展肌力评定4级、5级　　图4-33 肘关节伸展肌力评定2级

(十一) 腕关节屈曲

1. 主动肌　桡侧腕屈肌、尺侧腕屈肌。

2. 固定位置　前臂。

3. 评定方法

(1)抗重力体位:坐位,肩前屈90°置于光滑桌面,前臂旋后。

5级:一手固定前臂,另一手施加阻力于被检查者掌指关节掌面处,嘱其做腕关节屈曲运动,能抗大阻力完成。

4级:动作同上,能抗中等阻力完成全范围屈腕动作(4级、5级参照图4-34)。

3级:仅抗重力完成全范围屈腕动作。

(2)去重力体位:坐位,肩前屈90°置于光滑桌面,前臂中立位。

2级:可完成全范围屈腕动作(图4-35)。

1级:不能屈腕,可触及肌肉收缩。

0级:未触及肌肉收缩。

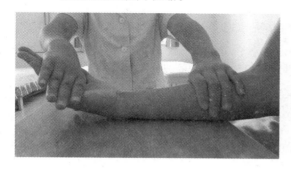 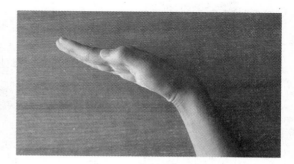

图4-34 腕关节屈曲肌力评定4级、5级　　图4-35 腕关节屈曲肌力评定2级

(十二) 腕关节伸展

1. 主动肌　桡侧腕长伸肌、桡侧腕短伸肌、尺侧腕伸肌。

2. 固定位置　前臂。

3. 评定方法

(1)抗重力体位:坐位,肩前屈90°置于光滑桌面,前臂旋前。

5级:一手固定前臂,另一手施加阻力于被检查者掌指关节掌背处,嘱其做腕关节伸展运动,能抗大阻力完成。

4级:动作同上,能抗中等阻力完成全范围伸腕动作(4级、5级参照图4-36)。

3级:仅抗重力完成全范围伸腕动作。

(2)去重力体位:坐位,肩前屈90°置于光滑桌面,前臂中立位。

2级:可完成全范围伸腕动作(图4-37)。

1级:不能伸腕,可触及肌肉收缩。

0级:未触及肌肉收缩。

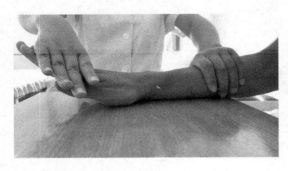 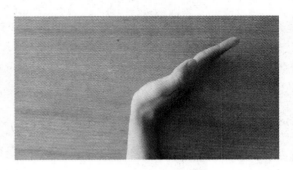

图4-36 腕关节伸展肌力评定4级、5级　　　　图4-37 腕关节伸展肌力评定2级

(十三) 掌指关节屈曲

1. 主动肌　蚓状机、背侧、掌侧骨间肌。

2. 固定位置　掌骨。

3. 评定方法

(1)抗重力体位:坐位,肩前屈90°置于光滑桌面,前臂旋后。

5级:一手固定掌骨,另一手施加阻力于被检查者近节指骨掌面,嘱其做掌指关节屈曲运动,能抗大阻力完成。

4级:动作同上,能抗中等阻力完成全范围掌指关节屈曲动作(4级、5级参照图4-38)。

3级:仅抗重力完成全范围屈指动作。

(2)去重力体位:坐位,肩前屈90°置于光滑桌面,前臂中立位。

2级:可完成全范围屈指动作(图4-39)。

1级:不能屈指,可触及肌肉收缩。

0级:未触及肌肉收缩。

(十四) 掌指关节伸展

1. 主动肌　指伸肌、示指伸肌、小指伸肌。

2. 固定位置　掌骨。

3. 评定方法

(1)抗重力体位:坐位,肩前屈90°置于光滑桌面,前臂旋前。

5级:一手固定掌骨,另一手施加阻力于被检查者近节指骨背面,嘱其做掌指关节伸展运动,能抗大阻力完成。

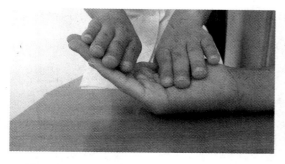

图 4-38　掌指关节屈曲肌力评定 4 级、5 级

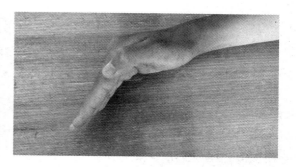

图 4-39　掌指关节屈曲肌力评定 2 级

4 级：动作同上，能抗中等阻力完成全范围掌指关节伸展动作（4 级、5 级参照图 4-40）。

3 级：仅抗重力完成全范围伸指动作。

（2）去重力体位：坐位，肩前屈 90°置于光滑桌面，前臂中立位。

2 级：可完成全范围伸指动作（图 4-41）。

1 级：不能伸指，可触及肌肉收缩。

0 级：未触及肌肉收缩。

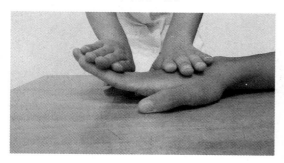

图 4-40　掌指关节伸展肌力评定 4 级、5 级

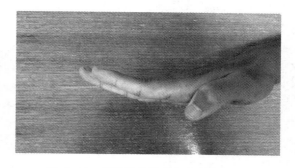

图 4-41　掌指关节伸展肌力评定 2 级

（十五）掌指关节内收

1. 主动肌　掌侧骨间肌。

2. 固定位置　掌骨。

3. 评定方法　坐位或仰卧位。

5 级：手指伸展并张开，阻力加于 2、4、5 指内侧，能抗大阻力完成掌指关节内收动作。

4 级：动作同上，能抗中等阻力完成全范围掌指关节内收动作（4 级、5 级参照图 4-42）。

3 级：无阻力可完成全范围指内收运动。

2 级：可完成部分范围指内收动作。

1 级：不能内收手指，可触及肌肉收缩。

0 级：未触及肌肉收缩。

（十六）掌指关节外展

1. 主动肌　背侧骨间肌、小指外展肌。

2. 固定位置　掌骨。

3. 评定方法　坐位或仰卧位。

5 级：手指伸展并并拢，阻力加于手指外侧，能抗大阻力完成掌指关节外展动作。

4 级:动作同上,能抗中等阻力完成全范围掌指关节外展动作(4级、5级参照图4-43)。

3 级:无阻力可完成全范围指外展动作。

2 级:可完成部分范围指外展动作。

1 级:不能外展手指,可触及肌肉收缩。

0 级:未触及肌肉收缩。

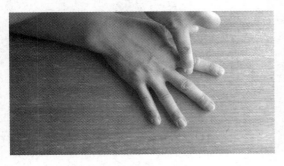
图 4-42 掌指关节内收肌力评定

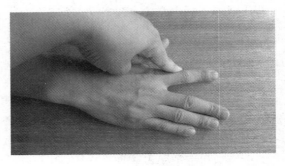
图 4-43 掌指关节外展肌力评定

(十七) 近端指间关节屈曲

1. 主动肌 指浅屈肌。

2. 固定位置 近节指骨。

3. 评定方法

(1)抗重力体位:坐位或仰卧位,前臂旋后。

5 级:阻力加于中节指骨掌侧,嘱被检查者屈曲2~4指中任一近端指间关节,能抗大阻力完成。

4 级:能抗中等阻力完成全范围近端指间关节屈曲动作(4级、5级参照图4-44)。

3 级:无阻力可完成全范围屈指动作。

(2)去重力体位:坐位或仰卧位,前臂中立位。

2 级:可完成部分范围屈指动作(图4-45)。

1 级:不能屈指,可触及肌肉收缩。

0 级:未触及肌肉收缩。

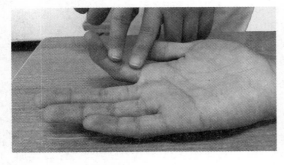
图 4-44 近端指间关节屈曲肌力评定4级、5级

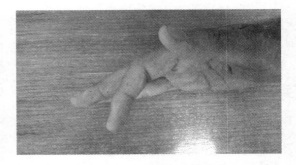
图 4-45 近端指间关节屈曲肌力评定2级

(十八) 远端指间关节屈曲

1. 主动肌 指深屈肌。

2. 固定位置　中节指骨。

3. 评定方法

(1) 抗重力体位:坐位或仰卧位,前臂旋后。

5 级:阻力加于远节指骨掌侧,嘱被检查者屈曲 2～4 指中任一近端指间关节,能抗大阻力完成。

4 级:动作同上,能抗中等阻力完成全范围关节屈曲动作(4 级、5 级参照图 4-46)。

3 级:无阻力可完成全范围屈指动作。

(2) 去重力体位:坐位,前臂中立位。

2 级:可完成部分范围屈指动作(图 4-47)。

1 级:不能屈指,可触及肌肉收缩。

0 级:未触及肌肉收缩。

(十九) 拇指内收

1. 主动肌　拇收肌。

2. 固定位置　第 2～5 掌骨。

3. 评定方法　坐位或仰卧位,前臂旋前。

5 级:检查者固定其第 2～5 掌骨,嘱拇指完成内收动作,阻力施加于拇指近节指骨内缘,能抗大阻力完成。

4 级:能抗中等阻力完成全范围拇指内收动作(4 级、5 级参照图 4-48)。

3 级:无阻力可完成全范围拇内收动作。

2 级:可完成部分范围拇内收动作。

1 级:不能拇内收,可触及肌肉收缩。

0 级:未触及肌肉收缩。

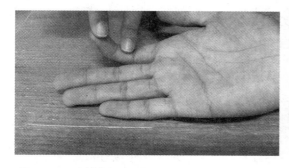

图 4-46　远端指间关节屈曲肌力评定 4 级、5 级

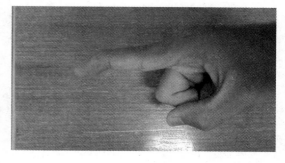

图 4-47　远端指间关节
屈曲肌力评定 2 级

(二十) 拇指外展

1. 主动肌　拇展长肌、拇展短肌。

2. 固定位置　第 2～5 掌骨。

3. 评定方法　坐位或仰卧位,前臂旋前。

5 级:检查者固定其第 2～5 掌骨,嘱拇指完成外展动作,阻力施加于拇指近节指骨外缘,能抗大阻力完成。

4 级:动作同上,能抗中等阻力完成全范围拇指外展动作(4 级、5 级参照图 4-49)。

3级:无阻力可完成全范围拇外展动作。

2级:可完成部分范围拇外展动作。

1级:不能拇外展,可触及肌肉收缩。

0级:未触及肌肉收缩。

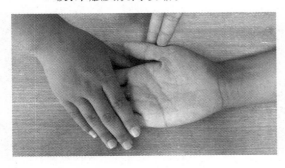 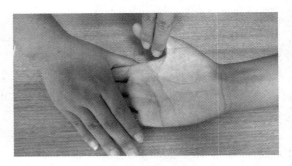

图4-48 拇指内收肌力评定　　　　　　图4-49 拇指外展肌力评定

（二十一） 拇指对掌

1. 主动肌 拇对掌肌。

2. 固定位置 腕关节。

3. 评定方法 坐位或仰卧位。

5级:做拇指与小指对指动作,阻力施加于拇指与小指掌骨掌面,能抗大阻力完成。

4级:动作同上,能抗中等阻力完成全范围对指动作(4级、5级参照图4-50)。

3级:无阻力可完成全范围拇指对指动作。

2级:可完成部分范围拇指对指动作。

1级:不能拇指对指,可触及肌肉收缩。

0级:未触及肌肉收缩。

（二十二） 拇指掌指关节屈曲

1. 主动肌 拇短屈肌。

2. 固定位置 第1掌骨。

3. 评定方法 坐位或仰卧位,前臂旋后。

5级:检查者固定其第1掌骨,嘱拇指掌指关节完成屈曲动作,阻力施加于拇指近节掌侧,能抗大阻力完成。

4级:动作同上,能抗中等阻力完成全范围屈曲动作(4级、5级参照图4-51)。

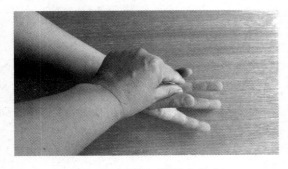 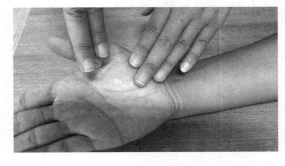

图4-50 拇指对掌肌力评定　　　　　　图4-51 拇指掌指关节屈曲肌力评定

3 级:无阻力可完成全范围屈曲动作。

2 级:可完成部分范围屈曲动作。

1 级:不能屈曲,可触及肌肉收缩。

0 级:未触及肌肉收缩。

（二十三） 拇指掌指关节伸展

1. 主动肌 拇短伸肌。

2. 固定位置 第 1 掌骨。

3. 评定方法 坐位或仰卧位,前臂中立位。

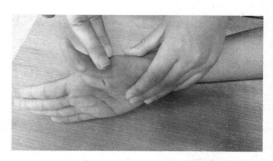

5 级:检查者固定其第 1 掌骨,嘱拇指掌指关节完成伸展动作,阻力施加于拇指近节背侧,能抗大阻力完成。

4 级:动作同上,能抗中等阻力完成伸展动作(4 级、5 级参照图 4-52)。

图 4-52 拇指掌指关节伸展肌力评定

3 级:无阻力可完成全范围伸展动作。

2 级:可完成部分范围伸展动作。

1 级:不能伸展,可触及肌肉收缩。

0 级:未触及肌肉收缩。

三、下肢主要肌肉的徒手肌力评定方法

（一） 髋关节前屈

1. 主动肌 髂腰肌(包括髂肌和腰大肌)。

2. 固定位置 骨盆。

3. 评定方法

(1)抗重力体位:仰卧位。

5 级:一手固定骨盆,另一手施加阻力于股骨远端前方,嘱被检查者做髋关节前屈运动,能抗大阻力完成。

4 级:动作同上,能抗中等阻力完成全范围前屈动作(4 级、5 级参照图 4-53)。

3 级:仅抗重力完成全范围前屈动作。

(2)去重力体位:侧卧位,下肢置于光滑平板上。

2 级:可完成全范围髋关节前屈动作(图 4-54)。

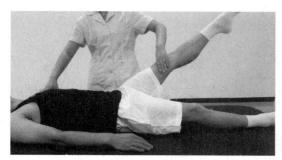

图 4-53 髋关节前屈肌力评定 4 级、5 级

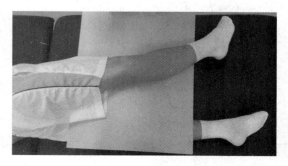

图 4-54 髋关节前屈肌力评定 2 级

1 级：不能前屈髋关节，可触及肌肉收缩。

0 级：未触及肌肉收缩。

（二）髋关节后伸

1. 主动肌　臀大肌、腘绳肌。

2. 固定位置　骨盆。

3. 评定方法

（1）抗重力体位：俯卧位。

5 级：一手固定骨盆，另一手施加阻力于股骨远端后方，嘱被检查者做髋关节伸展运动，能抗大阻力完成。

4 级：能抗中等阻力完成全范围伸髋动作（4 级、5 级参照图 4-55）。

3 级：仅抗重力完成全范围伸髋动作。

（2）去重力体位：侧卧位，上肢置于光滑平板上。

2 级：可完成全范围髋关节伸展动作（图 4-56）。

1 级：不能伸展髋关节，可触及肌肉收缩。

0 级：未触及肌肉收缩。

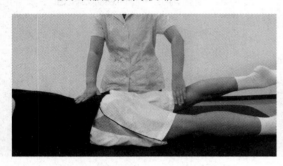

图 4-55　髋关节后伸肌力评定 4 级、5 级

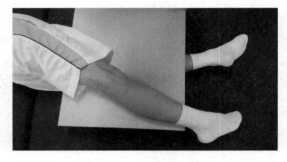

图 4-56　髋关节后伸肌力评定 2 级

（三）髋关节内收

1. 主动肌　内收肌群。

2. 固定位置　上方健侧大腿。

3. 评定方法

（1）抗重力体位：侧卧位。

5 级：一手将上方健侧大腿保持抬起，另一手施加阻力于股骨远端内侧，嘱被检查者下方腿做髋关节内收运动，能抗大阻力完成全范围内收动作。

4 级：能抗中等阻力完成全范围髋内收动作（4 级、5 级参照图 4-57）。

3 级：仅抗重力完成全范围髋内收动作。

（2）去重力体位：仰卧位，两腿分开 45°，嘱被检查下肢做内收动作。

2 级：可完成全范围髋关节内收动作（图 4-58）。

1 级：不能内收髋关节，可触及肌肉收缩。

0 级：未触及肌肉收缩。

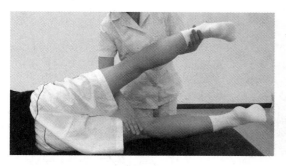

图 4-57 髋关节内收肌力评定 4 级、5 级

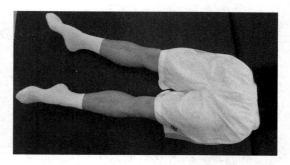

图 4-58 髋关节内收肌力评定 2 级

（四） 髋关节外展

1. 主动肌 臀中肌。

2. 固定位置 骨盆。

3. 评定方法

（1）抗重力体位：侧卧位。

5 级：一手固定骨盆，另一手施加阻力于股骨远端外侧，嘱被检查者做髋关节外展运动，能抗大阻力完成。

4 级：动作同上，能抗中等阻力完成全范围髋外展动作（4 级、5 级参照图 4-59）。

3 级：仅抗重力完成全范围髋外展动作。

（2）去重力体位：仰卧位，下肢伸直，将被检查下肢呈中立位。

2 级：可完成全范围髋关节外展动作（图 4-60）。

1 级：不能外展髋关节，可触及肌肉收缩。

0 级：未触及肌肉收缩。

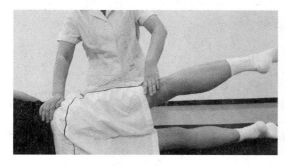

图 4-59 髋关节外展肌力评定 4 级、5 级

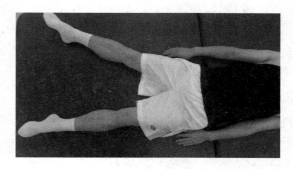

图 4-60 髋关节外展肌力评定 2 级

（五） 髋关节内旋

1. 主动肌 臀小肌、阔筋膜张肌。

2. 固定位置 大腿远端。

3. 评定方法

（1）抗重力体位：端坐位，两小腿垂于床沿外。

5 级：一手固定大腿远端，另一手施加阻力于小腿远端外侧，嘱被检查者做髋关节内旋运动，能抗大阻力完成。

4 级：动作同上，能抗中等阻力完成全范围髋内旋动作（4 级、5 级参照图 4-61）。

3级:仅抗重力完成全范围髋内旋动作(图4-62)。

(2)去重力体位:仰卧位,下肢伸直,将被检查下肢呈外旋位。

2级:可完成全范围髋关节内旋动作。

1级:不能内旋髋关节,可触及肌肉收缩。

0级:未触及肌肉收缩。

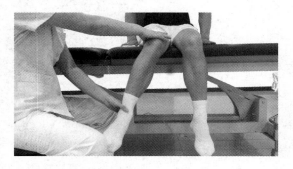 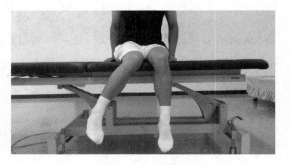

图4-61 髋关节内旋肌力评定4级、5级　　　　图4-62 髋关节内旋肌力评定3级

（六）髋关节外旋

1. 主动肌　臀大肌、股方肌、梨状肌。

2. 固定位置　大腿远端。

3. 评定方法

(1)抗重力体位:端坐位,两小腿垂于床沿外。

5级:一手固定大腿远端,另一手施加阻力于小腿远端内侧,嘱被检查者做髋关节外旋运动,能抗大阻力完成。

4级:动作同上,能抗中等阻力完成全范围髋外旋动作(4级、5级参照图4-63)。

3级:仅抗重力完成全范围髋外旋动作(图4-64)。

(2)去重力体位:仰卧位,下肢伸直,将被检查下肢呈内旋位。

2级:可完成全范围髋关节外旋动作。

1级:不能外旋髋关节,可触及肌肉收缩。

0级:未触及肌肉收缩。

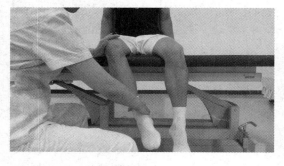 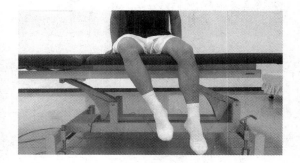

图4-63 髋关节外旋肌力评定4级、5级　　　　图4-64 髋关节外旋肌力评定3级

（七）膝关节屈曲

1. 主动肌　腘绳肌(包括股二头肌、半腱肌、半膜肌)。

2. 固定位置　骨盆。

3. 评定方法

（1）抗重力体位：俯卧位。

5 级：一手固定骨盆，另一手施加阻力于小腿远端后侧，嘱被检查者做膝关节屈曲运动，能抗大阻力完成。

4 级：动作同上，能抗中等阻力完成全范围屈膝动作（4 级、5 级参照图 4-65）。

3 级：仅抗重力完成全范围屈膝动作。

（2）去重力体位：侧卧位，被测下肢伸直放置于光滑床面上。

2 级：可完成全范围屈膝动作（图 4-66）。

1 级：不能屈膝，可触及肌肉收缩。

0 级：未触及肌肉收缩。

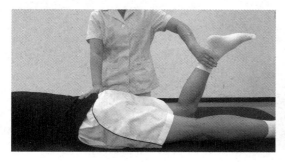 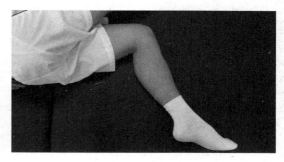

图 4-65　膝关节屈曲肌力评定 4 级、5 级　　　图 4-66　膝关节屈曲
肌力评定 2 级

（八）膝关节伸展

1. 主动肌　股四头肌。

2. 固定位置　大腿远端。

3. 评定方法

（1）抗重力体位：坐位。

5 级：一手固定大腿远端，另一手施加阻力于小腿远端前侧，嘱被检查者做膝关节伸展运动，能抗大阻力完成。

4 级：动作同上，能抗中等阻力完成全范围伸膝动作（4 级、5 级参照图 4-67）。

3 级：仅抗重力完成全范围伸膝动作。

（2）去重力体位：侧卧位，膝关节呈最大屈曲位放置于光滑床面上。

2 级：可完成全范围伸膝动作。

1 级：不能伸膝，可触及肌肉收缩。

0 级：未触及肌肉收缩。

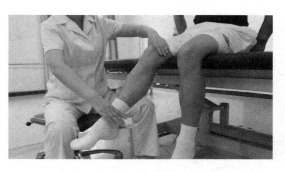

图 4-67　膝关节伸展肌力评定

（九）踝关节跖屈

1. 主动肌　腓肠肌、比目鱼肌。

2. 固定位置　小腿远端。

3. 评定方法

（1）抗重力体位：俯卧位。

5 级：一手固定小腿远端，另一手施加阻力于足底远端，嘱被检查者做踝跖屈运动，能抗大阻力完成。

4 级：动作同上，能抗中等阻力完成全范围踝跖屈动作（4 级、5 级参照图4-68）。

3 级：仅抗重力完成全范围踝跖屈动作。

（2）去重力体位：侧卧位。

2 级：可完成全范围踝跖屈动作（图4-69）。

1 级：不能踝跖屈，可触及肌肉收缩。

0 级：未触及肌肉收缩。

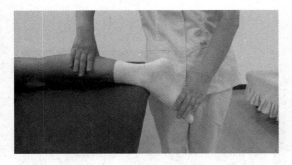

图4-68· 踝关节跖屈肌力评定4级、5级

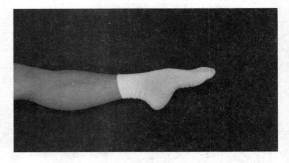

图4-69 踝关节跖屈
肌力评定2级

（十）踝关节背屈及足内翻

1. 主动肌　胫前肌。

2. 固定位置　小腿远端。

3. 评定方法

（1）抗重力体位：坐位。

5 级：一手固定小腿远端，另一手施加阻力于足背远端，嘱被检查者做足背屈、内翻运动，能抗大阻力完成。

4 级：动作同上，能抗中等阻力完成全范围足背屈、内翻动作（4 级、5 级参照图4-70）。

3 级：仅抗重力完成全范围足背屈、内翻动作。

（2）去重力体位：侧卧位。

2 级：可完成全范围足背屈、内翻动作（图4-71）。

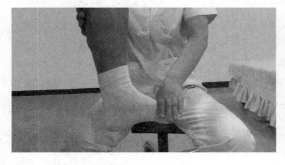

图4-70 踝关节背屈及足内翻肌力评定4级、5级

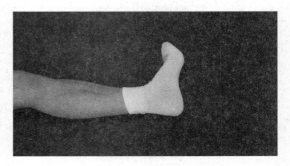

图4-71 踝关节背屈及
足内翻肌力评定2级

1级：不能背屈、内翻，可触及肌肉收缩。

0级：未触及肌肉收缩。

（十一） 足内翻

1. 主动肌 胫后肌。

2. 固定位置 小腿远端。

3. 评定方法

（1）抗重力体位：坐位或侧卧位。

5级：一手固定小腿远端，另一手施加阻力于足内侧缘，嘱被检查者做足内翻运动，能抗大阻力完成。

4级：动作同上，能抗中等阻力完成全范围足内翻动作（4级、5级参照图4-72）。

3级：仅抗重力完成全范围足内翻动作。

（2）去重力体位：仰卧位。

2级：可完成全范围足内翻动作（图4-73）。

1级：不能内翻，可触及肌肉收缩。

0级：未触及肌肉收缩。

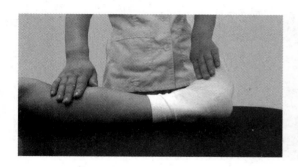

图4-72 足内翻肌力评定4级、5级

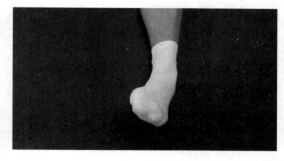

图4-73 足内翻肌力评定2级

（十二） 足外翻

1. 主动肌 腓骨长、短肌。

2. 固定位置 小腿远端。

3. 评定方法

（1）抗重力体位：坐位或侧卧位。

5级：一手固定小腿远端，另一手施加阻力于足外侧缘，嘱被检查者做足外翻运动，能抗大阻力完成。

4级：动作同上，能抗中等阻力完成全范围足外翻动作（4级、5级参照图4-74）。

3级：仅抗重力完成全范围足外翻动作。

（2）去重力体位：仰卧位。

2级：可完成全范围足外翻动作（图4-75）。

1级：不能外翻，可触及肌肉收缩。

0级：未触及肌肉收缩。

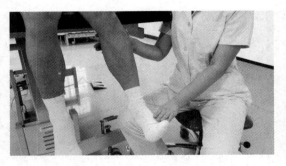

图 4-74 足外翻肌力评定 4 级、5 级

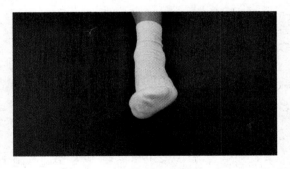

图 4-75 足外翻肌力评定 2 级

（十三） 跖趾关节屈曲

1. 主动肌 蚓状机、短屈肌。

2. 固定位置 前脚掌。

3. 评定方法 俯卧位,一手固定前脚掌,另一手施加阻力于近节趾骨跖侧,嘱被检查者做跖指关节屈曲运动。

5 级:能抗大阻力完成全范围屈曲动作。

4 级:能抗中等阻力完成全范围屈曲动作(4 级、5 级参照图 4-76)。

3 级:仅抗重力完成全范围屈曲动作。

2 级:可完成部分范围屈曲动作。

1 级:不能屈曲,可触及肌肉收缩。

0 级:未触及肌肉收缩。

（十四） 跖趾关节伸展

1. 主动肌 趾长、短伸肌,长、短伸肌。

2. 固定位置 前脚掌。

3. 评定方法 仰卧位,一手固定前脚掌,另一手施加阻力于近节趾骨背侧,嘱被检查者做跖趾关节伸展运动。

5 级:能抗大阻力完成全范围伸展动作。

4 级:能抗中等阻力完成全范围伸展动作(4 级、5 级参照图 4-77)。

3 级:仅抗重力完成全范围伸展动作。

2 级:可完成部分范围伸展动作。

1 级:不能伸展,可触及肌肉收缩。

0 级:未触及肌肉收缩。

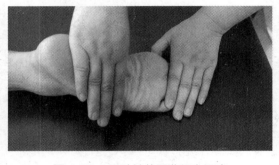

图 4-76 跖趾关节屈曲肌力评定

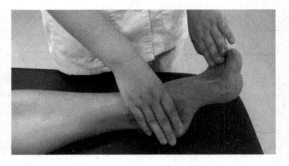

图 4-77 跖趾关节伸展肌力评定

（十五）趾间关节屈曲

1. 主动肌　屈趾长、短肌。

2. 固定位置　近节趾骨。

3. 评定方法　仰卧位，一手固定近节趾骨，另一手施加阻力于远节趾骨跖侧，嘱被检查者做趾间关节关节屈曲运动。

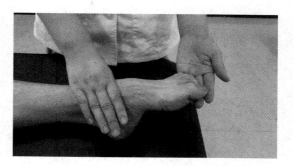

5级：能抗大阻力完成全范围屈曲动作。

4级：能抗中等阻力完成全范围屈曲动作（4级、5级参照图4-78）。

图4-78　趾间关节屈曲肌力评定

3级：仅抗重力完成全范围屈曲动作。

2级：可完成部分范围屈曲动作。

1级：不能屈曲，可触及肌肉收缩。

0级：未触及肌肉收缩。

四、口面部主要肌肉的徒手肌力评定方法

口面部肌肉的位置一般都比较表浅，主要分布于口裂、睑裂和鼻孔的周围，动作精细而丰富，运动时呈现各种表情，其功能评价在偏瘫和面瘫的康复中有很大意义。

（一）口、面部肌力测试分级标准

5级（正常）：完成运动既随意又容易。

4级（良）：能完成运动，但与健侧相比略有不对称。

3级（中）：基本能完成运动，但活动幅度约有正常的50%。

2级（差）：有收缩现象但完成动作比较困难，活动幅度只有正常的25%左右。

1级（微）：略有收缩痕迹。

0级（无）：无收缩。

（二）口、面部肌肉功能评定检查方法

1. 眼肌

眼轮匝肌：做闭紧眼睛的动作。

上睑提肌：眼球向上转动，上眼睑上抬。

右上直肌和右下斜肌：眼球向右上方运动。

右上斜肌和右下直肌：眼球向左下方转动。

内直肌、外直肌：眼球水平内、外移动。

2. 前额和鼻部肌

额肌：提起眉弓，在前额形成水平皱纹。

鼻肌：开大或缩小鼻孔。

皱眉肌：皱眉头，两眉间形成纵向皱纹。

3. 口肌

口轮匝肌：紧缩口唇。

提口角肌和提上唇肌：上提口角与上唇以加深鼻唇沟及显露上齿。

降口角肌和降下唇肌:降口角与下唇。

笑肌:并拢口唇后向外牵拉口角。

颊肌:缩两颊部,并拢口唇。

颏肌:前伸下唇,同时皱缩下颏皮肤。

4. 咀嚼肌

颞肌、咬肌与翼内肌:紧闭上下颌,做咬牙动作。

翼外肌和二腹肌:做张口动作,下拉下颌。

 本章小结

　　肌力是指肌肉或肌群随意收缩时产生的最大力量。根据肌肉参与完成动作时所起的作用不同,可将它们分为原动肌、拮抗肌、固定肌和中和肌等。根据肌肉收缩时长度和张力的变化特点,将肌肉收缩的形式分为等张收缩、等长收缩和等速收缩。通过对肌肉功能的检查,有助于了解患者肌肉和神经的损害程度和范围。康复治疗前的检查和治疗后的定期复查,可作为制定康复治疗方案、评价康复治疗效果和判断预后的指标。根据是否使用器械,肌力评定的方法可分为徒手肌力检查和器械评定两种。徒手肌力评定主要根据 Lovett 分级法评定标准进行评定;器械评定主要针对肌力超过 3 级的被测者,目前给临床患者和运动员常用器械检查的设备包括握力计、捏力计、背力计和等速肌力测试仪等。颈部和躯干、上肢及下肢主要肌肉的徒手肌力评定方法是需要学生在实训中重点掌握的技能。

 目标测试

A1/A2 型题

1. 肌肉收缩时其长度不变张力改变称为

    A. 等长收缩   B. 等张收缩   C. 动力性收缩

    D. 等动收缩   E. 向心性收缩

2. 徒手肌力评定属于

    A. 定性评定   B. 半定量评定   C. 定量评定

    D. 平衡评定   E. 协调评定

3. 股四头肌肌力 Lovett 3 级的表现是

    A. 肌肉轻微收缩但无运动   B. 侧卧位可伸直膝关节

    C. 坐位可伸直膝关节但不能抗阻   D. 坐位可对抗小阻力伸膝

    E. 坐位可对抗大阻力伸膝

4. 以肌肉是否有收缩迹象判定的肌力级别是

    A. 4 级和 5 级   B. 3 级和 4 级   C. 2 级和 3 级

    D. 1 级和 2 级   E. 0 级和 1 级

5. 不属于肌力评定禁忌证的是

    A. 严重高血压   B. 严重心脏病   C. 关节不稳

    D. 脊髓损伤   E. 局部严重疼痛

6. 完成屈肘动作时,肱二头肌是

A. 原动肌   B. 副动肌   C. 拮抗肌

D. 固定肌   E. 中和肌

7. 手持重物从屈肘状态逐渐放下,为控制前臂坠落速度要求肱二头肌做

A. 等长收缩   B. 等张向心性收缩   C. 等张离心性收缩

D. 等速向心性收缩   E. 等速离心性收缩

8. 蹲马步时股四头肌的收缩是

A. 等张收缩   B. 等长收缩   C. 向心收缩

D. 离心收缩   E. 等速收缩

9. 影响肌力大小的因素不包括

A. 肌肉的生理横断面   B. 肌肉初长度   C. 肌纤维类型

D. 肌肉收缩类型   E. 肌肉长度

10. 对肌力评定的注意事项描述错误的是

A. 必要的解释说明   B. 合适的体位选择   C. 恰当的检查时机

D. 熟练的检查方法   E. 完整的全身检查

A3/A4 型题

患者,男性,50 岁,脑出血恢复期,左下肢屈膝力量差,对他进行屈膝肌群的徒手肌力评定。

11. 使膝关节屈曲的主动肌是

A. 股四头肌   B. 髂腰肌   C. 比目鱼肌

D. 腘绳肌   E. 胫骨前肌

12. 患者应首先采取的体位是

A. 仰卧位   B. 俯卧位   C. 侧卧位

D. 长坐位   E. 立位

13. 如需施加阻力,则阻力施加的部位是

A. 大腿远端   B. 小腿近端前方   C. 小腿近端后方

D. 小腿远端前方   E. 小腿远端后方

14. 若患者仅能在侧卧位将膝关节屈曲,则被测肌肉的肌力为 Lovett

A. 1 级   B. 2 级   C. 3 级

D. 4 级   E. 5 级

B 型题

A. 原动肌   B. 副动肌   C. 拮抗肌

D. 固定肌   E. 中和肌

15. 肩关节外展时冈上肌属于

16. 肘关节屈曲时肩部周围肌群属于

17. 髋关节屈曲时臀小肌属于

18. 踝关节背屈时小腿三头肌属于

19. 膝关节屈曲时缝匠肌属于

A. 1 级   B. 2 级   C. 3 级

D. 4 级   E. 5 级

20. 坐位,肩关节可做全范围外展运动,则三角肌中束肌力为

21. 坐位,肩关节前屈放置于水平桌面上,前臂中立位,可做全范围屈肘运动,则肱二头肌肌力为

22. 侧卧位,肩关节不能做前屈运动但能扪及三角肌前束收缩,则其肌力为

23. 仰卧位,前臂旋后,施加小阻力于掌骨远端,腕关节可做全范围屈曲运动,则桡、尺侧腕屈肌肌力为

（朱稼霈）

第五章 肌张力评定

学习目标

1. 掌握:肌张力评定的目的、方法、适应证和禁忌证。
2. 熟悉:正常肌张力的概念、特征和分类;临床常见的异常肌张力及影响肌张力的因素。
3. 了解:痉挛的临床意义。

案例

    患者,男性,59 岁。从高处坠落致双下肢活动不能。临床诊断为截瘫收治入院。目前患者意识清楚,对答切题,双上肢活动正常,双下肢呈屈曲状态,主动无法伸直,被动下髋、膝关节可有轻微活动度。
    请问:1. 针对患者的情况是否可以进行肌张力的评定?
           2. 如果可以评定将如何进行肌张力的评定?

第一节　概　　述

一、肌张力的概念

    肌张力是指人体在安静休息的情况下,肌肉保持一定紧张状态的能力。必要的肌张力是维持肢体位置,支撑体重所必需的,也是保证肢体运动控制能力、空间位置、进行各种复杂运动所必需的条件。临床上所谓的肌张力,是指医务人员对被检查者的肢体进行被动运动时所感受到的阻力。同时由于肢体的物理惯性、肌肉和结缔组织内在的机械弹性特点、反射性肌肉收缩都包含在肌张力中,而肌肉与神经节段存在反射联系,神经肌肉反射弧上的任何病变都可能导致肌张力发生变化,表现为肌张力降低或肌张力增高,从而影响肢体运动功能。

二、肌张力的分类

(一) 正常肌张力的分类

根据身体所处的不同状态,可分为静止性肌张力、姿势性肌张力、运动性肌张力。

1. **静止性肌张力** 肢体静息状态下,通过观察肌肉外观,触摸肌肉的硬度,感觉被动牵伸运动时肢体活动受限的程度及阻力来判断。

2. **运动性肌张力** 患者完成某一动作的过程中,通过检查相应关节的被动运动阻力来判断。

3. **姿势性肌张力** 在患者变换各种姿势过程中,通过观察肌肉的阻力和肌肉的调整状态来判断。

（二）异常肌张力的分类

根据受试者肌张力与正常肌张力水平的比较,可分为 3 种情况。

1. **肌张力增高（痉挛）** 肌张力高于正常静息水平。

2. **肌张力减低（弛缓）** 肌张力低于正常静息水平。

3. **肌张力障碍** 肌张力损害或障碍,如齿轮样强直和铅管样强直。

三、正常肌张力的特征

正常肌张力有赖于完整的外周神经系统机制和中枢神经系统机制,以及肌肉收缩能力、弹性、延展性等因素。具体有以下特征:

1. 关节近端的肌肉可以进行有效的同步运动。

2. 将肢体被动地置于空间某一位置时,具有保持该姿势不变的能力。

3. 具有完全抵抗肢体重力和外来阻力的运动能力。

4. 具有随意使肢体由固定到运动和在运动过程中转换为固定姿势的能力。

5. 能够维持原动肌和拮抗肌之间的平衡。

6. 需要时,具有选择性地完成某一肌群协同运动或某一肌肉单独运动的能力。

7. 被动运动时,具有一定的弹性和轻度的抵抗感。

四、影响肌张力的因素

1. **体位的影响** 不良的姿势和肢体放置位置可使肌张力增高。

2. **并发症的影响** 有感染、便秘、疼痛、关节挛缩等并发症时,肌张力可增高。

3. **精神因素的影响** 紧张和焦虑情绪以及不良的心理状态都可以使肌张力增高。

4. **神经状态的影响** 中枢抑制系统和中枢易化系统失衡,可使肌张力发生变化。

5. **其他** 如局部肢体受压、骨折等外伤或疾病、烟碱等药物、气温剧烈变化、受试者对运动的主观控制作用均可导致肌张力发生变化。

五、常见的肌张力异常

（一）痉挛

痉挛是肌张力增高的一种形式,常由于上位运动神经元损伤后所致。

1. **定义** 一种由牵张反射高兴奋性所致的、以速度依赖的紧张性牵张反射增强伴腱反射亢进为特征的运动障碍。所谓痉挛的速度依赖即为肌肉牵伸速度的增加,痉挛肌的阻力也增高。

2. **原因** 上运动神经元损伤所致。常见于脊髓损伤、脱髓鞘疾病、脑卒中、去皮质强直和去大脑强直、脑瘫等。

3. **痉挛的特殊表现**

（1）巴宾斯基反射：为痉挛性张力过强的特征性伴随表现。

（2）折刀样反射：当被动牵伸痉挛肌时，初始产生较高阻力随之被突然的抑制发动而中断，造成痉挛肢体的阻力突然下降，产生类似折刀样的现象。

（3）阵挛：在持续牵伸痉挛肌时可发生，特点为以固定频率发生的拮抗肌周期性痉挛亢进，常见于踝部。

（4）去脑强直和去皮质强直：去脑强直表现为持续地收缩，躯干和四肢处于完全伸展的姿势，去皮质强直表现为持续地收缩，躯干和下肢处于伸展姿势，上肢处于屈曲姿势。

4. 特征　牵张反射异常；紧张性牵张反射的速度依赖性增加；腱反射异常；具有选择性，并由此导致肌群间的失衡，进一步引发协同运动功能障碍。临床上表现为肌张力增高、腱反射活跃或亢进、阵挛、被动运动阻力增加、运动协调性降低。

5. 痉挛的临床意义

（1）痉挛的益处

1）借助伸肌痉挛等帮助患者站立和行走。

2）可相对保持肌容积。

3）降低麻痹性肢体的依赖性水肿。

4）活动过强的牵张反射可促进等长和离心自主收缩的肌力，但向心收缩力弱。

5）在无承重和失用的情况下，可因此而预防骨质疏松。

6）充分静脉肌肉泵，降低发生深静脉血栓的危险性。

（2）痉挛的弊端

1）由于阵挛、髋内收呈剪刀样或屈肌痉挛而损害站立平衡。

2）导致缓慢的自主运动。

3）由于屈肌痉挛导致皮肤应力增加，这一现象也可发生在床位和轮椅。

4）由于伸肌痉挛和阵挛损害步态的摆动相。

5）自发性痉挛导致睡眠障碍。

6）虽然大部分痉挛可无疼痛，但持续的屈肌痉挛可导致疼痛。

7）由于紧张性牵张反射亢进或屈肌痉挛造成的挛缩危险。

8）由于髋屈肌、内收肌痉挛影响会阴清洁、损害性功能。

9）由于痉挛或阵挛干扰驾驶轮椅、助动车等。

10）可增加骨折、异位骨化的危险性。

6. 痉挛发生的病理生理机制

（1）反射介导机制：正常骨骼肌的梭内肌接受脊髓前角 γ 运动神经元支配。梭内肌的螺旋状感受器对肌肉牵张极为敏感，当肌肉受到被动牵拉或兴奋 γ 运动神经元时，可引起梭内肌收缩。Golgi 腱器官是分布在肌腱胶原纤维之间的一种牵拉感受器，传入神经纤维是 Ⅰb 类纤维，Ⅰb 类神经元的传入冲动对协同肌的运动神经元产生抑制作用，这种作用与牵张反射的效应正好相反，可以认为是对肌张力的反馈调节。

正常肌肉受到牵拉时，首先兴奋肌梭内的螺旋感受器引发牵张反射，使受牵拉的肌肉收缩，以对抗牵拉。当牵拉力量进一步加大时，则可兴奋腱器官，使牵张反射受到抑制，以避免被牵拉的肌肉受到损伤。

牵张反射是指有神经支配的骨骼肌在受到牵拉时发生反射性收缩。牵张反射有两种形式:一种是位相性的牵张反射,即腱反射,指快速的肌腱收缩,其感受器是肌梭。另一种是紧张性牵张反射,即肌肉受到持续牵张时,产生缓慢、持久的紧张性收缩,以阻止被拉长,它是肌紧张产生的基础。适宜的肌紧张是一切活动和随意运动的基础,对维持姿势起重要作用,其感受器也是肌梭。对于痉挛肌来说,位相性牵张反射和紧张性牵张反射都增强,临床表现为肌张力增高和腱反射亢进。

中枢抑制系统和中枢易化系统的失衡与痉挛的形成有明确的关系。中枢抑制系统起源于大脑皮质运动区、小脑前叶和旁中央小叶以及纹状体(尾状核和壳核),下行传导路径属于锥体外系。中枢易化系统起源于小脑,下行传导路是网状脊髓易化系统和前庭脊髓易化系统。当高位中枢病变或损害累及它们与下位中枢的联系通路时,低级中枢的活动就从高位抑制中释放出来,是脊髓节段机制的活动亢进,出现异常运动模式和原始反射。一般认为与此同时易化系统的功能也是增强的,痉挛的产生正是这二者失衡的结果。因此,中枢抑制的减弱是导致痉挛发生的重要机制。

中枢易化作用增强主要表现在以下几个方面:①运动神经元兴奋性增强。②去神经高敏现象,去神经高敏实质是受体递质的敏感性增高。最近研究显示,痉挛患者多种脊髓受体,如胆碱能受体、γ氨基丁酸受体、阿片受体、肾上腺受体、多巴胺受体等位相应递质的敏感性都是增高的,并且发现这类患者的兴奋性递质水平较高,而抑制性递质水平偏低。③α运动神经元兴奋性增高。中枢抑制作用的减弱和异化作用的增强,其结果使牵张反射的"最后公路"α运动神经元兴奋性增高,最终导致牵张反射增强。

(2)非反射介导机制:肌张力除与牵张反射有关外,还与组织的内在特性,即肌肉、肌腱、关节等组织的黏弹性等机械特性有关,这种生物力学特性使肌纤维及结缔组织在受到牵拉时,产生弹性回缩力,它是肌张力产生的基础。研究表明,上运动神经元病变后,肌肉的内在特性会发生一定程度的变化,尤其是病变长期的患者,可继发肌肉融合、胶原和弹性组织纤维化等一系列结构改变,使肌张力增高,这也是痉挛性肌张力增高的原因之一。但这一机制与牵张反射无关,因此叫做"非反射性介导的机制"。

(3)痉挛的神经递质变化:脊髓损伤后的痉挛患者吸入烟碱后,能明显增加痉挛程度,可以认为脊髓横断后的痉挛状态是一种胆碱能现象,氨基酸类神经介质在肌张力中其重要作用,肌张力异常与 AANTS 浓度相关。γ氨基丁酸(GABA)受体早已被认识是突触前抑制的媒介物。巴氯芬对痉挛的治疗作用即是通过与 GABA-B 受体结合,抑制钙离子流入突触前并抑制兴奋性神经递质释放来缓解痉挛。地西泮通过间接模拟GABA 作用而增强突触前抑制。屈肌痉挛和其他皮肤反射被认为是下行抑制通路破坏后,背侧脊髓网状结构通路释放所致,这一系统的轴索通常释放 NE、5-HT 及非单胺能介质。纹状体的主要神经递质,如单胺及乙酰胆碱的不平衡,被认为是锥体外系紊乱如帕金森的原因。因此可以认为,脊髓损伤后的痉挛状态由许多因素形成,包括横断上、下不同神经递质的变化。

7. 痉挛与肌张力过强的区别 肌张力过强时的阻力包括动态成分和静态成分,动态成分为肌肉被动拉伸时神经性(反射性的)因素和非神经性(生物力学的)因素所致的阻力,静态成分则是肌肉从拉长状态恢复到正常静息状态的势能,为非神经性因素。神经性因素表现为肌肉运动单位的活动由于牵张反射高兴奋性而增加,中枢神经系统损伤后的痉挛、折刀样反射和阵挛皆属此类;非神经性因素则表现为结缔组织的弹性成分和肌肉的黏弹性成分的改变,尤其是肌肉处于拉伸或缩短位制动时。在中枢神经系统损伤后,可因神经因素造成肢体处于异常位置,并由此导致非神经因素的继发性改变。因此中枢神经系统损伤后的肌张力过强是神经因素和非神经因素共同作用的结果,痉挛与肌张力过强并非等同。

(二) 僵硬

1. 定义　是主动肌和拮抗肌张力同时增加,各个方向的关节被动活动阻力均增加的现象。

2. 原因　常为锥体外系的损害所致,帕金森是僵硬最常见的病因。

3. 常见表现有以下几种,见图5-1

(1)齿轮样僵硬:是一种对被动运动的反应,特征是运动时阻力交替地释放和增加而产生均匀的顿挫感。

(2)铅管样僵硬:是一种持续的僵硬。

4. 特征

(1)任何方向的关节被动运动,整个关节活动范围阻力都增加。

(2)相对持续,且不依赖牵张刺激的速度。

(3)齿轮样僵硬的特征是在僵硬的基础上存在震颤,从而导致在整个关节活动范围中收缩、放松交替出现。

(4)铅管样僵硬的特征是在关节活动范围内存在持续的僵硬,无收缩、放松交替现象出现。

(5)僵硬和痉挛可在某一肌群同时存在。

(三) 肌张力障碍

1. 定义　是一种以张力损害、持续同时伴有扭曲的不自主运动为特征的肌肉运动功能亢进性障碍。

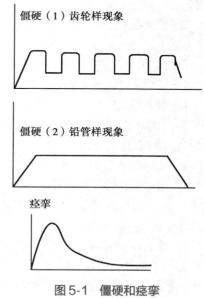

图5-1　僵硬和痉挛

2. 原因　中枢神经系统病变、遗传因素、其他神经退行性疾患、代谢性疾患等。

3. 特征

(1)肌肉收缩可快可慢,且表现为重复、扭曲。

(2)肌张力以可预料的形式由低到高变动、其中张力障碍性姿势为持续扭曲畸形,可持续数分钟或更久。

(四) 肌张力弛缓

1. 定义　肌张力表现为降低和缺乏、被动运动时的阻力消失、牵张反射衰减、肢体处于关节频繁的过度伸展而易于移位等现象,称为肌张力弛缓。

2. 原因

(1)影响小脑或锥体束的上运动神经元损害,可为暂时性肌张力弛缓,如脊髓损伤的脊髓休克阶段。

(2)外周神经系统的下运动神经元损害。

(3)原发性肌病:如重症肌无力。

3. 特征　由于对感觉刺激和神经系统传出指令的低应答性所导致的肌张力降低,临床上肌肉可表现为柔软、弛缓和松弛,加之邻近关节周围肌肉共同收缩能力的减弱,导致被动关节活动范围扩大,腱反射消失或减弱。

第二节 肌张力评定

一、评定目的

1. 提供治疗前的基线评定结果。
2. 提供制订治疗方案和选择治疗方法的依据。
3. 评价各种治疗的疗效。

考点提示

肌张力评定的目的

二、评定方法

（一）异常肌张力的检查方法

1. **病史采集** 病史在一定程度可反映痉挛对患者功能的影响,需要了解的问题包括:痉挛发生的频度;受累的肌肉及数目;痉挛的利弊情况;引发痉挛的原因;现在痉挛发作或严重的程度与以往的比较。

2. **反射检查** 检查中应特别注意检查者是否存在腱反射亢进等现象。检查方法是直接用指间或标准的反射叩诊锤轻叩检查腱反射导致的肌肉收缩情况,可予以 0~4 级评分。其中 0 级为无反应;1 为反射减退;2 级为正常反射;3 级为痉挛性张力反射、反射逾常;4 级为阵挛。

3. **被动运动评定** 被动运动检查可发现肌肉对牵张刺激的反应,以发现是否存在肌张力过强、肌张力过强是否为速度依赖、是否伴有阵挛,并与阵挛进行比较和鉴别。在评定过程中,评定者应保持固定形式和持续的徒手接触,并以恒定的速度移动患者肢体。肌张力正常时,肢体极易被动移动,评定者可很好地改变运动方向和速度,而不感到异常阻力,肢体的反应和感觉较轻。肌张力高时,评定者总的感觉为僵硬,运动时有抵抗。肌张力弛缓时,评定者可感到肢体沉重感,且无反应。有时老年人可能难以放松,由此可被误诊为痉挛,此时,可借助改变运动速度的方法加以判断,快速的运动往往可加剧痉挛的反应并使阻力增加,快速的牵张刺激可用于评定痉挛。

4. **主动运动评定** 通过主动运动评定可进一步鉴别肌张力异常的情况。例如伴随拮抗肌收缩的缓慢运动可能预示拮抗肌痉挛或协同收缩;不伴随拮抗肌收缩的缓慢运动可能预示原动肌弱。自主肌肉的评定方法可采用的徒手肌力评定方法。

5. **功能评定** 功能评定可以对痉挛或肌张力异常是否干扰坐或站立平衡及移动等功能以及日常生活活动能力进行评定。具体可以包括是否有床上活动、转移、行走和生活自理能力的损害及其程度等。注意,此时的失能可能是由于痉挛或肌张力过强所致,也可能是由于肌力弱或挛缩所致。因此。评定时必须结合病史和神经肌肉的功能检查,以确定造成失能的原因,并分析与肌肉相关的失能情况。

6. **痉挛步态的评定** 痉挛步态是一种牵张反射增高的状态,并迅速发展为对运动的抵抗,反映皮质脊髓束或上运动神经元的损害。脊髓与大脑损害所导致痉挛临床特点略有不同。痛性肌肉痉挛多见于脊髓损害,有步行能力的脊髓损害患者,双下肢僵直呈轻度环行步态或双下肢交叉、上下轻度跳跃步态。

由颈椎病引起的脊髓病变是老年性步态障碍的最常见原因,约占老年异常步态的18%,颈椎的骨质增生或韧带肥厚、钙化致使椎管狭窄,引起对脊髓的机械性压迫或累及血管。早期双下肢麻木,发软或僵硬,轻度站立不稳以及膀胱功能障碍(尿急、尿频),病变进展可出现痉挛性的双下肢麻痹,病程不典型或病变轻微者,极易误诊、漏诊,CT、MRI 的问世使得该病确诊率大大提高,早期诊断可做外科治疗,预后较好,其他如原发性侧索硬化、后侧索联合硬化、家族性遗传性痉挛性截瘫等因波及锥体束,均可出现痉挛步态。

年轻人的痉挛步态常见于外伤、脱髓鞘疾病(多发性硬化)、血管畸形等,源于成人急性呼吸窘迫综合征(ARDS)的空泡性脊髓病是世界范围的新问题。

脑卒中后的偏瘫步态是最常见的痉挛步态,脑卒中后随着运动功能的恢复,早期运动模式为屈肌和伸肌的共同运动,即一组肌群的同时活动,下肢的伸肌共同运动模式为髋关节伸展、内收、内旋,膝关节伸展,踝关节跖屈内翻。由于受共同运动的影响,支撑相因负重激活伸肌紧张,出现膝过伸展及踝跖屈,因此使负重的患肢过度伸长,为防止及纠正足趾拖曳使骨盆上举而呈环形步态。踝的过度跖屈致使前足掌或足底外侧(如有足内翻)首先着地而非足跟着地。摆动相由于伸肌的过度紧张,屈肌不能迅速进入正常工作状态,使关节的屈-伸-屈光滑的正弦曲线消失。偏瘫步态由于步行节律紊乱,支撑相缩短,步幅不均,为增加步行时的稳定性,步幅多缩小。

(二)异常肌张力的评定标准

1. 痉挛的评定标准 徒手检查是根据关节被动运动时所感受的阻力来进行分级评估的。常用的评估方法有神经科分级法、Ashworth 分级法、Penn 分级法和 Clonus 分级法,见表5-1。

表5-1 肌张力的分级评价

分级	神经科分级法	Ashworth 分级法	Penn 分级法	Clonus 分级法
0	肌张力降低	无肌张力增高	无肌张力增高	无踝阵挛
1	肌张力正常	轻度增高,被动活动时有一过性停顿	肢体受刺激时出现轻度肌张力增高	踝阵挛持续 1 ~ 4秒
2	稍高,肢体活动未受限	增高较明显,活动未受限	偶有肌痉挛,<1 次/小时	持续 5~9 秒
3	肌张力高,活动受限	增高明显,被动活动困难	经常痉挛,> 1 次/小时	持续 10~14 秒
4	肌肉僵硬,被动活动困难或不能	肢体僵硬,被动活动不能	频繁痉挛,> 10 次/小时	持续 15 秒

(1)改良 Ashworth 分级法:临床上在进行肌张力评定时,由于 Ashworth 原始痉挛 5 级分级评定时容易出现集束效应,即大部分患者集中在低、中级评分水平,因此存在一定缺陷。为此多采用

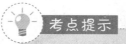
考点提示

痉挛的评定方法

改良 Ashworth 分级法,添加了一个中间等级,以降低处于中间级别附近的集束效应。同时,改良的 Ashworth 分级法评定时还需要考虑阻力出现的角度,并要求将被动运动的速度控制在 1 秒内通过全关节活动范围。评定时受试者处于舒适体位,一般采用仰卧位,分别对双侧

上下肢进行被动关节活动范围运动。标准见表5-2。

表5-2 改良Ashworth分级评定标准

分级	评定标准
0	无肌张力增加
1	肌张力略微增加:受累部分被动屈伸时,在关节活动范围的末时呈现最小的阻力,或出现突然卡住和释放
1+	肌张力轻度增加:在关节活动范围后50%范围内出现突然卡住,然后在关节活动范围后50%均呈现最小阻力
2	肌张力较明显地增加:通过关节活动范围的大部分时,肌张力均较明显地增加,但受累部分仍能较容易地被移动
3	肌张力严重增加:被动活动困难
4	僵直:受累部分被动屈伸时呈现僵直状态,不能活动

(2)临床痉挛指数:20世纪80年代,加拿大学者Levin和Hui-Chan根据临床的实际应用,提出了一个定量评定痉挛的量表即临床痉挛指数,包括腱反射、肌张力及阵挛3个方面,目前主要应用于脑损伤和脊髓损伤后下肢痉挛的评定。若用于踝关节,评定内容则应包括跟腱反射、小腿三头肌的肌张力、踝阵挛。

1)评分标准

A. 腱反射:无反射0分;反射减弱1分;反射正常2分;反射活跃3分;反射亢进4分。

B. 肌张力:无阻力(软瘫)0分;阻力降低(低张力)2分;正常阻力4分;阻力轻到中度增加6分;阻力重度增加8分。

C. 阵挛:无阵挛1分;阵挛1～2次2分;阵挛2次以上3分;阵挛持续超过30秒4分。

2)结果判断:0～6分,无痉挛;7～9分,轻度痉挛;10～12分,中度痉挛;13～16分,重度痉挛。

(3)Oswestry等级量表:主要用于评价肌张力的等级,通过运动功能的综合评定,了解患者的功能状况。同时也考虑到姿势反射以及脑干、脊髓对肌张力的影响,具体见表5-3。

表5-3 Oswestry等级量表

分级	评分标准	
0	仅有肌痉挛	不能活动,肌紧张性反射或脊反射存在
1	严重肌痉挛	活动非常困难,肢体仅呈痉挛协同模式,肢体仅呈总体屈曲状态
2	严重痉挛	活动困难,呈明显的痉挛协同模式,可存在屈曲和伸展两种状态。患者可屈曲处于伸展位置的肢体及伸展处于屈曲位置的肢体,有或无近端关节的活动
3	中度痉挛	可活动,呈痉挛模式,在远端关节(踝关节或髋关节)存在小范围的活动
4	轻度痉挛	肢体在抗阻运动或身体其他部位用力时,仍呈痉挛模式,远端关节可在较大范围中活动
5	无痉挛	活动正常,不存在痉挛模式

其他的痉挛评定量表

　　Brunnstrom 评定法、Fugl-Meyer 评定法、功能独立性评定等量表是间接提供痉挛和其他肌张力异常改变的评定，Barthel 指数等日常生活活动能力的评定方法可能对评定与痉挛和肌张力过强相关的功能状态改变有价值。股内收肌张力量表、改良 Tardieu 量表、Rivermead 运动指数、Tufts 运动功能评定、九柱孔检查等皆可以对痉挛状态作出不同程度的评价。

　　2. 肌张力弛缓的评定标准　肌张力弛缓的评定相对比较简单，可将其严重程度分为轻度、中度到重度两个等级，见表5-4。

表5-4　弛缓性肌张力分级

级别	评定标准
轻度	肌力下降，肢体放在可下垂的位置并放下，肢体仅有短暂抗重力的能力，随即落下，能完成功能性动作
中度到重度	肌力明显下降或消失，0 级或 1 级，将肢体放在抗重力体位，肢体迅速落下，不能维持规定动作

（三）生物力学的评定方法

　　痉挛的生物力学评定方法试图量化痉挛患者肢体的位相性牵张反射和紧张性牵张反射。生物力学评定方法的观察指标包括：力矩（肢体活动通过某一特定范围所获得的力量大小）；阈值（力矩或肌电图活动开始显著增加的特殊角度）；肌电信号（靠近体表肌群的肌电信号分析等）。

　　1. 钟摆试验　受试者仰卧位，尽量放松肌肉，患侧小腿在床外下垂，当小腿自伸直位自由落下时，通过电子量角器记录摆动情况。正常摆动所产生的角度运动呈典型的正弦曲线模式，而痉挛的肢体则摆动运动受限，并很快地回到起始位。

　　2. 屈曲维持试验　受试者坐位，患肩屈 20°～30°，外展 60°～70°，肘关节置于支架上，前臂旋前固定，用一被动活动装置使肘关节在水平面上活动，用电位计、转速计记录肘关节位置角度和速度，用力矩计记录力矩。

　　3. 便携式测力计方法　采用便携式测力计可对肌肉在被动牵张时所变现的阻力增高现象进行相对精确的评定，由此进行痉挛的定量评定。采用仪器一般为 Penny 和 Giles 便携式测力计，其具有一传感器和一液晶显示器，最大读数 300N。应用一可塑性装置将传感器的远端固定在肢体远端，以使便携式测力计在被动运动过程中保持与固定点的接触。通过不同速度时的被动运动，记录达到被动运动终点时便携式测力计的读数。

　　4. 电生理评定方法　可用于评定痉挛和张力过强。一般认为，上运动神经元损伤后，脊髓因失去上位中枢的控制而导致节段内运动神经元和中间神经元的活性改变，以致相应电生理改变。临床上常用肌电图通过检查 H 反射等电生理指标来反映脊髓节段内运动神经元及其他中间神经元的活性。

　　5. 等速装置评定方法　肌肉在被动牵张时所表现的阻力增高，可用等速装置作精确的测定。测试主要有等速摆动试验和等速被动测试两种方法。前者是在等速装置上模拟摆动试验的评定方法，可诱发肌肉的牵张反射，测得的阻力包括反射和非反射成分；后者是在等速装置上完成类似 Ashworth 评定的量化评定方法,不诱发牵张反射,测得的阻力主要是非反射成分。

（四）影响异常肌张力检查的因素

1. 体位和肢体位置与牵张反射的相互作用。
2. 心理因素　如紧张和焦虑等。
3. 某些药物的服用。
4. 患者的整体健康水平。
5. 中枢神经系统的状态。
6. 患者对运动的主观作用。
7. 环境温度。
8. 其他　如膀胱状态(充盈或空虚)、发热与感染、代谢和(或)电解质紊乱等也可影响之。

三、适应证、禁忌证

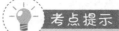

考点提示

肌张力评定的适应证和禁忌证

1. 适应证　适应于中枢神经系统和外周神经系统疾患,包括神经系统损害造成神经源性肌力减退等的评定,如:上、下肢代表性肌群的肌张力评定可作为全面评价瘫痪严重程度的指标。

2. 禁忌证　关节不稳、骨折未愈合又未作内固定、急性渗出性滑膜炎、严重疼痛、关节活动范围极度受限、急性扭伤、骨关节肿瘤等。

本章小结

　　本章介绍了正常肌张力的概念、分类、特征和多种常见异常肌张力的表现及评定。其中对痉挛的概念及评定做了重点介绍。肌张力评定是康复评定中尤为重要的一项内容,尤其痉挛的评定是临床评定不可或缺的部分。因此本章也用了较大篇幅对痉挛的各项内容进行了较为全面的介绍。通过本章的学习要求学生充分掌握肌张力评定的目的、方法和禁忌证、适应证。对痉挛的徒手评定有充分的认识,能够对临床病患作出简单的痉挛评定。

(彭　辰)

目标测试

A1 型题

1. 改良 Ashworth 分级法较 Ashworth 分级法增加了
    A. 0 级　　　　　　　　　B. 1 级　　　　　　　　　C. 2 级
    D. 3 级　　　　　　　　　E. 以上均不是
2. 钟摆试验常用于
    A. 上肢肌痉挛　　　　　　B. 颈部肌痉挛　　　　　　C. 下肢肌痉挛
    D. 腹肌痉挛　　　　　　　E. 以上均不是

3. 肌张力严重增高,被动活动困难是改良 Ashworth 分级法的第( )级

    A. 1   B. 1 +   C. 2

    D. 3   E. 4

4. 下列哪项不是痉挛的弊端

    A. 缓慢的自主运动   B. 增加异位骨化的风险   C. 睡眠障碍

    D. 保持肌容积   E. 损害站立平衡

5. 主动肌和拮抗肌张力同时增加,各个方向的关节被动活动阻力均增加称为

    A. 僵硬   B. 肌张力弛缓   C. 肌张力障碍

    D. 肌强直   E. 痉挛

A2 型题

6. 某患者被动牵伸痉挛肌时,初始产生较高阻力随之被突然的抑制发动而中断,造成痉挛肢体的阻力突然下降是

    A. 阵挛   B. 巴宾斯基反射   C. 折刀样反射

    D. 脑强直和去皮质强直   E. 以上都不是

7. 患者在被动屈曲肘关节的后 50% 出现突然卡住,然后呈最小的阻力为改良 Ashworth 分级的

    A. 1 级   B. 1 + 级   C. 2 级

    D. 3 级   E. 4 级

A3/A4 型题

患者男性,69 岁,以脑梗死收治入院,患者自述左侧上下肢活动不利,检查发现该患者上肢肌力 2 级,无明显肌张力改变,下肢改良 Ashworth 分级股四头肌肌张力 1 级,小腿三头肌肌张力 2 级,划圈步态。

8. 请问以下哪个量表对该患者的肌张力评定是无意义的

    A. Brunnstrom 评定   B. Fugl- Meyer 评定   C. 临床痉挛指数

    D. MMSE   E. 神经科分级法

9. 以下哪项因素对该患者的肌张力不会产生影响

    A. 环境温度的改变   B. 药物作用   C. 发热

    D. 良肢位摆放   E. 便秘

B1 型题

    A. 0 级   B. 1 级   C. 2 级

    D. 3 级   E. 4 级

10. 肌张力严重增加:被动活动困难,按照改良 Ashworth,分级为

11. 僵直:受累部分被动屈伸时呈僵直状态不能活动,按照改良 Ashworth,分级为

12. 无肌张力增高,按照改良 Ashworth,分级为

第六章　平衡功能评定

学习目标

1. 掌握:平衡的概念;平衡功能的分类;评定目的;评定方法;适应证和禁忌证。
2. 熟悉:平衡的生理学机制;平衡反应。
3. 了解:Berg 平衡量表的评分标准。

案例

患者,女,65 岁,左侧脑梗死恢复期。平衡功能评定:坐位,能静态维持自身平衡,伴随上肢运动和外力推动不可维持平衡;站立位,Romberg 试验(一),重心转移不充分,在轻外力推动下不能站稳。

请问:1. 该患者属何种功能障碍?
　　　2. 该患者评定结果为坐位平衡几级? 站位平衡几级?

第一节　概　述

一、概念

平衡(balance)是指人体维持各种姿势状态稳定的一种能力。一个人的平衡功能正常时,能够保持体位、在随意运动中调整姿势、安全有效地对外来干扰作出反应。人体重心(body's center of gravity,COG)必须垂直地落在支持面上方或范围以内。

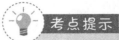

考点提示

平衡的概念

知识链接

支持面与稳定极限

支持面(support surface):是指人体在各种体位下所依靠的表面,即接触面。站立时支持面为包括两足底在内的两足间的面积。当支持面不稳定或面积小于足底面积、质地柔软或表面不规整等情况使得双足与地面接触面积减少时,身体的稳定性下降。

稳定极限(limit of stability,LOS):是指人站立时身体能够倾斜的最大角度,是判断平衡功能的重要指标之一。LOS 的大小取决于支持面的大小和性质。正常人前后方向的最大摆动角度约为 12.5°,左右方向约为 16°。

二、平衡功能分类

平衡可以分为静态平衡、自动态平衡、他动态平衡 3 级。

1. 静态平衡 指人体保持某种特定姿势稳定状态的一种能力。如坐、站、单腿站位、足趾对足跟站立时的平衡，为 1 级平衡。

2. 自动态平衡 指人体进行各种姿势间的转换运动时，能重新获得稳定状态的一种能力。如坐或站着时进行各种活动，站起、坐下或行走等各种姿势间的转换，反映了人体随意运动控制的水平，为 2 级平衡。

考点提示
平衡的分类

3. 他动态平衡 指人体受到外力干扰时，产生的保护性调整反应，以重新恢复稳定状态的一种能力，如推、拉等产生的保护性伸展反应、迈步反应等，为 3 级平衡。

三、平衡的生理学机制

人体能够在各种情况下保持平衡，需要中枢神经系统控制下的感觉系统和运动系统的参与。躯体感觉系统、视觉系统、前庭系统、关节活动度、肌力和肌张力在人体平衡功能的维持上都起到了重要的作用。

（一）感觉输入

人体站立时身体所处位置与周围环境间的关系通过躯体感觉、视觉、前庭觉的传入而被感知。适当的感觉输入，特别是躯体、视觉和前庭的信息对平衡的维持具有调节作用。

1. 躯体感觉系统 平衡的躯体感觉包括皮肤的触、压觉和本体感觉。正常人站立在固定的支持面上时，足底皮肤的触、压觉和踝关节的本体感觉输入起主导作用，当足底皮肤和下肢本体感觉输入完全消失时，人体失去感受支持面情况的能力，姿势的稳定性立刻受到严重影响，闭目站立时身体倾斜、摇晃，且易于跌倒。

2. 视觉系统 当身体的平衡因躯体感觉受到干扰或破坏时，视觉系统通过颈部肌肉收缩使头保持向上直立位和保持水平视线来使身体保持或恢复到原来的直立位，从而获得新的平衡。如

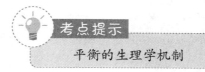

考点提示
平衡的生理学机制

果去除视觉输入，如闭眼或戴眼罩，姿势的稳定性将较睁眼站立时显著下降。这也是视觉障碍者或老年人平衡能力降低的原因之一。

3. 前庭系统 主要用来感觉头部在空间的位置，使身体各部随头做适当的调整，从而保持平衡。在躯体感觉系统和视觉系统正常输入的情况下，前庭系统在控制重心位置上的作用很小。只有当躯体感觉和视觉信息输入均不存在，或出现错误时，前庭系统的感觉输入在维持平衡的过程中才变得至关重要。

（二）中枢整合

三种感觉信息在多级平衡觉神经中枢中进行整合加工，并形成运动的方案。中枢神经系统一旦作出正确的决定，相应的肌群就会协调参与以应对姿势变化，调整身体重心，重新建立新的平衡。

一般来说，在支持面稳定的情况下，主要通过躯体感觉输入维持直立姿势；如果支持面

不稳定,视觉就成为主要感觉输入;如果支持面不稳定,视觉被干扰,前庭觉成为中枢神经系统判断感觉信息的主要来源。

(三) 运动控制

中枢神经系统在对多种感觉信息进行分析整合后下达运动指令,运动系统以不同的协同运动模式控制姿势变化,将身体重心调整回到原来的范围内或重新建立新的平衡。当平衡发生变化时,人体主要通过以下三种对策来实现平衡的维持。

1. 踝关节对策 指人体站在一个比较坚固和较大的支持面上,受到一个较小的外界干扰时,身体重心以踝关节为轴进行前后摆动,以调整重心,保持身体的稳定性。

2. 髋关节对策 指正常人站立在较小的支持面上,受到一个较大的外界干扰时,稳定性明显降低,身体前后摆动幅度增大。为了减少身体摆动使重心重新回到支持面内,人体通过髋关节的屈伸活动来调整身体重心和保持平衡。

3. 跨步对策 当外力干扰过大,使身体的摇动进一步增加,重心超出其稳定极限,调节机制不能应答平衡的变化时,人体启动跨步对策,自动地向用力方向快速跨出或跳跃一步,以建立新的平衡,避免摔倒。下肢关节的三种对策见表6-1。

表6-1 下肢关节的三种对策

支持面干扰	对策
坚固和较大支持面,较小的力	踝关节对策
较小支持面,较大的力	髋关节对策
过大的力	跨步对策

四、平衡反应

平衡反应指平衡状态改变时,人体建立新平衡的过程。平衡反应使人体不论在卧位、坐位、站立位均能保持稳定的状态或姿势,属于高级水平的发育性反应。平衡反应是人体维持特定的姿势和运动的基本条件。人体可以根据需要有意识地训练,以提高或改善平衡能力。

(一) 一般平衡反应

常见有4种表现方式,如图6-1所示。

第1种方式:卧位或坐位,当身体的支撑点发生变化时,出现躯干向外力作用的方向弯曲,同时肢体向外伸展。

第2种方式:坐位或站立位,当身体的支撑点发生倾斜或重心移位时,出现躯干向倾斜上方弯曲,同侧肢体向外伸展,对侧肢体保护性伸展。

第3种方式:体位同上,由前向后推受试者,先后出现足趾背屈、屈髋、躯干屈曲、上肢向前平抬,最后头、肩向前倾斜。

第4种方式:体位同上,由后向前推受试者,先后出现足趾屈曲、足跟抬起、伸髋、躯干后伸、上肢向后摆,最后肩后伸、头后仰。

(二) 特殊平衡反应

1. 保护性伸展反应 当身体受外力作用而偏离原支撑点时,身体所发生的一种反应,为支持身体,防止摔倒,表现为上肢和(或)下肢伸展。

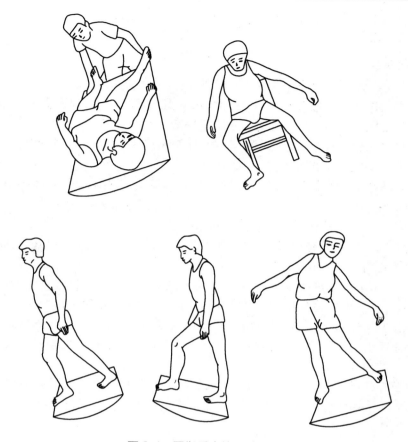

图6-1 平衡反应的4种方式

2. 跨步及跳跃反应 当外力使身体偏离支撑点或在意外情况下,为了避免摔倒或受到损伤,身体朝着外力的方向快速跨出一步,以改变支撑点,建立新的平衡,保护自己免受伤害。

（三） 平衡反应的形成规律

通常在出生6个月时形成俯卧位平衡反应,7~8个月形成仰卧位和坐位平衡反应,9~12个月形成蹲起反应,12~21个月形成站立反应。

第二节 平衡功能评定

一、评定目的

1. 确定是否存在平衡功能障碍。
2. 确定障碍的程度。
3. 明确引起平衡功能障碍的原因。
4. 指导制订康复计划。
5. 监测康复疗效。
6. 跌倒风险的预测。

二、评定方法

（一）观察法

通过观察受检者在不同条件下的平衡表现，进行平衡功能评定。

1. **静态平衡试验** 受检者取坐位或站立位，支持面保持不动，观察受检者在坐位、站立位（双足站、单足站）、足跟对足尖站时能否维持平衡。

（1）坐位平衡：静止状态下，观察受检者睁、闭眼坐能否维持平衡 10 秒以上。

（2）Romberg 试验：要求受检者双足并拢直立，维持 30 秒，观察在睁、闭眼时身体摇摆的情况，又称为"闭目直立检查法"。

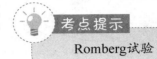

考点提示

Romberg 试验

（3）单腿直立试验：要求受检者单腿直立，双下肢交替进行，每一侧下肢必须重复 5 次，观察其睁、闭眼情况下维持平衡的时间长短，单次能维持 30 秒为正常。见图 6-2。

（4）Tandem Romberg 试验：要求受检者两足一前一后、足尖接足跟直立，双前臂交叉于胸前，观察其睁、闭眼时身体的摇摆，维持 60 秒为正常，需重复 4 次。

2. **自动态平衡试验** 受检者取坐位或站立位，支持面不动，受检者躯体朝着前后左右不同的方向进行重心转移，前后方向摆动角度小于 12.5°，左右方向摆动角度小于 16° 为正常。

3. **他动态平衡试验** 受检者取站立位或坐位，保持身体中立位，评定者对受检者的前后左右方向施加一定的推力，受检者能维持身体的平衡为正常。评定者需在推力的反方向给予受检者保护。见图 6-3。

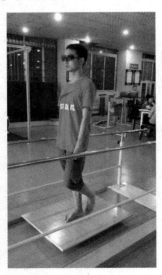

图 6-2 单腿直立试验

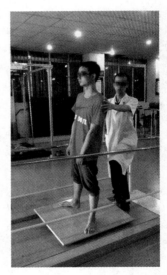

图 6-3 他动态平衡试验

4. **步行平衡试验** 受检者取站立位，在不同条件下行走（足跟碰脚趾走、直线走、环行走、绕障碍物走），重心能回到中立位，保持身体的平衡为正常。

5. **平衡反应** 受检者取卧位、跪位、坐位或站立位，或在平衡板上，评定者破坏受检者原有姿势的稳定性，正常人对于破坏平衡的典型反应为调整姿势，使头部向上直立和保持水平视线以获得新的平衡。如果破坏过大,则会引起保护性跨步或上肢伸展反应。跨步反应见图6-4。

观察法虽然过于粗略和主观,缺乏量化,但由于其应用简便,可以对具有平衡功能障碍的患者进行粗略的筛选,具有一定的敏感性和判断价值,至今在临床上仍广为应用。

（二）量表法

量表法不需要特殊的设备,结果易于量化,评分方法简单,应用方便。常用的量表如下:

1. Berg 平衡量表　由加拿大的 Berg 等人设计,正式发表于 1989 年。Berg 平衡量表将平衡功能从易到难分为 14 项内容进行检查。测试时工具包括一块秒表、一根软尺、一个台阶和两把高度适中的椅子即可完成,非常简便,已广泛应用于临床。评定内容及标准见表6-2。

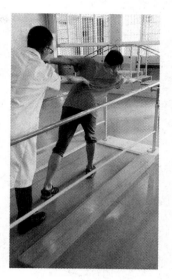

图6-4 跨步反应

表6-2 Berg 平衡量表评定方法及评分标准

检查项目	完成情况	评分
1. 由坐到站	不用手扶持独立稳定地站起	4
	用手扶持独立地站起	3
	经过几次努力用手扶持站起	2
	需要较少的帮助站起	1
	需要中度或最大的帮助站起	0
2. 独立站立	安全站立 2 分钟	4
	监护下站立 2 分钟	3
	无扶持下站立 30 秒	2
	经过几次努力无扶持站立 30 秒	1
	无扶持不能站立 30 秒	0
3. 无靠背独立坐,双足着地	安全坐 2 分钟	4
	监护下坐 2 分钟	3
	坐 30 秒	2
	坐 10 秒	1
	没有支撑不能坐 10 秒	0
4. 从站立位坐下	少量用手帮助安全地坐下	4
	用手帮助控制身体下降	3

检查项目	完成情况	评分
	后方的腿靠着椅子控制身体下降	2
	独立地坐但不能控制身体下降	1
	扶持下坐	0
5. 转移	少量用手帮助下安全转移	4
	大量用手帮助下安全转移	3
	口头提示或监护下转移	2
	需要一人帮助下转移	1
	需要两人帮助下转移	0
6. 无支持闭目站立	安全站立 10 秒	4
	监护下站立 10 秒	3
	站立 3 秒	2
	站立稳定但闭眼不超过 3 秒	1
	需要帮助以防摔倒	0
7. 双脚并拢无支持站立	自己并拢双脚安全站立 1 分钟	4
	自己并拢双脚监护下站立 1 分钟	3
	自己并拢双脚站立不超过 30 秒	2
	帮助下并拢双脚站立 15 秒	1
	帮助下并拢双脚站立不超过 15 秒	0
8. 站立位时上肢向前伸展并向前移动	向前伸超过 25cm	4
	向前伸超过 12.5cm	3
	向前伸超过 5cm	2
	监护下向前伸手	1
	尝试向前伸手时失去平衡	0
9. 站立位时从地面捡起东西	轻松安全地捡起物体	4
	监护下捡起物体	3
	离物体 3~5cm 不能捡起物体但能独自保持平衡	2
	不能捡起物体,尝试时需要监护	1
	不能尝试或需要帮助维持平衡以防摔倒	0
10. 站立位转身向后看	看到双侧后方,重心转移良好	4
	看到一侧后方,另一侧缺乏重心转移	3

续表

检查项目	完成情况	评分
	只能轻微侧身,可维持平衡	2
	监护下尝试侧身	1
	帮助下尝试侧身	0
11. 转身360°	安全地360°转身,4秒内两个方向	4
	安全地360°转身,4秒内一个方向	3
	安全地360°转身但速度较慢	2
	口头提示或监护下转身	1
	帮助下转身	0
12. 无支持站立时将一只脚放在台阶或凳子上	独立安全地站立,20秒内完成8步	4
	独立站立,超过20秒完成8步	3
	没有监护下完成4步	2
	少量帮助下完成2步或以上	1
	帮助下以防摔倒或不能尝试	0
13. 双脚前后站立	双脚一前一后独立保持30秒	4
	一只脚在另一只脚稍前方独立保持30秒	3
	更小的步长独立保持30秒	2
	帮助下迈步保持15秒	1
	站立或迈步时失去平衡	0
14. 单足站立	独立单脚站立超过10秒	4
	独立单脚站立5~10秒	3
	独立单脚站立3秒或以上	2
	尝试抬脚不能保持3秒但能独立站立	1
	不能尝试或帮助下防止摔倒	0

每个动作依据被测试者的完成质量分为0~4分五个级别予以记分,最高分56分,最低分0分,评分越低,表示平衡功能障碍越严重。

评定结果分析:

0~20分:平衡能力差,只能坐轮椅;

21~40分:平衡能力可,能辅助步行;

41~56分:平衡能力好,能独立行走;

<40分,预示有跌倒的危险。

2. Fugl-Meyer平衡量表 常用于测试上运动神经元的偏瘫受试者。评定内容及标准见

表6-3。

表6-3 Fugl-Meyer 平衡量表

评定内容	评分	评定标准
支持坐位	0	不能保持平衡
	1	能保持平衡,但时间短,不超过5分钟
	2	能保持平衡,超过5分钟
健侧展翅反应	0	被推动时,无肩外展及伸肘
	1	健肢有不完全反应
	2	健侧有正常反应
支持站立	0	不能站立
	1	完全在他人帮助下站立
	2	一人帮助站立1分钟
无支持站立	0	不能站立
	1	站立少于1分钟或身体摇摆
	2	站立平衡多于1分钟
健肢站立	0	站立平衡少于1~2秒
	1	维持平衡4~9秒
	2	维持平衡多于9秒
患肢站立	0	维持平衡少于1~2秒
	1	维持平衡4~9秒
	2	维持平衡多于9秒

(三)平衡仪测试法

平衡测试系统是近来发展起来的定量评定平衡能力的一种测试方法。这类仪器采用高精度的压力传感器和电子计算机技术,整个系统由受力平台、显示器、电子计算机、专用软件构成。通过系统控制和分离各种感觉信息的输入,来评定躯体感受、视觉、前庭系统对于平衡及姿势控制的作用与影响,其结果以数据及图的形式显示。

姿势图能精确地测量人体质心的位置、移动的面积和形态,可以评定平衡功能障碍或病变的部位和程度,评价康复治疗的效果,同时,平衡测试仪本身也可以用做平衡训练。其主要性能包括以下几个方面。

1. 静态平衡仪测试 在睁眼、闭眼、外界视动光的刺激下,测定人体质心平衡状态,主要参数包括:质心位置,质心移动路径总长度和平均移动速度,左右向(X轴向)和前后向(Y轴向)质心位移平均速度,质心摆动功率谱,睁眼、闭眼质心参数比值等。

2. 动态平衡仪测试 被测试者以躯体运动反应跟踪计算机荧光屏上的视觉目标,保持质心平衡;或者在被测试者无意识的状态下,支撑面突然发生移动(如前后水平方向,前上、后上倾斜),了解机体感觉和运动器官对外界环境变化的反应以及大脑感知觉的综合能力。平衡测试仪不仅可以定量评定平衡功能,还可以明确平衡功能损害的程度和类型,有助于制定治疗和康复措施,评价治疗和康复效果,现临床应用范围广泛。

三、适应证和禁忌证

(一)适应证

中枢神经系统损害;前庭功能损害;肌肉骨骼系统疾病或损伤。

(二)禁忌证

严重的心肺疾患;下肢骨折未愈合;不能主动合作者。

 本章小结

> 平衡是人体维持各种姿势状态稳定的一种能力,是进行各种功能活动的基础;平衡分为静态平衡、自动态平衡和他动态平衡;人体平衡的生理学机制包括感觉输入、中枢整合、运动控制;评定方法有观察法、量表法和平衡仪测试法;观察法虽然过于粗略和主观,缺乏量化,但由于其应用简便,可以对具有平衡功能障碍的患者进行粗略的筛选;量表法不需要专门的设备,结果量化,评分简单,应用方便;信度和效度较好的量表有 Berg平衡量表测试、Fugl-Meyer 平衡反应测试等;平衡仪测试法是近来发展起来的定量评定平衡能力的一种测试方法。要掌握平衡功能测试有适应证和禁忌证;只有明确平衡功能障碍的原因和程度,才能更好地制定康复治疗计划。

 目标测试

A1/A2 型题

1. Berg 评定方法每项的分级为
   A. 1 级
   B. 2 级
   C. 3 级
   D. 4 级
   E. 5 级

2. 患者小李,闭目站立时身体出现倾斜、摇晃,提示
   A. 前庭功能损伤
   B. 迷路损伤
   C. 视觉系统损伤
   D. 本体感觉障碍
   E. 小脑损伤

3. 肖大爷,因脑卒中而致偏瘫,用手扶着能够独立地从椅子上站起,Berg 评分为
   A. 5 分
   B. 4 分
   C. 3 分
   D. 2 分
   E. 1 分

4. 与人体平衡的维持机制无关的是
   A. 躯体感觉系统
   B. 视觉系统
   C. 前庭系统
   D. 躯体运动系统
   E. 内分泌系统

5. 大腿截肢患者,站立时其控制平衡的能力明显低于小腿截肢患者,是由于
   A. 视觉消失
   B. 踝关节和膝关节本体感觉输入均丧失

C. 前庭觉消失

D. 踝关节本体感觉消失

E. 膝关节本体感觉消失

6. 闭目时控制平衡最主要为

　　A. 躯体感觉　　　　　　B. 视觉　　　　　　　　C. 深感觉

　　D. 前庭感觉　　　　　　E. 以上都不是

7. 跳马运动员在跳过木马后身体为适应平衡首先作出的对策是

　　A. 踝对策　　　　　　　B. 髋对策　　　　　　　C. 跨步动作模式

　　D. 左右晃动　　　　　　E. 膝对策

8. 下列与平衡功能无关的是

　　A. 躯体感觉系统　　　　B. 肌力　　　　　　　　C. 自主神经系统

　　D. 肌张力　　　　　　　E. 前庭系统

9. 人体坐位平衡反应形成的时间

　　A. 出生后 6 个月　　　　B. 出生后 7～8 个月　　C. 出生后 9～12 个月

　　D. 出生后 12～21 个月　 E. 出生后 15～18 个月

10. 以下关于稳定极限(LOS)的描述哪项是错误的

　　A. 稳定极限是指正常人站立时身体可倾斜的最大角度,或在能够保持平衡的范围
　　　　内倾斜时与垂直线形成的最大角度

　　B. 正常人双足自然分开站在平整而坚实的地面上时,LOS 前后方向的最大倾斜或
　　　　摆动角度约为 12.5°

　　C. LOS 的大小取决于支持面的形状和性质

　　D. 正常人可以通过跨一步及自动姿势反应重新建立平衡

　　E. 正常人双足自然分开站在平整而坚实的地面上时,LOS 左右方向的最大倾斜或
　　　　摆动角度约为 16°

A3/A4 型题

张阿姨,下楼梯时不慎将左踝扭伤,局部肿胀、疼痛。

11. 阿姨不能完成由坐位到站立位之间的转换,属何种功能障碍

　　A. 吞咽功能障碍　　　　B. 平衡功能障碍　　　　C. 肌张力增强

　　D. 心理功能障碍　　　　E. 协调功能障碍

12. 导致其功能障碍的原因是

　　A. 踝关节本体感觉减弱　B. 膝关节本体感觉减弱　C. 视觉减弱

　　D. 前听觉减弱　　　　　E. 中枢整合减弱

13. 其治疗计划正确的是

　　A. 牵拉踝关节　　　　　　　　　B. 肌力训练

　　C. 步行训练　　　　　　　　　　D. 缓解疼痛,促进渗出吸收

　　E. 关节松动技术

B 型题

　　A. 以踝为轴向后摆动　　　　　　B. 伸直下肢,屈髋、前倾躯干

　　C. 主动向前迈出一步　　　　　　D. A、B、C 三种措施共同使用

　　E. 以上都不对

14. 小王站在地毯上,若旁人突然轻轻后拉地毯,小王身体将向前倾倒时,为避免失衡,所采取的措施为

15. 小王站在地毯上,若旁人突然较大幅度后拉地毯,小王将向前扑倒时,所采取的措施为

（刘立席）

第七章　协调功能评定

学习目标

1. 掌握：常见协调功能障碍的分类及特征；协调功能评定的目的及方法。
2. 熟悉：协调、协调功能障碍的定义；协调功能的维持机制。
3. 了解：协调功能评定的注意事项。

案例

　　患者，男性，45 岁，车祸致脑部外伤后入院，诊断为小脑共济失调，查体：神志清楚，行走不稳，步态蹒跚，动作不灵活，行走时两腿分得很宽，步行时不能直线行走。
　　请问：1. 该患者属何种功能障碍？
　　　　　2. 该患者功能障碍的评定方法有哪些？

第一节　概　　述

一、概念

（一）协调

　　协调（coordination）是指人体产生平滑、准确、有控制地运动的能力，包括按照一定的方向和节奏，采用适当的力量、速度和距离，达到准确的目标等几个方面。协调运动是指在中枢神经系统的控制下，与特定运动或动作相关的肌群以一定的时空关系共同作用，从而产生平稳、准确、有控制的运动。完成这些运动的完整过程，需要健全的中枢神经系统及肌肉系统中肌群之间适宜的协同和拮抗作用。

（二）协调功能障碍

　　协调运动的产生由小脑、基底节和脊髓后索三个神经支配区域参与和调控，主要用于维持肌张力、协调的运动和姿势平衡。协调功能障碍又称为共济失调，是指以笨拙的、不平衡的和不准确的运动为特点的异常运动。根据中枢神经系统病变部位不同，将共济失调分为小脑共济失调、基底节共济失调和脊髓后索共济失调。

二、协调的维持机制

　　保持人体协调与平衡一样，也需要感觉输入，中枢整合和运动控制三个环节的参与。但

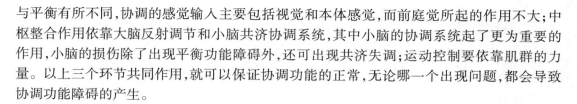

与平衡有所不同,协调的感觉输入主要包括视觉和本体感觉,而前庭觉所起的作用不大;中枢整合作用依靠大脑反射调节和小脑共济协调系统,其中小脑的协调系统起了更为重要的作用,小脑的损伤除了出现平衡功能障碍外,还可出现共济失调;运动控制要依靠肌群的力量。以上三个环节共同作用,就可以保证协调功能的正常,无论哪一个出现问题,都会导致协调功能障碍的产生。

三、协调功能障碍的分类及特征

(一) 小脑共济失调

病变主要特征以四肢和躯干缺乏精细协调及对距离的判断力,其步态常表现为两脚分开较宽,不规则,不稳定。

1. 辨距不良　对距高的判断力不好。
2. 姿势性震颤　在站立时身体前后摇摆。
3. 意向性震颤　在随意运动时发生震颤。
4. 轮替运动障碍　又称为快速运动不良,完成快速交替动作时困难。

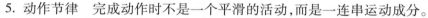
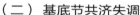

考点提示

协调功能障碍的分类及特征

5. 动作节律　完成动作时不是一个平滑的活动,而是一连串运动成分。

(二) 基底节共济失调

病变特征主要是运动不正常和肌张力发生改变。

1. 震颤　多表现为四肢、头部、颚、嘴唇等部位以各种振幅和周期进行振动的现象。帕金森综合征常见静止性震颤现象,即随着有目的的运动震颤逐渐减轻或消失。
2. 抽搐　躯干和接近躯干的四肢肌肉急骤的大幅度运动,可见到激烈振臂的运动,很多情况发生在一侧。
3. 手足徐动　主要见于四肢末端缓慢的、不规则的、弯曲的、扭转似的运动。
4. 舞蹈症　主要为一侧身体突然出现痉挛性的、无目的的、不规则的鞭打样运动。
5. 肌张力障碍症　躯干和接近躯干的四肢部分肌肉不断痉挛的状态,而且肌张力从高到低的变化无可预测,是一种畸形肌异常紧张症。

(三) 脊髓后索共济失调

脊髓后索的病变以本体觉和辨别性触觉障碍,患者闭眼时,不能确定各关节的位置。

1. 平衡紊乱　当受检者闭上眼或环境太暗时,由于视觉反馈的减弱,增加了平衡紊乱,站立时身体摇晃倾斜,易跌倒。
2. 步态异常　两脚分开较宽′,摇摆不定,步距不等,高抬脚,落地有声,走路看脚。
3. 辨距不良　不能准确摆放四肢位置或不能准确触及某一特定的物体,受检者不用眼看就不能说出检查者在他皮肤上写的文字。

第二节　协调功能评定

协调功能评定主要是观察接受检查对象在完成指定动作中有无异常。评定时主要观察动作的完成是否直接、精确,时间是否正常,在动作的完成过程中有无辨距不良、震颤或僵硬,增加速度时,睁眼或闭眼时有无异常。

一、评定目的

1. 了解和判断肌肉或肌群共同完成一种作业或功能活动的能力。
2. 判断协调功能障碍的程度、类型及引起协调功能障碍的原因。
3. 根据协调功能障碍特点制定出相应的康复计划和实施方案。
4. 评估康复训练的疗效。

二、评定方法

协调功能评定时采取先睁眼后闭眼分别测试的方式,判断有无协调功能障碍的。常用的评定方法有非平衡性协调运动评定和平衡性协调运动评定两种。

（一）非平衡性协调运动评定

非平衡性协调运动评定是评估身体不在直立位时静态或动态的运动的成分。异常的反应包括在检查中逐渐偏离位置和闭眼时对测试的反应较差。

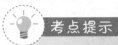
考点提示

协调功能评定方法

1. 检查方法

（1）指鼻试验:受检者平卧位,肩外展90°,肘关节伸直,用示指指尖触碰自己的鼻尖,先慢后快,先睁眼后闭眼,反复上述运动,如图7-1。

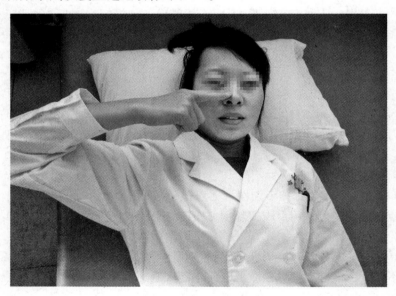

图7-1 指鼻试验示意图

（2）指-指他人指试验:检查者与受检者相对而坐,检查者将示指放在受检者面前,受检者用示指触及检查者示指;检查者改变示指距离、方向,被检者再用示指触及,如图7-2。

（3）示指对指试验:受检者双肩外展90°,肘关节伸直,然后双手靠近,用一手示指触及另一手示指,如图7-3。

（4）拇指对指试验:受检者坐位或卧位,拇指依次与其他四指相对,速度可以由慢渐快,如图7-4。

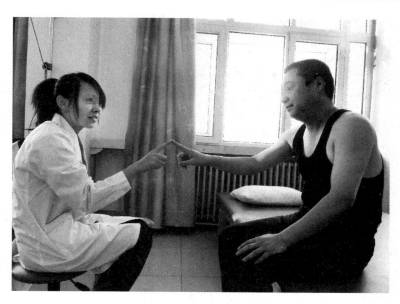

图 7-2 指-指他人指试验示意图

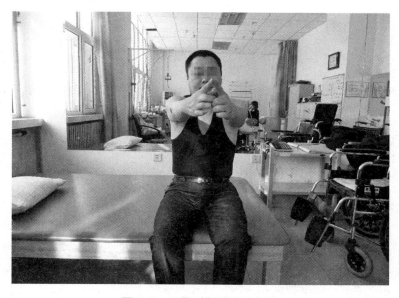

图 7-3 示指对指试验示意图

（5）指鼻和指-他人指试验：受检者坐位，用示指交替指鼻；用示指交替触碰检查着手指尖；检查者交换位置完成上述动作。

（6）抓握试验：受检者坐位，用力握拳；充分伸展各指；逐渐加快速度完成交替握拳和伸展动作。

（7）轮替试验（前臂旋转试验）：受检者坐位，上臂紧贴身体，肘屈曲90°双手张开，手掌朝上和手掌朝下，交替转动，速度逐渐加快。

（8）反跳测验：受检查着坐位，肘关节屈曲，检查者施加足够的阻力产生肱二头肌的等长收缩，突然去掉阻力。正常时拮抗肌群（肱三头肌）将收缩和阻止肢体的运动。异常时肢体

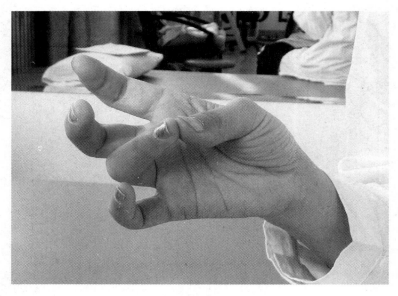

图 7-4　拇指对指试验示意图

过度反弹,即前臂和拳反击患者身体,如图 7-5。

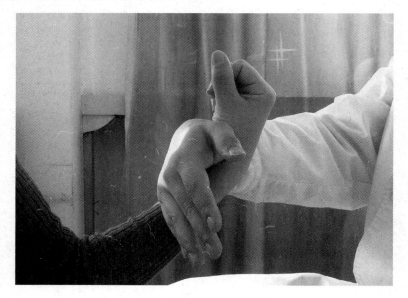

图 7-5　反跳测验示意图

(9)拍膝试验:受检者坐位,一侧用手掌,对侧握拳拍膝;或一侧手掌在同侧膝盖上做前后移动,对侧握拳在膝盖上做上下运动,并两手交替做上述动作。

(10)拍地试验:受检者坐位,足跟触地,膝不能抬起,脚尖抬起做拍地动作,可以双脚同时或分别做,如图 7-6。

(11)跟-膝-胫试验:受检者仰卧位,抬起一侧下肢,先将足跟放在对侧下肢的膝盖上,再沿着胫骨前缘向下推移。

(12)绘圆或横"8"字试验:受检者用上肢或下肢在空气中绘一圆或横"8"字;检查下肢

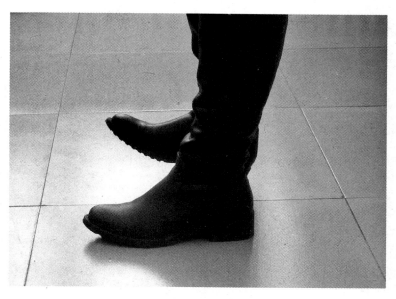

图 7-6 拍地试验示意图

时取仰卧位。

（13）肢体保持试验：受检者坐位，检查者将其上肢保持在前上方水平位，突然松手，观察肢体坠落情况。

2. 评分标准

（1）4 分：正常完成活动。

（2）3 分：轻度障碍，能完成制订的活动但较正常速度及技巧稍有差异。

（3）2 分：中度障碍，能完成制订的运动，但动作慢、笨拙和不稳定；在增加运动速度时，完成活动的节律更差。

（4）1 分：重度障碍，仅能发起运动而不能完成。

（5）0 分：不能完成活动。

（二）平衡性协调运动评定

平衡性协调运动评定是评估身体在直立位时姿势、平衡以及静态与动态的成分。

1. 检查方法

（1）双足站立：受检者正常舒适位站立；双足并拢站立；一足在另一足前方站立；上肢交替地放在身旁、头上方或腰部；在保护下，出其不意地让被检者失去平衡；弯腰，返回直立位；睁眼和闭眼站立。

（2）单足站立：受检者单足站立；睁眼和闭眼站立。

（3）步行：受检者直线走，一足跟在另一足尖之前；侧方走和倒退走；变换速度走；突然停止后再走；环形走和变换方向走；足跟或足尖走。

2. 评分标准

（1）4 分：能完成活动。

（2）3 分：能完成活动，需要较少的身体接触加以保护。

（3）2 分：能完成活动，需要大量的身体接触加以保护。

（4）1 分：不能完成活动。

三、注意事项

1. 评定前患者必须意识清醒,向患者说明评定目的和方法,以取得患者的配合,保证患者安全。

2. 评定时注意观察运动是否可准确、直接、交替进行;完成运动的时间是否正常;进行运动时观察身体有否无关运动,运动速度增加时,观察运动质量;评定时要注意两侧对比,注意睁眼和闭眼的比较,静止和运动的比较。

3. 应注意被测肢体的肌力,当肌力不足4级时,该项检查无意义。

 本章小结

协调是指人体产生平滑、准确、有控制地运动的能力。协调功能障碍又称为共济失调,是指以笨拙的、不平衡的和不准确的运动为特点的异常运动。根据中枢神经系统病变部位不同,将共济失调分为小脑共济失调、基底节共济失调和脊髓后索共济失调。常用的协调功能评定方法有非平衡性和平衡性协调运动评定两种。非平衡性协调运动评定是评估身体不在直立位时静态或动态的运动的成分,其检查方法常用的有指鼻试验、指-指他人指试验、示指对指试验、拇指对指试验、指鼻和指-他人指试验、抓握试验、轮替试验及反跳试验等。平衡性协调运动评定是评估身体在直立位时姿势、平衡以及静态与动态的成分,其检查方法常用的有双足站立、单足站立及步行。评估患者协调功能障碍的程度、类型及引起协调功能障碍的原因,制定出相应的康复计划和实施方案。

目标测试

A1 型题

1. 根据中枢神经病变部位的不同,协调功能障碍可分为
   A. 小脑共济失调、基底节共济失调、脊髓侧束共济失调
   B. 小脑共济失调、基底节共济失调、脊髓后索共济失调
   C. 小脑共济失调、脊髓后索共济失调、锥体束共济失调
   D. 脊髓侧束共济失调、锥体束共济失调、基底节共济失调
   E. 脊髓后索共济失调、基底节共济失调、脊髓侧束共济失调

2. 下列关于协调的描述错误的是
   A. 人体产生的平滑、准确、有控制的运动能力
   B. 包括按照一定的方向和节奏
   C. 采用适当的力量和速度
   D. 以笨拙的、不平衡的和不准确的运动为特点
   E. 达到准确的目标

3. 下列哪项不是非平衡性协调功能评定检查方法
   A. 指鼻试验   B. 拇指对指试验   C. 拍地试验
   D. 钟摆试验   E. 示指对指试验

4. 下列哪项是平衡协调功能评定检查方法

A. 指鼻试验   B. 轮替试验   C. 单足站立

D. 拍膝试验   E. 握拳试验

5. 下列关于肢体保持试验描述正确的是

    A. 受检者抬起一侧下肢,先将足跟放在对侧下肢的膝盖上,再沿者胫骨前缘向下推移

    B. 受检者坐位,足跟触地,膝不能抬起,脚尖抬起做拍地动作

    C. 受检者用上肢或下肢在空气中绘横"8"字

    D. 受检者上肢保持在前上方水平位,将下肢膝关节保持在伸直位

    E. 以上均不是

A2 型题

6. 患者,女性,66 岁,左小脑半球梗死,查体:跟-膝-胫试验仅能完成发起动作,不能完成整个运动。按协调功能评分标准应为

    A. 4 分   B. 3 分   C. 2 分

    D. 1 分   E. 0 分

7. 患者,男性,60 岁,脑梗死恢复期,查体:意识清醒,拇指对指试验,能完成动作,但动作慢、笨拙,不稳定。按协调功能评分标准应为

    A. 4 分   B. 3 分   C. 2 分

    D. 1 分   E. 0 分

B1 型题

    A. 0 级   B. 1 级   C. 2 级

    D. 3 级   E. 4 级

8. 非平衡性协调运动评定结果能正常完成活动

9. 非平衡性协调运动评定结果为重度障碍,仅能发起运动而不能完成

10. 非平衡性协调运动评定结果为轻度障碍

11. 非平衡性协调运动评定结果为不能完成活动

12. 平衡性协调运动评定结果不能正常完成活动

13. 平衡性协调运动评定结果为能完成活动

14. 平衡性协调运动评定结果为完成活动时需大量的身体接触加以保护

15. 平衡性协调运动评定结果为完成活动时需较少的身体接触加以保护

(吕 晶)

第八章　步态分析

学习目标

1. 掌握:步态评定的目的和方法;常见异常步态的模式。
2. 熟悉:步行基本概念、时空参数、步行周期;异常步态的常见影响因素。
3. 了解:运动学和动力学参数。

案例

　　患者,男性,72 岁。诊断为脑卒中入院。步态分析:摆动相,骨盆代偿性抬高,足下垂,患肢向外侧划弧迈步;支撑相,患肢负重时间过短,重心未向前转移。

　　请问:1. 患者的步态临床上称为什么步态?
　　　　　2. 对该患者需进行哪些步行参数的分析?

第一节　概　　述

一、概念

　　步态分析是利用力学原理和人体解剖学、生理学知识对人类行走状态进行对比分析的一种研究方法,包括定性分析和定量分析。其中步态是指人体步行时的姿势,包括步行和跑两种状态。在临床工作中,对患有神经系统或骨骼肌肉系统疾病而可能影响步行能力的患者需要进行步态分析,以评定患者是否存在异常步态以及步态异常的性质和程度,为分析异常步态的原因和矫正异常步态、制定康复治疗方案提供必要的依据,并评定步态矫治的效果。

二、正常步态时空参数

　　1. 步长　指行走时,从一侧足跟着地至对侧足跟着地所行进的距离,通常用 cm 表示,健全人平地行走时,一般步长约为 55 ~ 85cm。

　　2. 步宽　指在行走中双侧足中线间的距离,用 cm 表示,健全人约为 (8 ± 3.5) cm。

　　3. 步幅　指行走时,从一侧足跟着地到该侧

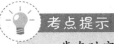

考点提示

步态时空参数

足跟再次着地所进行的距离,又称跨步长,用 cm 表示,通常是步长的两倍。

4. 足偏角 指在行走中人体前进的方向与足底中心线所形成的夹角,通常用°(度)表示,健全人约为 6.75°。

5. 步长时间 指行走时,一侧足跟着地至对侧足跟着地的平均时间,通常用时间单位秒(s)表示,约为 0.5 秒。

6. 步行周期 指行走时,从一侧足跟着地到该侧足跟再次着地所用的时间,通常用时间单位秒(s)表示。一般成年人的步行周期约为 1~1.32 秒。

7. 步频 指单位时间内行走的步数,通常用 steps/min 表示。一般健全人通常步频大约为 95~125steps/min 表示。

8. 步速 指单位时间内行走的距离,通常用 m/min 表示。一般健全人通常行走的速度约为 65~95m/min,如图 8-1 所示。

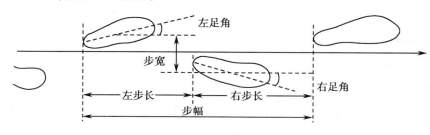

图 8-1 步态参数

三、步行周期

步行周期是指人体在正常行走时一侧下肢足跟着地至该侧下肢足跟再次着地的时间过程。根据下肢在步行时的位置分为支撑相和摆动相两个阶段,如图 8-2。

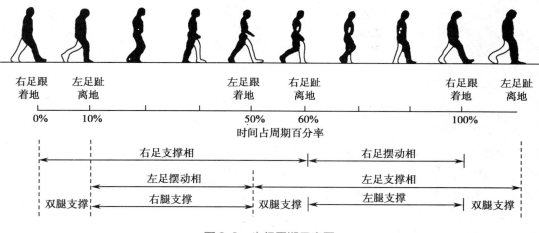

图 8-2 步行周期示意图

1. 支撑相 指在步行中足与地面始终有接触的阶段,包括单支撑相和双支撑相,占整个步行周期的 60%。

(1)单支撑相:单支撑相指一侧足全部着地,对侧足腾空的阶段,为单足支撑全部重力的时相,占步行周期的 40%。

（2）双支撑相：双支撑相指一侧下肢足跟着地至对侧下肢足尖离地前双足与地面接触的阶段，占步行周期的20%。双支撑相是人体步行这种状态的最大特点，在一个步行周期中双支撑相会出现两次。双支撑相的时间与步行速度成反比，速度越快，双支撑相就越短，当由走变为跑这种状态时，双支撑相消失。临床中步行障碍时往往首先表现为双支撑相时间延长，以增加步行稳定性。

支撑相也可以分为支撑性早期、支撑相中期和支撑相末期。

（1）支撑相早期：指首次着地和承重反应期，正常步速时大约为步行周期的10%，通常为一个步行周期中的第一个双支撑期。首次着地是指足跟接触地面的瞬间，使下肢前向运动减速，落实是进入支撑相的位置，因此是造成支撑相异常最常见的原因。承重反应是指首次着地之后重心由足跟向全足转移的过程。

（2）支撑相中期：通常指一个步行周期中的单支撑相时段。正常步速时大约为步行周期的40%。主要功能是持膝关节稳定，控制胫骨前向惯性运动，为下肢向前推进做准备。若此阶段下肢承重或身体不稳定时此期缩短，以将重心迅速转移到另一足，保持身体平衡。

（3）支撑相末期：指支撑腿主动加速蹬离的时段，开始于足跟抬起，结束于足尖离地，正常步速时大约为步行周期的10%。此阶段身体重心向对侧下肢转移，又称为摆动前期。此时对侧足处于支撑相早期，为第二个双支撑期。临床中偏瘫患者往往出现向下蹬踏的起始动作完成不充分。

2. 摆动相　是指在步行中足始终与地面无接触的阶段，通常指从一侧下肢的足尖离地到该侧下肢的足跟着地间的阶段，占整个步行周期的40%。一般包括以下三个时期：

（1）摆动早期：指支撑腿离地加速向前摆动，屈髋带动屈膝到最大位置的阶段，正常步速大约为步行周期的15%。

（2）摆动中期：指膝关节从最大屈曲位继续向前摆动至该侧小腿与地面垂直时的时段。

（3）摆动末期：指与地面垂直的小腿位继续向前减速运动至该侧足跟再次着地之前的时段，正常步速时大约为步行周期的15%。

四、动力学参数

是指专门引起运动的力的参数。常用的主要是地反应力的测定。地反应力是指人在站立、行走及奔跑过程中足底触及地面产生作用于地面的力量时，地面同时产生的一个大小相等、方向相反的力。人体借助于地反应力推动自身前进。地反应力分为垂直分力、前后分力和侧向分力。垂直分力反映行走过程中支撑下肢的负重和离地能力，前后分力反映支撑腿的驱动与制动能力，侧向分力则反映侧方负重能力与稳定性。测定时在实验通道上设有测力台，患者步行时足踏在测力台上即可将力的垂直分力、前后分力、侧向分力等指标测出，并可绘成曲线。

五、运动学参数

1. 下肢各关节在正常步行周期中的角度变化　见表8-1、表8-2。

表8-1 支撑相下肢各关节的角度变化

部位	首次着地	承重反应	支撑中期	支撑末期
骨盆旋转	向前5°	向前5°	中立位	向后5°
髋关节	屈30°	屈30°	屈30°~0°	过伸0°~10°
膝关节	完全伸直	屈15°	屈15°~0°	完全伸直
踝关节	中立位	跖屈0°~15°	背屈3°	背屈15°

表8-2 摆动相下肢各关节的角度变化

部位	摆动前期	摆动初期	摆动中期	摆动末期
骨盆旋转	向后5°	向后5°	中立位	向前5°
髋关节	过伸0°~10°	屈20°	屈20°~30°	屈30°
膝关节	屈35°	屈60°	屈60°~30°	屈30°~0°
踝关节	跖屈20°	跖屈10°~20°	跖屈0°~10°	中立位

2. 正常步行周期中主要肌肉的分布和作用 见表8-3。

表8-3 正常步行周期中的主要肌肉活动

肌肉	步行周期
腓肠肌和比目鱼肌	支撑性中期至蹬离,首次触地
臀大肌	摆动相末期,首次触地至支撑相中期
腘绳肌	摆动相中期,首次触地至承重反应结束
髂腰肌和股内收肌	足离地至摆动相早期
股四头肌	摆动相末期,首次触地至支撑相中期
	足离地至摆动相早期
胫前肌	首次触地至承重反应结束
	足离地至再次首次触地

第二节 步态分析评定

一、评定目的

1. 判断有无步态改变及异常步态的性质、程度,为制订康复计划提供依据。
2. 确定患者有无必要进行耐力和步行速度方面的训练。
3. 了解使用假肢和矫形器的情况,是否需要调整。
4. 对治疗前后的步态进行比较,评价康复疗效。

二、评定方法

（一）观察法

观察法又名目测分析法,指由检查者用肉眼观察受试者的行走过程,根据所得的印象或按照一定的观察项目逐项评定,并作出定性分析的结果。此方法不需要特殊设备和仪器,操作简便,临床常用。但不足之处主要是依靠检查者的观察技能,具有主观性强,可靠性差的弱点,临床多与定量的分析技术相结合,使步态分析更完善。现将具体的目测分析方法和步骤总结如下:

1. 病史回顾 病史是判断步态障碍的前提。步态分析前必须仔细询问现病史、既往史、手术史、康复治疗措施等基本情况。同时要弄清诱发步态异常和改善步态的相关因素。

2. 体格检查 体格检查是判断步态障碍的基础,特别是神经系统和骨关节系统的检查。体检的重点在生理反射和病理反射、肌力和肌张力、关节活动度、感觉(触觉、痛觉、本体感觉)、压痛、肿胀、皮肤状况(溃疡、颜色)等。

3. 步态观察 一般采用自然步态,即最省力的步行姿态。观察包括前面、侧面和后面。需要注意全身姿势和步态,包括步行节律、稳定性、流畅性、对称性、重心偏移、手臂摆动、诸关节姿态与角度、患者神态与表情、辅助装置(矫形器、助行器)的作用等(表8-4)。

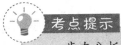

考点提示
步态分析的方法

表8-4 目测分析法观察要点

步态内容	观察要点
步行周期	时相是否合理,左右是否对称,行进是否稳定和流畅
步行节律	节奏是否匀称,速率是否合理,时相是否流畅
疼痛	是否干扰步行,部位、性质、程度与步行障碍的关系,发作时间与步行障碍的关系
肩、臂	塌陷或抬高,前后退缩,肩活动过度或不足
躯干	前屈或侧屈,扭转,摆动过度或不足
骨盆	前、后倾斜,左、右抬高,旋转或扭转
膝关节	摆动相是否可屈曲,支撑相是否可伸直,关节是否稳定
踝关节	摆动相是否可背屈和跖屈,是否足下垂、足内翻或足外翻,关节是否稳定
足	是否为足跟着地,是否为足趾离地,是否稳定
足接触面	足是否全部着地,两足间距是否合理,是否稳定

在自然步态观察的基础上,可以要求患者加快步速、减少足接触面(踮足或足跟步行)或步宽(两足沿中线步行),以凸显异常;也可以通过增大接触面或给予支撑(足矫形垫或矫形器)以改善异常,从而协助评估。

4. 目测分析步态记录表 见表8-5。

表8-5 定型步态分析记录表

姓名：	年龄：		性别：		身高： cm	体重： kg
诊断：		穿鞋的类型：			辅助具：	

	支撑相				摆动相			
	触地	承重	中期	末期	早期	中期	末期	
躯干倾斜:前/后								主要问题
倾斜:右/左								
旋转:前/后								
骨盆抬高								承重：
倾斜:后/前								
缺乏旋前								
缺乏旋后								
过度旋前								
过度旋后								
同侧下降								
对侧下降								
髋屈曲受限								单腿支撑
过度								
伸展不充分								
后缩								
旋转:内旋/外旋								
内收/外展								
膝 屈曲 受限								
过度								
伸展不充分								
摇摆不稳								单腿向前
过伸								迈步：
突然伸直								
内翻/外翻								
对侧屈曲过度								
踝 前足着地								
全足着地								
足拍地								
过度跖屈								
过度背屈								
内翻/外翻								
足跟未触地								过分使用
无足跟离地								上肢负重
拖地								
对侧前脚掌踮起								
趾 上翘								
伸展不充分								签名：
过度屈曲								

注:按步态周期的各分期,若出现左侧栏目的问题,在图中空白处打"√"

5. 目测分析法注意事项

（1）患者需充分暴露下肢，以便完整观察各个关节的活动。

（2）评定者选择的位置，能清楚地观察患者的行走。

（3）患者需来回行走若干次，以便从不同的角度进行观察。

（4）每次观察一条腿或一个关节，并与正常运动模式相比较。

（5）两侧腿需进行对比观察。

（6）患者有支具的需穿戴支具后再观察患者的步态，进行前后对比。

（二）足印法

足印法是一种简便、定量、客观而实用的临床研究方法。

1. 所需设施和器械　绘画颜料、1100cm×45cm 硬纸或地板胶、秒表、剪刀、卷尺、量角器。

2. 步态采集　选用走廊、操场等可留下足印的地面作为步道，宽45cm，长1100cm，在距离两端各250cm处画一横线，中间600cm作为测量正式步态用。被检查者赤脚，让足底粘上颜料。先在步道旁试走2~3次，然后两眼平视前方，以自然行走方式走过准备好的步道。当受试者走过起始端横线处时按动秒表，直到走到终端的横线外停止秒表，记录走过的步道中间600cm所需的时间。要求在上述600cm的步道中至少包括连续6个步印，供测量使用。

3. 记录与分析　参照实训内容进行。

（三）复杂的定量分析方法

步态分析系统、足底压力系统、动态肌电图、超声定位步态分析仪、电子测角器等，与足印法一样也是通过获得的运动学参数、动力学参数等来分析步态特征的。优点是设备测试的精准度高，缺点是设备价格昂贵，分析过程复杂，但随着科技的进步，相关分析技术将会越来越受到临床的广泛重视和推广。

第三节　常见异常步态分析

任何神经、肌肉及骨关节疾病均有可能导致步行功能障碍，因此，对异常步态的分析和评定，首先应采集病史和进行体格检查，在此基础上，进一步区分是上运动神经元疾病、下运动神经元疾病、小脑或基底神经节的紊乱，还是骨髓肌肉疾病或心理疾病等，继而分析异常步态模式的特征，为进一步制定适宜的康复治疗计划做准备。

一、步态异常的常见影响因素

1. 骨关节因素　常见运动损伤、骨关节疾病、先天畸形、截肢、手术等造成的躯干、骨盆、髋、膝、踝、足静态畸形和两下肢长度不等。疼痛和关节松弛也对步态产生明显影响。

2. 神经肌肉因素　中枢神经损伤，包括脑卒中、脑外伤、脊髓损伤和疾病、脑性瘫痪、帕金森病等造成的痉挛步态、偏瘫步态、剪刀步态、共济失调步态、蹒跚步态等。原发性原因主要是肌肉张力失衡和肌肉痉挛；继发性因素包括关节和肌腱挛缩畸形、肌肉萎缩、代偿性步态改变等。外周神经损伤，包括神经丛、神经干损伤，外周神经病变等，导致特定肌无力步态，如臀大肌步态、臀中肌步态、股四头肌步态等。主要因素为肌肉的失神经支配造成的肌无力或瘫痪。

二、常见异常步态的模式

（一）中枢神经疾患所致的异常步态

1. 偏瘫步态　偏瘫患者常见股四头肌痉挛导致膝关节屈曲困难,小腿三头肌痉挛导致足下垂,胫后肌痉挛导致足内翻。多数患者摆动相时骨盆代偿性抬高、髋关节外展外旋,患侧下肢向外侧划弧迈步的姿态,称为划圈步态。在支撑相,由于足下垂,限制胫骨前向运动,因此往往采

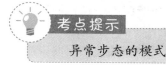

考点提示

异常步态的模式

用膝过伸的姿态代偿。同时由于患肢的支撑力降低,患者一般通过缩短患肢的支撑时间来代偿。部分患者还可以采用侧身,健腿在前,患腿在后,患足在地面拖行的步态。

2. 脑瘫步态　脑瘫患者根据神经损害的特点,分为痉挛型和共济失调型。痉挛型患者常见小腿肌肉痉挛导致足下垂和足外翻或足内翻、股内收肌痉挛导致摆动相足偏向内侧、腘绳肌痉挛导致膝关节屈曲等,表现为踮足剪刀步态。而共济失调型的患者由于肌肉张力的不稳定,步行时通常通过增加足间距来增加支撑相稳定性,通过增加步频来控制躯干的前后稳定性,通过上身和上肢摆动的协助,来保持步行时的平衡。因此在整体上表现为快速而不稳定的步态,类似于醉汉的行走姿态。

3. 截瘫步态　截瘫患者如果损伤平面在 L_3 以下,有可能独立步行,但是由于小腿三头肌和胫前肌瘫痪,摆动相患者有显著的足下垂,只有增加屈髋跨步来克服地面廓清的障碍,称之为跨槛步态。足落地时缺乏踝关节控制,所以稳定性降低,患者通常采用膝过伸的姿态以增加膝关节和踝关节的稳定性。 L_3 以上平面损伤的步态变化很大,与损伤程度有关。

4. 帕金森步态　帕金森病以普遍性肌肉张力异常增高为特征,因此表现为步行启动困难、下肢摆动幅度减小、髋膝关节轻度屈曲、重心前移、步频加快以保持平衡,表现为慌张步态。

（二）外周神经损伤所致的异常步态

1. 臀中肌步态　患者在支撑相早期和中期骨盆向患侧下移超过5°,髋关节向患侧凸,患者肩和腰出现代偿性侧弯,以增加骨盆稳定度。患侧下肢功能性相对过长,所以在摆动相膝关节和踝关节屈曲增加,以保证地面廓清。臀中肌步态表现出躯干左右摆动显著增加,类似鸭行走的姿态,又称鸭步。

2. 臀大肌步态　臀大肌是主要的伸髋及脊柱稳定肌。在足触地时控制重心向前。肌力下降时其作用改由韧带支持及棘旁肌代偿,导致在支撑相早期臀部突然后退,中期腰部前凸,以保持重力线在髋关节之后。腘绳肌可以部分代偿臀大肌,但是外周神经损伤时,腘绳肌与臀大肌的神经支配往往同时损害。臀大肌步态表现出躯干前后摆动显著增加,类似鹅行走的姿态,又称鹅步。

3. 屈髋肌无力步态　屈髋肌是摆动相主要的加速肌,其肌力降低造成摆动相肢体行进缺乏动力,只有通过躯干在支撑相末期向后,摆动相早期突然向前摆动来进行代偿,患侧步长明显缩短。

4. 股四头肌无力步态　股四头肌无力使支撑相早期膝关节处于过伸位,用臀大肌保持股骨近端位置,用比目鱼肌保持股骨远端位置,从而保持膝关节稳定。膝关节过伸导致躯干前屈,产生额外的膝关节后向力矩。长期处于此状态将极大地增加膝关节韧带和关节囊负荷,导致损伤和疼痛。

5. 踝背屈肌无力步态　在足触地后,由于踝关节不能控制跖屈,所以支撑相早期缩短,迅速进入支撑相中期。严重时患者在摆动相出现足下垂,导致下肢功能性过长,往往以过分屈髋、屈膝代偿(上台阶步态),同时支撑相早期由全脚掌或前脚掌先接触地面。

6. 腓肠肌/比目鱼肌无力步态　表现为膝塌陷步态。

(三) 骨关节疾患所致的异常步态

1. 关节僵直步态　下肢各关节挛缩僵直,如髋关节屈曲挛缩时出现代偿性骨盆前倾,腰椎过伸,步长缩短;膝关节屈曲挛缩超过30°可出现短腿步态;膝伸直挛缩时,摆动期患肢外展或同侧骨盆上提,以防足趾拖地;踝趾屈挛缩时足跟不能着地,摆动期常增加屈髋、屈膝来代偿。

2. 短腿步态　患肢缩短达2.5cm以上者,患者行走时患侧将出现骨盆下降,肩倾斜下沉,腿摇摆,称之为斜肩步;如缩短超过4cm,患者则会出现患肢足尖着地以代偿的异常步态。

3. 疼痛步态　当各种原因引起患腿负重疼痛时,患者会尽量缩短患肢的支撑相,使对侧腿跳跃式摆动前行,步长缩短,又称短促步。

本章小结

　　本章介绍了正常步行周期和相关参数的基本概念,基础的定性和定量步态分析法以及常见的异常步态分析。其中对正常步态的概念和观察法步态分析做了重点介绍。步行能力作为患者日常生活活动能力的重要一项是康复训练的重要内容,而步态分析作为步行训练的前提需要学生有充足的认识。因此通过本章的学习需让学生充分掌握步态分析的目的和方法以及异常步态模式,熟悉定性步态分析方法和正常步态的基本参数等。

目标测试

A1 型题

1. 正常人的平均步速约为
　　A. 1.5m/s　　　　　　　B. 1.3m/s　　　　　　　C. 0.9m/s
　　D. 0.6m/s　　　　　　　E. 0.8m/s

2. "鸭步"属于
　　A. 臀大肌步态　　　　　B. 臀中肌步态　　　　　C. 股四头肌步态
　　D. 帕金森步态　　　　　E. 共济失调性步态

3. 单支撑相占步行周期的
　　A. 50%　　　　　　　　B. 60%　　　　　　　　C. 40%
　　D. 45%　　　　　　　　E. 55%

4. 摆动相占整个步行周期的
　　A. 40%　　　　　　　　B. 45%　　　　　　　　C. 50%
　　D. 55%　　　　　　　　E. 60%

5. 健全人平地行走时,一般步长为

A. 50～85cm   B. 45～80cm   C. 55～85cm

D. 55～80cm   E. 55～75cm

A2 型题

6. 患者行走时足下垂、足内翻、股内收肌和腘绳肌痉挛导致剪刀步态,此种情况最有可能的是

A. 偏瘫   B. 截瘫   C. 脑瘫

D. 帕金森   E. 共济失调

7. 表现为步行启动困难、下肢摆动幅度减小、髋膝关节轻度屈曲、重心前移、步频加快的是

A. 臀大肌步态   B. 帕金森步态   C. 偏瘫步态

D. 臀中肌步态   E. 短腿步态

A3 型题

患者男性,72 岁,以脑卒中 3 个月余收治入院,上肢 Brunstrom 分期 Ⅱ 期,下肢 Ⅳ 期。检查发现该患者股四头肌、小腿三头肌、胫后肌皆有肌张力存在,未进行过正规的康复训练。

8. 请问该患者的步行状态最可能为

A. 划圈步态   B. 鸭步   C. 鹅步

D. 慌张步态   E. 醉汉步态

9. 该患者在支撑相,由于足下垂,限制了胫骨前向运动,往往会采用何种姿势代偿

A. 屈膝   B. 踝内翻   C. 踝外翻

D. 膝过伸   E. 髋内旋

B1 型题

A. 鸭步   B. 鹅步   C. 塌陷步态

D. 短促步   E. 醉汉步

10. 臀大肌步态

11. 臀中肌步态

12. 疼痛步态

13. 腓肠肌无力步态

（彭 辰）

第九章 感觉功能评定

学习目标

1. 掌握：躯体感觉障碍的评定方法；疼痛的评定方法。
2. 熟悉：躯体感觉的分类；疼痛的概念和分类。
3. 了解：体表感觉的节段分布；本体感觉障碍对运动控制的影响。

案例

李某，女，55 岁，以"左侧肢体无力、感觉减退 1 个月余"入院。1 个月前无明显诱因出现左侧肢体无力，站立不稳，伴左侧肢体感觉减退，在某市人民医院行 CT 提示"脑梗死"，住院治疗后，左侧肢体无力减轻，能自由行走，但左侧肢体疼痛，并且对轻微刺激出现强烈反应，其他检查正常。

请问：1. 该患者的感觉障碍如何评定？

2. 该患者的感觉障碍的类型？

第一节 概　　述

一、概念

感觉（sensation）是人脑对直接作用于感受器的客观事物的个别属性的反映。人体主要感觉有躯体感觉（又称一般感觉，包括浅感觉、深感觉、复合感觉），特殊感觉（视觉、听觉、嗅觉、味觉）和内脏感觉三类，其中躯体感觉是康复评定最重要的部分，本部分主要讨论躯体感觉功能障碍的有关内容。

感觉功能评定是用客观的量化的方法有效地和准确地评定康复患者感觉功能障碍的种类、性质、部位、范围、严重程度和预后的评估方法。

二、躯体感觉分类

根据感受器对于刺激的反应或感受器所在部位的不同，躯体感觉又分为浅感觉、深感觉和复合感觉。

（一）浅感觉

浅感觉包括皮肤及黏膜的触觉、痛觉、温度觉和压觉。其感受器大多位置表浅，位于皮肤内。

（二）深感觉

深感觉又称本体感觉，是测试深部组织的感觉，包括运动觉、位置觉、振动觉。深感觉是由于体内的肌肉收缩，刺激了在肌肉、肌腱、关节和骨膜等处的神经末梢（肌梭、腱梭等本体感受器）所产生的感觉。

（三）复合感觉

复合感觉又称皮质感觉，是大脑综合、分析、判断的结果，包括皮肤定位觉、两点辨别觉、体表图形觉、实体觉、重量觉等。

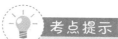

考点提示

躯体感觉的分类

三、体表感觉的节段分布

人体每一对脊髓后根的感觉纤维支配相应的皮肤区域。这种节段性分布以胸髓节段最为明显，其在体表的排列也较为规律和整齐，此标志有助于脊神经或脊髓损伤的临床定位诊断，见表9-1。

表9-1　脊髓节段性感觉支配及体表检查部位

节段性感觉支配	检查部位	节段性感觉支配	检查部位
C_2	枕外隆凸	T_8	第八肋间
C_3	锁骨上窝	T_9	第九肋间
C_4	肩锁关节顶部	T_{10}	第十肋间（脐水平）
C_5	肘前窝桡侧面	T_{11}	第十一肋间
C_6	拇指	T_{12}	腹股沟韧带中部
C_7	中指	L_1	T_{12}与L_2之间上1/3处
C_8	小指	L_2	大腿前中部
T_1	肘前窝尺侧面	L_3	股骨内上髁
T_2	腋窝	L_4	内踝
T_3	第三肋间	L_5	足背第三跖趾关节
T_4	第四肋间（乳头线）	S_1	足跟外侧
T_5	第五肋间	S_2	腘窝中点
T_6	第六肋间（剑突水平）	S_3	坐骨结节
T_7	第七肋间	$S_4 \sim S_5$	肛门周围

第二节　感觉障碍评定

通过感觉检查来进行评定，给予刺激和观察受试者对刺激的反应，如有感觉障碍，注意感觉障碍的类型、部位、范围、程度、及受试者的主观感受。

一、评定目的

通过对感觉障碍的评定,判断引起感觉变化的原因,感觉障碍对日常生活、功能活动及使用辅助器具的影响,以及采取哪些安全措施可防止患者由于感觉上的变化而再受损伤,要能预测将来的变化,判断何时需要再次检查。

二、评定内容

躯体感觉检查包括浅感觉检查、深感觉检查和复合感觉检查。检查均由两部分组成,即给予刺激和观察评定对象对刺激的反应。对于刺激,评定对象通常的反应有:正常(反应快而准确)、消失(无反应)、减退(反应迟钝、回答结果与所受刺激不相符)。

三、评定方法

(一)浅感觉检查

1. 触觉 嘱评定对象闭目,评定者用棉签或软毛笔轻触其皮肤,让评定对象回答有无感觉,或让评定对象数所触次数。给予刺激的强度应该一致,刺激速度不能过频,注意两侧对称部位的比较。检查四肢时,刺激走向应与长轴平行;检查胸腹部时,刺激走向应与肋骨平行。检查顺序为:面部、颈部、上肢、躯干、下肢。

2. 痛觉 嘱评定对象闭目,分别用大头针尖端和钝端以同等力量轻刺其皮肤,要求评定对象立即说出具体感受(疼痛、疼痛减退、疼痛消失、痛觉过敏),并指出受刺激部位。测试时注意比较两侧对称部位,对痛觉减退的评定对象检查应从障碍部位向正常部位逐渐移行,而对痛觉过敏的评定对象要从正常部位向障碍部位逐渐移行。

3. 温度觉 嘱评定对象闭目,用分别盛有冷水和热水的两支试管,交替接触其皮肤2~3秒,让评定对象回答"冷"或"热"的感觉。检查时应注意两侧对称部位的比较。所用试管直径宜小,管底面积与皮肤接触面不要过大。测试用冷水温度在5~10℃之间,热水温度为40~45℃,如果低于5℃或高于50℃,则刺激时可引起痛觉反应。

4. 压觉 嘱评定对象闭目,评定者以拇指用力按在其皮肤表面去挤压肌肉或肌腱,让评定对象回答是否感到压力。对瘫痪患者,压觉检查常从有障碍部位开始,直至正常部位。

(二)深感觉(本体感觉)检查

1. 运动觉 嘱评定对象闭目,评定者用拇指和示指轻轻捏住其手指或足趾两侧,上下移动5°左右,让评定对象说出移动方向。如感觉不明显可加大运动幅度或测试较大关节,以了解其减退程度。

2. 位置觉 嘱评定对象闭目,评定者将其肢体移动并停止在某个位置上,让评定对象回答肢体所处位置,或用另一侧肢体模仿出相同位置。正常人能准确说出或模仿出正确位置。如在闭眼后进行指鼻试验、跟膝胫试验等共济运动测试,亦为位置觉检查方法。

3. 振动觉 嘱评定对象闭目,评定者将每秒振动256次的音叉柄端放置在其骨隆起处,让评定对象回答有无振动感及振动感持续时间。检查常用的骨隆起部位有胸骨、锁骨、肩峰、鹰嘴、尺桡骨茎突、腕关节、棘突、髂前上棘、股骨粗隆、腓骨小头及内、外踝等。检查时应注意身体上下及左右对比。正常人有共鸣性振动感,随着年龄不断增加振动感逐渐丧失。

（三）复合感觉（皮质感觉）检查

复合感觉是大脑皮质对各种感觉刺激整合的结果，因此，必须在浅、深感觉均正常时，复合感觉检查才有意义。

1. 皮肤定位觉　嘱评定对象闭目，评定者用棉签或手指轻触其皮肤，再让评定对象用手指出被刺激部位。正常误差手部小于 3.5mm，躯干小于 10mm。

2. 两点辨别觉　区别一点刺激还是两点刺激的感觉称为两点辨别觉。嘱评定对象闭目，评定者用两脚规、叩诊锤的两尖端或两针尖同时轻触其皮肤，距离由大至小，让评定对象回答感觉到"1 点"或"2 点"，测试其能区别两点的最小距离。检查时应两点同时刺激，用力均等。正常人身体各部位两点辨别觉的差异较大，其中舌尖最为敏感，距离为 1mm；指尖为 3～5mm；指背为 4～6mm；手掌为 8～15mm；手背为 20～30mm；前胸为 40mm；背部为 40～50mm；上臂和大腿部距离最大，约为 75mm。

3. 体表图形觉　辨别写在皮肤上的图形或字的感觉称为体表图形觉。嘱评定对象闭目，评定者用手指或笔杆在其皮肤上画图形（圆形、方形、三角形）或写数字（1～9），让评定对象说出所画的内容。

4. 实体觉　实体觉是检测手对实物大小、形状、性质的识别能力。嘱评定对象闭目，评定者将一熟悉的物品（笔、钥匙、硬币、手表等）置于其手中，令评定对象抚摸后说出该物品的名称和属性。检查时先测患侧，再测健侧。

5. 重量觉　重量觉检测手对物品重量的分辨能力。嘱评定对象闭目，评定者将大小相同，形状相等，但重量不一的物品逐一置于其手上（泡沫块、塑料块、木块、铁块），或双手同时分别放置不同重量的检查物品，让评定对象将手中物品重量与前一物品重量进行比较，或双手进行比较后说出谁轻谁重。

6. 材质识辨觉　识别不同材质的感觉称为材质识辨觉。嘱评定对象闭目，评定者将棉花、丝绸、羊毛等物品逐一放在其手中，让评定对象触摸后说出材料的名称或质地（光滑或粗糙）。

（四）结果记录与分析

每项检查完成后都应及时记录，待全部检查完毕后就要对其结果进行分析研究，从而作出障碍学诊断，帮助制订出合理的康复训练计划，并在训练过程中监测训练效果。

1. 结果记录　浅感觉、深感觉和复合感觉的检查结果应记录在感觉记录表 9-2 中。

2. 结果分析

（1）感觉障碍的分析：根据感觉障碍的病变性质可分为刺激性症状和抑制性症状两大类。刺激性症状是指感觉系统受到刺激或兴奋性增高时，引起感觉过敏、感觉过度、感觉倒错、感觉异常、感觉错位和疼痛等；抑制性症状指感觉系统被损坏或功能受到抑制时，出现感觉减退或感觉缺失。

1）感觉过敏：感觉过敏指感觉的敏感度增高，神经兴奋阈值降低，对轻微刺激出现强烈反应，或对正常刺激敏感性增加。感觉过敏多指疼痛过敏，即轻微的疼痛刺激可引起剧烈疼痛。是因为感觉神经受到刺激性损害所致，常见于早期病变。

2）感觉过度：感觉过度一般产生于感觉障碍基础上，感觉刺激阈值增高，刺激后不会立即产生疼痛（潜伏期可达 30 秒），达到刺激阈值时可产生一种定位不明确的强烈不适感，持续一段时间才会消失（后作用），对单点刺激往往感受为多点刺激，见于丘脑和周围神经损害。

表9-2　感觉检查记录表

检查项目		左侧			右侧		
		躯干	下肢	上肢	上肢	下肢	躯干
浅感觉	触觉						
	痛觉						
	温度觉						
	压觉						
深感觉	位置觉	N					N
	运动觉	N					N
	振动觉						
复合感觉	皮肤定位觉						
	两点辨别觉						
	体表图形觉						
	实体觉	N	N			N	N
	重量觉	N	N			N	N
	材质识辨觉	N	N			N	N

注:N 表示在该部位不需要检查的项目

3)感觉倒错:感觉倒错指对刺激的认识完全倒错,例如非疼痛刺激(触觉)却诱发出疼痛感觉,将冷觉刺激误认为热觉刺激等。

4)感觉异常:感觉异常是指在无外界刺激情况下出现的异常自发性感觉,如麻木感、蚁行感、针刺感、肿胀感、寒冷感、灼热感、电击感等。其部位一般与神经分布方向有关,常见于感觉神经早期不完全性损害时。

5)感觉错位:感觉错位是指刺激一侧肢体时,该肢体刺激部位无感觉,而对侧肢体相应部位产生刺激感受。常见于右侧壳核及颈髓前外侧索损害,为该侧脊髓丘脑束未交叉到对侧所致。

6)疼痛:疼痛为一种不愉快的感觉,是对实际或潜在的组织损伤刺激所引起的情绪反应。从感受器到中枢的整个感觉传导通路中,任何病灶刺激都可以引发疼痛。无外界刺激而感觉到的疼痛称为自发性疼痛。

7)感觉减退:感觉减退是指在意识清晰的前提下,神经兴奋阈值增高,患者对刺激的反应降低,需较强刺激才能感知,但所感受到刺激的性质不变。为感觉神经受到损害,使感受器冲动不能正常传导到感觉中枢所致。

8)感觉缺失:感觉缺失指患者在意识清晰的前提下对刺激不能感知。根据感受器种类不同又分为痛觉缺失、触觉缺失、温度觉缺失和深感觉缺失等。同一部位各种感觉均缺失称为完全性感觉缺失;同一部位仅某种感觉缺失而其他感觉保存称为分离性感觉障碍,如浅感觉分离主要指某一部位的痛、温觉消失而触觉正常,深、浅感觉分离主要指深感觉障碍而浅感觉正常。

（2）本体感觉障碍对运动控制的影响：当被动关节运动达到终末端时，或只有在关节周围肌群收缩引起运动时，患者才能指出运动的方向，提示其存在较严重的本体感觉障碍；本体感觉完全丧失时，即便关节运动已达到终末端，患者判断关节运动方向的准确率也只有50%。本体感觉减退提示关节和肌肉的感受器功能障碍，这两种感受器功能障碍可因肌肉骨骼系统损伤或高龄引起，也可因脊髓传入神经病变、脊髓丘系上行通路破坏或较高水平的感觉中枢功能障碍所引起。尽管本体感觉与脊髓后柱内侧丘系密切相关，但仅仅出现脊髓后柱联系中断并不能消除有意识的本体感觉。

当本体感觉和（或）运动消失时，患者对自己肢体在空间的位置缺乏正确认识，因此无法自发地运用肢体和调整身体姿势，也不能在运动康复治疗中准确地作出运动反应。所以，正常运动模式的运动感觉再学习和本体感觉刺激训练，是矫治这种运动控制障碍的关键。在康复临床上，对脑卒中后偏瘫的治疗，常常将感觉功能与运动功能的再教育训练有机结合在一起，从而使运动障碍的康复治疗更加有效。

四、适应证和禁忌证

（一）适应证

1. 中枢神经系统病变　如脑血管意外后、脊髓损伤或病变等。
2. 周围神经病变　如臂丛神经麻痹、坐骨神经损害等。
3. 外伤　如切割伤、压砸伤、撕裂伤、烧伤等。
4. 缺血或营养代谢障碍　如糖尿病、雷诺病、多发性神经炎等。

（二）禁忌证

意识丧失或精神不能控制者。

第三节　疼痛评定

一、概念

国际疼痛研究会（IASP）1986 年对疼痛的定义是：疼痛是与现存或潜在的组织损伤有关或可用损伤来描述的一种不愉快的感觉和情绪体验。从生理学角度看，它包括感觉成分和反应成分，是身体内、外蒙受某种能引起即时或潜在组织损伤的刺激而产生的一种不愉快感觉，常常难以限定、解释或描述；从心理学角度上讲，它又常常带有情绪和经验的成分，可能受压抑、焦虑以及其他精神因素的高度影响。

 知识链接

WHO 对疼痛的分类

世界卫生组织（WHO）将疼痛划分成以下 5 种程度：0 度：不痛；Ⅰ度：轻度痛，可不用药的间歇痛；Ⅱ度：中度痛，影响休息的持续痛，需用止痛药；Ⅲ度：重度痛，非用药不能缓解的持续痛；Ⅳ度：严重痛，持续的痛伴血压、脉搏等的变化。

二、疼痛分类

（一）ICF 对疼痛分类

《国际功能、残疾和健康分类》（ICF）将疼痛分为八类。

1. 全身性疼痛　对预示身体某处结构受到潜在或实际损害而感到扩散或遍及全身不舒服的感觉。

2. 身体单一部位疼痛　对预示身体某处结构受到潜在或实际损害而感到身体一处或多处不舒服的感觉。例如：头和颈部疼痛、胸部疼痛、腹部疼痛、背部疼痛、上肢疼痛、下肢疼痛等。

3. 身体多部位疼痛　对预示位于身体某些部位的结构受到潜在或实际损害而感到不舒服的感觉。

4. 皮肤节段辐射状疼痛　对预示位于身体由相同神经根支配的皮肤区域的某些结构受到潜在或实际损害而感到不舒服的感觉。

5. 节段或区域上辐射状疼痛　对预示位于身体不同部位非由相同神经根支配的皮肤区域的某些结构受到潜在或实际损害而感到不舒服的感觉。

6. 其他特指或未特指的痛觉。

7. 其他特指的感觉功能和疼痛。

8. 感觉功能和疼痛未特指其他特指的身体单一部位疼痛等。

（二）根据疼痛的持续时间分类

这是临床最常用的分类方法，此种分类对治疗很有价值。

1. 急性疼痛　疼痛时间一般在 1 个月以内。急性疼痛及其伴随反应通常在数天或数周内消失，但是，若治疗不当，则会引起疼痛持续存在，病理生理学改变增加，致使疼痛发展为亚急性或慢性疼痛。

2. 慢性疼痛　时间一般在 6 个月以上。慢性疼痛并非与急性疼痛一样是疾病的一个症状，而是其本身就成为一种疾病。与急性疼痛相比，慢性疼痛有三个不同点：即心理反应不同；产生疼痛之外的多种障碍表现；疼痛完全缓解的可能性极小。

3. 亚急性疼痛　疼痛时间介于急性疼痛与慢性疼痛之间，约 3 个月。亚急性疼痛也被视为是疼痛可完全治愈的最后机会。这一过程常以产生疼痛后的第 100 天为界，在疼痛产生的最初 100 天，接受充分治疗尚可使患者基本恢复正常；若超过 100 天，多数患者虽然可恢复大部分缺失的功能，但不会完全恢复或仍会存在不适感。

4. 再发性急性疼痛　疼痛是在数月或数年中不连续的、有限的急性发作。它往往是在慢性病理基础上由外周组织病理的急性发作所致，与慢性疼痛和亚急性疼痛不同，再发性急性疼痛是不连续的急性发作的再现。

（三）根据临床病因分类

1. 中枢性疼痛　如丘脑综合征、患肢痛。

2. 外周性疼痛　又分为内脏痛（如胆结石、肾结石、冠心病、消化性溃疡等）和躯体痛（如深部肌肉、骨、关节、结缔组织的疼痛以及浅部的各种皮肤疼痛等）。

3. 心因性疼痛　如癔症性疼痛、精神性疼痛等。

三、评定目的

疼痛评定的目的：①掌握疼痛特征，寻找疼痛与解剖结构之间的联系；②明确疼痛对运动功能和日常生活活动能力的影响；③为选用适当的治疗方法及药物提供依据；④判断治疗效果，若治疗后疼痛缓解不完全，通过疼痛定量评定可以说明治疗后疼痛减轻的程度和变化特点。

四、评定内容

疼痛的评定从定性和定量两个方面进行客观判断和对比。

（一）疼痛的定性

1. 依据疼痛的性质（钝、锐、刺、灼、胀等）。
2. 依据疼痛的部位、范围（局部、放射）。
3. 依据疼痛的时间（持续、间断、急性、慢性）。
4. 依据疼痛的程度（微、轻、甚、剧）。
5. 依据神经生理功能（创伤性、病理性、心因性）。

（二）疼痛的定量

1. 患者对疼痛体验和自报。
2. 描述法和交叉匹配法。
3. 各种疼痛评价方法。
4. 耐痛阈测定。
5. 生理生化参数测定。

五、评定方法

（一）一般检查

1. 病史 包括既往史、家族史、职业等，询问疼痛的诱因、部位、性质、程度、时间、与体位及活动的关系等。
2. 观察 仔细观察评定对象，注意在接受检查前后的表现，如表情、声音、坐姿、步态、行为表现和某些特定的保护性姿势等。
3. 查体 寻找导致疼痛的原因，重点检查神经、肌肉和关节功能，必要时可选择性进行特殊物理检查，如直腿抬高试验等。
4. 功能评定和心理评定 选择性地对由于疼痛所导致的功能障碍和心理障碍状况进行量化评定，尤其是在慢性疼痛时。
5. 其他检查 X 线、CT、MR 等影像学检查，血液化验等，肌电图等电生理检查。

（二）视觉模拟评分法

视觉模拟评分（VAS）是目前临床上最为常用的疼痛强度评定方法，适用于需要对疼痛强度及强度变化进行评定的评定对象。VAS 通常采用 10cm 长的直线（横线或竖线），按毫米划格，两端分别表示"无痛"（0）和"极痛"（10）。评定对象根据其感受程度，用笔在直线上画出与其疼痛强度相符合的某点，从"无痛"端至记号间的距离即为痛觉评分分数。一般重复两次，取两次的平均值。VAS 可用两种方法操作，从静态和动态分别评定。

1. 直线法 直线法是用一条直线不作任何划分，仅在直线两端分别注明不痛和剧痛，让评定对象根据自己的实际感受在直线上标出与其疼痛程度相符合的某一点来作为评分分数（图 9-1）。这种评分法易于掌握，使用方便，适用于各种年龄的疼痛患者。

2. 数字评分法（NRS）从无痛的 0 依次增强到最剧烈疼痛的 10，共 11 个点来描述疼痛强度。评定对象根据个人疼痛感受在其中一个数标记作为评分分数,见图9-2。

不痛——————剧痛   不痛+———+———+———+———+———+———+———+———+———+———+剧痛
                      0   1   2   3   4   5   6   7   8   9   10

图9-1 直线法   图9-2 数字评分法

（三）压力测痛法

压力测痛法是临床上有效的诊断方法之一,常用于需要对疼痛强度(痛阈、耐痛阈)进行评定的评定对象,特别适用于肌肉骨骼系统疼痛的评定。但存在末梢神经炎的糖尿病患者,和有凝血系统疾病而易产生出血倾向的患者则禁用。

评定时评定者先以手按找准痛点,再将压力测痛器的测痛探头平稳地对准痛点,逐渐施加压力,观察评定对象的反应。记录评定对象诱发疼痛出现所需的压力强度(kg/cm^2),此值为痛阈(即评定对象首次报告引起痛觉的最小刺激量)。然后继续施加压力,至评定对象不可耐受时记录下最高疼痛耐受限度所需的压力强度,此值为耐痛阈(即评定对象由于疼痛将刺激除掉或要求停止刺激时的最小刺激量)。同时还应记录所评定痛区的体表定位以便对比。

评定应注意:①评定对象体位应舒适,检查部位松弛以提高检查结果的准确性;②测痛器的圆形探头必须平稳放于待测部位,不可用测痛探头的边缘测试;③测量记录应从压力测痛器加压时开始,施加的压力在整个实验中应保持不变;④本方法测定内脏痛时结果不可靠。

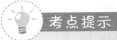

考点提示
疼痛的评定方法

（四）口述分级评分法

口述分级评分法(VRS)以言语评价量表进行的疼痛强度评定方法。言语评价量表由一系列用于描述疼痛的形容词组成,以疼痛从最轻到最重的顺序排列,最轻程度疼痛的描述被评定为 0 分,以后每级增加 1 分,每个形容疼痛的词都有相应的评分以便定量分析疼痛。如评定时由评定者列举烧灼痛、锐利痛、痉挛痛等一些关键词,让评定对象从中选择来形容自身的疼痛。VRS 有 4 级评分法、5 级评分法等,如将疼痛用"无痛"、"轻微痛"、"中度痛"、"重度痛"和"极重度痛"来表示。临床上以 4 级评分法常用(表9-3)。

表9-3 疼痛评价4级评分量表

0	1	2	3	4	5	6	7	8	9	10
无痛	轻度疼痛,虽有痛感但可忍受能正常生活				中度疼痛,疼痛明显不能忍受,影响睡眠		重度疼痛,疼痛剧烈不能入睡可伴有被动体位或功能紊乱表现			

口述分级评分应注意:①等级的划分常取决于评定对象自身的经验;②在采用不同的口述评分法时它们的结果难以比较;③本法只能为疼痛感觉程度提供级别次序,并不能表达疼痛程度的变化;④本方法对细微的感觉变化不敏感,且易受情感因素影响;⑤不同性质的疾病对评分结果有影响。

本章小结

　　本章学习了躯体感觉的分类、感觉障碍的性质及评定方法;疼痛的概念、分类和评定方法;本体感觉障碍对运动控制的影响。在康复治疗过程中,通过感觉障碍评定,有利于患者进行安全、有效的康复运动训练,评估所得出的结果可以作为评定治疗效果的指标,据此制订阶段性的治疗方案和目标,评定预后。感觉障碍的评定是许多残疾患者康复评定的重要内容,还可以作为检测康复治疗效果的手段而反复加以使用。

 目标测试

A1 型题

1. 属于本体感觉的是
   A. 运动觉　　　　　　　　B. 压觉　　　　　　　　C. 痛觉
   D. 重量觉　　　　　　　　E. 实体觉

2. 属于皮质感觉的是
   A. 运动觉　　　　　　　　B. 振动觉　　　　　　　C. 压觉
   D. 痛觉　　　　　　　　　E. 重量觉

3. 感觉功能检查时,错误的是
   A. 检查前示范操作　　　　　　　　B. 患者闭眼
   C. 充分暴露检查部位　　　　　　　D. 先查患侧再查健侧
   E. 先予刺激再观察反应

4. 检查温度觉时,测试的热水温度应为
   A. 35~40℃　　　　　　　B. 40~45℃　　　　　　C. 45~55℃
   D. 55~65℃　　　　　　　E. 65~75℃

5. 视觉属于
   A. 躯体感觉　　　　　　　B. 特殊感觉　　　　　　C. 内脏感觉
   D. 视力感觉　　　　　　　E. 以上均不是

6. 检查脊髓损伤患者,痛觉消失的位置在剑突水平,提示受损脊髓属
   A. T_2 节段　　　　　　　B. T_4 节段　　　　　　C. T_6 节段
   D. T_{10} 节段　　　　　　E. T_{12} 节段

7. 下列不适合进行感觉检查的是
   A. 脑血管病变　　　　　　B. 臂丛神经麻痹　　　　C. 糖尿病
   D. 意识丧失　　　　　　　E. 以上均不是

A2 型题

8. 李患者第 3 肋间以下感觉发生障碍,提示损伤在
   A. T_{10}　　　　　　　　　B. T_3　　　　　　　　　C. L_5
   D. L_3　　　　　　　　　　E. 以上均不是

9. 李大爷,由于外伤致脊髓损伤,检查发现痛觉消失的位置在肚脐水平,提示受损脊髓属

    A. T_2 节段   B. T_4 节段   C. T_6 节段

    D. T_{10} 节段   E. T_{12} 节段

10. 赵阿姨由于劳损及外伤,腰腿疼痛反复发作 10 年,加剧两天,属于

    A. 急性疼痛   B. 慢性疼痛   C. 亚急性疼痛

    D. 再发性急性疼痛   E. 患肢疼痛

A3/4 型题

孙师傅糖尿病史 20 年,近年来病情加重,四肢表现为双侧对称性的四肢末端手套样及袜套样感觉障碍,常表现为近端轻远端重,上肢轻下肢重,走路出现踩棉花样感觉,医生检查发现双足对轻微刺激出现强烈反应。

11. 患者的感觉障碍损害是

    A. 神经干型损害   B. 神经丛损害   C. 后根损害

    D. 末梢型神经损害   E. 以上均不是

12. 患者的感觉障碍性质是

    A. 感觉过度   B. 感觉异常   C. 感觉错位

    D. 感觉过敏   E. 感觉倒错

13. 患者的感觉障碍病变属于下列哪种情形

    A. 早期病变   B. 中期病变   C. 晚期病变

    D. 完全性损害   E. 以上都不是

刘奶奶 1 个月前患脑出血,左侧肢体活动障碍,肌力 3 级,同时出现左侧肢体感觉异常,神经兴奋阈值增高,患肢对较强刺激才能感知,感受到刺激的性质不变。

14. 患者的感觉障碍性质是

    A. 感觉过度   B. 感觉异常   C. 感觉错位

    D. 感觉过敏   E. 感觉减退

15. 如果患者同时出现了患肢痛温觉消失而其他感觉正常,其感觉障碍属于

    A. 感觉过度   B. 感觉异常   C. 感觉错位

    D. 感觉缺失   E. 感觉减退

16. 如果患者病变在丘脑,出现患肢疼痛,此种疼痛的分类是

    A. 中枢性疼痛   B. 周围性疼痛   C. 心因性疼痛

    D. 慢性疼痛   E. 以上都不是

B1 型题

    A. 温度觉   B. 实体觉   C. 图形觉

    D. 运动觉   E. 两点辨别觉

17. 属于浅感觉检查的是

18. 属于深感觉检查的是

    A. 触觉   B. 压觉   C. 温度觉

    D. 图形觉   E. 位置觉

19. 属于深感觉检查的是

20. 属于复合感觉检查的是

A. 1mm
B. 3～5mm
C. 8～15mm
D. 40mm
E. 75mm

21. 手掌的两点辨别觉距离是
22. 前胸的两点辨别觉距离是

（王伟敏）

第十章 心肺功能评定

学习目标

1. 掌握：心、肺功能的评定方法；适应证和禁忌证。
2. 熟悉：心、肺功能的评定目的；呼吸困难的分级和分度。
3. 了解：动脉血气分析；呼吸气分析评定。

案例

　　李某，女性，76 岁，反复咳嗽、咳痰史 20 年，有长期吸烟史。常因受凉后出现咳嗽、咳痰、气喘加重。用沙丁胺醇气雾剂等药物，只能缓解症状，停药后复发。查体：神志清楚，发绀，呼吸急促，桶状胸，肺部叩诊为过清音，双肺闻及散在哮鸣音，双肺底少许湿啰音，心率 110 次/分，律齐，无杂音，双下肢轻度凹陷性水肿，四肢活动良好。

　　请问：1. 患者尚需完善的肺功能检查有哪些？
　　　　　2. 如果要判断其有无呼吸衰竭及酸碱失衡，需要进行哪项检查？

第一节　心功能评定

一、概述

　　心脏有多方面的功能，广义的心功能包括心脏的机械功能（即收缩功能和舒张功能）、神经内分泌功能和电生理功能。狭义的心功能指心脏的机械功能。在对患者进行心脏康复治疗之前，首先要明确患者的心功能状况，作出客观、准确的评价。

二、评定目的

（一）协助临床诊断
1. 冠心病的早期诊断。
2. 发现和鉴别心律失常。
3. 鉴定呼吸困难或胸闷性质。

（二）确定功能状态
1. 判断冠状动脉病变的严重程度及预后。
2. 判定心功能、体力活动能力和残疾程度。

（三）指导康复治疗

1. 确定评定对象运动的危险性。

2. 为制订运动处方提供依据。

3. 协助患者选择必要的临床治疗。

（四）评定康复治疗训练的效果

重复进行心功能评定,根据其对运动耐受程度的变化,评定运动锻炼和康复治疗的效果。

三、评定方法

（一）病史

病史包括现病史、既往史等。

（二）体格检查

重点是心血管方面的检查,如有无心脏扩大、心脏杂音等。

（三）心脏超声

左心室每搏排血量、心排血量和射血分数等。

（四）心功能的分级

1. 美国纽约心脏病学会（NYHA）于 1928 年制订了心功能分级,是目前最常用的分级方法,有较大的价值,具体分级见表 10-1。

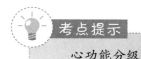
考点提示
心功能分级

表 10-1 1928 年美国纽约心脏病学会心功能分级

分级	评定标准
Ⅰ级	患者活动量不受限制,平时一般体力活动不引起疲乏、心悸、呼吸困难或心绞痛
Ⅱ级	患者的体力活动受到轻度限制,休息时无自觉症状,但平时一般活动即可出现疲乏、心悸、呼吸困难或心绞痛
Ⅲ级	患者体力活动明显限制,小于平时一般活动即引起心悸、气促等症状
Ⅳ级	患者不能从事任何体力活动,休息状态下也出现心力衰竭的症状,体力活动后加重

2. 代谢当量（MET） MET 是指单位时间内单位体重的耗氧量,以 ml/（kg·min）表示,$1MET = 3.5ml/（kg·min）$,是康复医学中常用的运动强度指标。系指机体在坐位休息时,摄氧

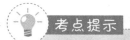
考点提示
代谢当量的概念

$3.5ml/（kg·min）$,将此定为 1MET。代谢当量是指机体运动时代谢率对安静时代谢率的倍数。代谢当量量化心力衰竭患者的心功能分级标准,见表 10-2。

表 10-2 代谢当量量化心力衰竭患者的心功能分级标准

心功能分级	代谢当量（METS）
Ⅰ级	大于或等于 7
Ⅱ级	大于或等于 5 而小于 7
Ⅲ级	大于或等于 2 而小于 5
Ⅳ级	小于 2

（五） 心电图

反映心脏兴奋的电活动过程,有一定的参考意义。

（六） 动态心电图（Holter 系统）

Holter 能在日常活动过程中长时间(24~72 小时)不间断的记录心电图形。

（七） 六分钟步行试验（6MWT）

6MWT 对于缺血性心脏病患者是一项简便、易行、安全、可重复的客观评价心脏功能的方法,要求患者在走廊里尽可能行走,测定 6 分钟内步行的距离。

知识链接

> **六分钟步行实验结果判定**
>
> 六分钟步行实验结果判定,6 分钟内,若步行距离 <150m,表明心力衰竭程度严重,150~425m 为中度心力衰竭,426~550m 为轻度心力衰竭。

（八） 心脏导管检查

包括左心室造影和指示剂稀释法心功能测定等。

（九） 心电运动试验

通过观察受试者运动时的反应,判断储备功能和耐受能力,心电运动试验是心脏负荷试验中最常用的一种。

1. 类型

（1）活动平板试验:让受试者在带有能自动调节坡度和转速的活动平板仪上,进行“走→跑”运动,逐渐增加心率和心脏负荷,达到预期的运动目标。

（2）踏车运动试验:采用固定式功率自行车,受试者进行踏车运动,逐渐增加踏车阻力,增加运动负荷,达到预期的运动目标。

（3）台阶试验:根据评定对象的性别、年龄、体重计算出 90 秒内登台阶的次数,让其按节拍反复上下每级梯高 23cm 的二阶梯,然后根据运动前后的心电图判断结果。

2. 方案

（1）固定活动平板运动试验:是通过增加速度和坡度来增加运动负荷或强度。固定活动平板的运动强度以 VO_{2max} 表示。

改良 Bruce 方案是临床广泛应用的活动平板运动试验方案。该方案是通过同时增加速度和坡度来增加运动负荷,最大级别负荷量最大,一般人都不会越过其最大级别。该方案缺点是运动负荷增加不规则,起始负荷较大(代谢当量 4~5METs),运动负荷增量也较大。因此,年老体弱者因不能耐受第一级负荷或负荷增量,难以完成试验。另外,此方案是一种走-跑试验,受试者往往难以控制自己的节奏,心电图记录质量难以得到保证。见表 10-3。

（2）踏车运动试验:最常用的是世界卫生组织（WHO）推荐的方案,每级 3 分钟,速度一般选择 50~60 转/分,直到受试者不能保持 50 转/分的速度时结束运动,试验控制在 8~12 分钟内完成,见表 10-4。

3. 结果分析

（1）Bruce 活动平板方案:正常人各年龄组 $VO_{2max}[ml/(kg \cdot min)]$ 测定结果见表 10-5。

表 10-3 改良 Bruce 方案

分级	速度（km/h）	坡度%	时间（分钟）	代谢当量（METs）
0	2.7	0	3	2.0
1/2	2.7	5	3	3.5
1	2.7	10	3	5.0
2	4.0	12	3	7.0
3	5.5	14	3	10
4	6.8	16	3	13
5	8.0	18	3	16
6	8.9	20	3	19
7	9.7	22	3	22

注：坡度 $1° = 1.75\%$

表 10-4 WHO 推荐踏车试验方案

分级	运动负荷（kg·m）/min		运动时间（分钟）
	男	女	
1	300	200	3
2	600	400	3
3	900	600	3
4	1200	800	3
5	1500	1000	3
6	1800	1200	3
7	2100	1400	3

表 10-5 正常人 VO_{2max} ［ml/（kg·min）］测定结果（Bruce 活动平板方案）

年龄（岁）	男性		女性	
	活动	少活动	活动	少活动
25～34	42.5±5.1	36.7±5.6	31.7±4.6	26.1±6.4
35～44	39.9±5.4	36.6±4.3	29.9±5.3	24.1±3.2
45～54	37.0±5.3	32.7±4.7	27.6±6.2	23.1±4.0
55～64	33.3±4.4	29.8±4.8	29.7±4.7	20.2±4.3

（2）功率自行车运动负荷方案：正常人各年龄组 VO_{2max}［ml/（kg·min）］和代谢当量值（MET）结果见表 10-6，通常用于检测 VO_{2max} 同样的方法，以其结果除以 3.5 即为

MET（1MET ＝ 每分钟 3.5ml 的 VO$_2$/kg 体重）。

表 10-6　正常人各年龄组 VO$_{2max}$和 MET 结果（功率自行车方案）

年龄（岁）	男性		女性	
	VO$_{2max}$	MET	VO$_{2max}$	MET
15～20	41.9	11.9	32.9	9.4
～30	39.9	11.3	31.7	9.0
～40	33.8	9.7	29.1	8.3
～50	33.6	9.6	25.9	7.4
＞50	28.0	7.9	23.1	6.6

（3）主观疲劳程度分级（RPE）：根据运动者自我感觉用力程度衡量相对运动水平的半定量指标，见表 10-7。RPE 与心率和耗氧量具有高度相关性。一般症状限制性运动试验要求达到 15～17 分。分值乘以 10 约相当于运动时的心率反应（应用影响心率药物的除外）。

表 10-7　主观用力程度分级（Borg 量表）

分值	7	9	11	13	15	17	19
受试者感觉	轻微用力	稍用力	轻度用力	中度用力	明显用力	非常用力	极度用力

（4）血压改变：正常心电运动实验的血压反应为收缩压随运动负荷的增加而逐步升高，舒张压的改变相对小，甚至可以明显下降，说明血管舒张功能良好。

（5）心电图 ST 段改变：运动中 ST 段出现明显偏移为异常反应，包括 ST 段下移和上移。

（6）心脏变时性功能不全：当心率不能随着机体代谢需要的增加而增加并达到一定程度或者不能满足机体代谢需求时称为心脏变时性功能不全。

（7）运动诱发心律失常：最常见的是室性期前收缩。

四、心电运动试验的适应证和禁忌证

（一）适应证

凡符合检查目的要求，同时病情稳定，无感染及活动性疾病，无明显步态和骨、关节异常，患者精神正常且主观上愿意接受检查，并能主动配合者。如有下肢关节或肌肉病变，可采用上肢运动来进行试验。

（二）禁忌证

1. 绝对禁忌证　急性的心肌梗死，未控制的心力衰竭，药物未能控制的不稳定型心绞痛，引起症状和血流动力学障碍的未控制的心律失常，严重动脉狭窄，急性肺动脉栓塞或梗死，急性心包炎，心肌炎，确诊或怀疑主动脉瘤等。

2. 相对禁忌证　严重冠状动脉主干狭窄或类似病变、中度瓣膜病变，明显心动过速或过缓，肥厚性心肌病或其他原因所致的流出道梗阻性病变，电解质紊乱，高度房室传导阻滞及高度窦房传导阻滞，严重高血压，精神障碍或肢体活动障碍，不能配合运动实验者。

第二节 肺功能评定

一、概述

呼吸包括内呼吸和外呼吸。内呼吸主要是指细胞内进行的营养物质生物氧化中氧的利用和二氧化碳的生成过程。外呼吸是肺通气与肺换气的合称。肺的最基本和最重要的功能是进行内外环境间的气体交换,即外呼吸,为全身组织细胞提供氧气并清除其代谢产物二氧化碳,以维持最佳的内环境,因此对肺功能进行评定有重要的意义。

二、呼吸困难分级和分度

(一)分级

主观呼吸功能障碍程度评定通常采用 6 级制(南京医科大学),见表 10-8。

表 10-8　主观呼吸功能障碍分级(6 级制)

分级	主观症状
0 级	虽存在不同程度的肺气肿,但活动如常人,对日常生活无影响、无气短
1 级	一般劳动时出现气短
2 级	平地步行无气短,速度较快或登楼、上坡时,同行的同龄健康人不觉气短而自觉气短
3 级	慢走不到百步即有气短
4 级	讲话或穿衣等轻微活动时亦有气短
5 级	安静时出现气短,无法平卧

(二)分度

根据美国医学会《永久性损伤评定》(GEPI) 1990 年修订第 3 版的资料,呼吸困难分为 3 度,见表 10-9。

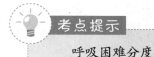

考点提示

呼吸困难分度

表 10-9　呼吸困难分度

分度	特点
轻度	平地行走或上缓坡出现困难,在平地行走时,步行速度可与同年龄、同体格的健康人相同,但在上缓坡或上楼梯时则落后
中度	与同年龄、同体格的健康人一起在平地行走时或爬一段楼梯时有呼吸困难
重度	在平地上按自己的速度走超过 4~5 分钟后即有呼吸困难,患者稍用力即有气短,甚至在休息时也有气短

三、评定目的

通过相关测定,不仅揭示定性诊断,还可提出定量数据,作出质与量的评价,同时了解呼吸功能不全的严重程度,区别通气障碍的类型,预测耐受康复训练的能力、评估康复治疗效果。

四、评定方法

（一）病史

现病史、既往史等。

（二）体格检查

视诊、触诊、叩诊、听诊等。

（三）呼吸功能的徒手评定

通过让患者做一些简单的动作或短距离行走，即可根据患者出现气短的程度对呼吸功能作出初步评定，见表10-8。

（四）肺容量

1. 潮气量（TV）　在平静呼吸时，每次吸入或呼出的气量。正常成人约500ml。

2. 补吸气量（IRV）　在平静吸气末，再尽力吸气所能吸入的气量。正常成人为1500～2000ml。

3. 补呼气量（ERV）　在平静呼气末，再尽力呼气所能呼出的气量，正常成人为900～1200ml。

4. 残气量（RV）和功能残气量（FRC）　最大深呼气后和平静呼气后残留于肺内的气量，正常成人为1000～1500ml。

5. 深吸气量（IC）　在平静呼气后，再尽力吸气所能吸入的最大气量。由 TV + IRV 构成。正常成年男性平均约为2600ml，女性为1900ml。

6. 功能残气量（FRC）　平静呼气末肺内所含气量即补呼气量加残气量。正常成人参考值为男性3112ml±611ml，女性2348ml±479ml。

7. 肺活量（VC）　最大吸气后，从肺内所能呼出的最大气量称肺活量，是潮气量、补吸气量和补呼气量之和，是常用指标之一。正常成年男性平均约为3500ml，女性为2500ml。

8. 肺总量（TLC）　深吸气后肺内所含的总气量，由 VC + RV 构成。正常成年男性为5000～6000ml，女性为3500～4500ml。

（五）肺通气功能

1. 每分通气量（VE）　又称静息通气量，是指静息状态时每分钟呼出或吸入的气量，即潮气量与呼吸频率的乘积。正常成年男性为（6663±200）ml，成年女性为（4217±160）ml。

2. 最大通气量（MVV）　每分钟以最深最快的呼吸所得到的最大通气量。测试时让受检者取立位，先平静呼吸数次得平稳的潮气基线，然后连续15秒做最深、最快的呼吸，将15秒内呼出或吸入的气量乘以4，即为每分钟最大通气量。

3. 时间肺活量（FVC）　又称用力肺活量，指深吸气后用最大力量、最快速度所能呼出的气量，正常成人男性约为3500ml，女性约为2000ml，正常人在3秒之内可将肺活量几乎全部呼出，故 FVC = VC。是评价肺通气功能较好的指标。

 知识链接

每秒呼出气量与用力肺活量的关系

根据用力肺活量描计曲线可计算出第1、2、3秒所呼出的气量及各占用力肺活量的百分比率，正常值分别为83%、96%、99%。阻塞性通气障碍患者，其每秒呼出气量及占用力肺活量百分率减少。

（六）动脉血气分析

动脉血分析作为一种很有价值的诊断工具,可客观评价患者的氧合、通气及酸碱平衡情况,而静脉血的气体则随身体各部位组织的成分及代谢率、血流灌注量的不同而异。因此多以动脉血为分析对象,主要包括:血液酸碱度(pH)、动脉血二氧化碳分压($PaCO_2$)、动脉血氧分压(PaO_2)、动脉血氧饱和度(SaO_2)、碳酸氢根离子浓度(HCO_3^-)、碱剩余(BE)。

（七）有氧代谢能力的评定

1. 摄氧量(耗氧量、吸氧量,VO_2) 是指在肺换气过程中,由肺泡腔扩散入毛细血管,并供给人体实际消耗或利用的量,即人体吸收或消耗氧的数量,称为摄氧量。一般表达为每分钟容量。

2. 最大摄氧量(VO_{2max})或称最大耗氧量 是机体在极量运动状态下能摄取的最大氧量,反映了心脏的储备功能,是综合反映心肺功能状况和最大有氧运动能力的最好生理指标。

3. 无氧阈值(AT) 指体内无氧代谢率突然增高(拐点)的临界状态,或血乳酸和乳酸/丙酮酸比值在运动达到拐点时的峰值吸氧量。

4. 峰值吸氧量(VO_{2peak}) 严重心肺疾病的患者如果不能进行极量运动,则可以测定其运动终点时的吸氧量,称为峰值吸氧量,可以作为疗效评定和运动处方制订的指标。

5. 无氧能力 指在无氧状态下机体运动的持续能力,其水平与无氧阈之间并无决定性关系。

6. 代谢当量(MET) 是以安静、坐位时的能量消耗为基础,表达各种活动时相对能量代谢水平的常用指标(见上节),是康复医学中常用的运动强度指标。

五、适应证和禁忌证

1. 适应证 判断呼吸功能障碍类型及程度;了解肺部气体交换的情况和酸碱状态;了解体内气体代谢的动态;根据评定结果,进行呼吸功能训练。

2. 禁忌证 呼吸功能衰竭;其他系统严重病变、不能配合检查者。

本章小结

通过本章学习,可以概括了解评价心脏、呼吸功能的方法和手段,心电运动试验是评价心脏功能最常用的方法,重点掌握心电运动试验的意义,试验方法,适应证和禁忌证。肺功能测定是呼吸功能评价中最常见且最有用的方法。通过心肺功能评定,有利于心血管病患者在预防急性发作的前提下进行安全、有效的康复运动训练;同时可以作为评定治疗效果的指标及判断预后,制订阶段性的治疗方案和目标,因此,心肺功能评定可以作为检测康复治疗效果的手段而反复加以使用。

目标测试

A1 型题

1. 1MET 是指机体在坐位休息时,摄氧多少 ml/(kg·min)

    A. 1   B. 3.5   C. 2

D. 3 E. 4

2. 踏车运动试验总的时间以哪项为宜
   A. 6~10 分钟 B. 8~12 分钟 C. 12~15 分钟
   D. 15~20 分钟 E. 20~25 分钟

3. 踏车运动试验方案有 7 个分级,每级运动时间应为
   A. 3 分钟 B. 5 分钟 C. 8 分钟
   D. 10 分钟 E. 12 分钟

4. 潮气量指一次平静呼吸时进出肺内的气量,正常成人约
   A. 400ml B. 500ml C. 600ml
   D. 700ml E. 800ml

5. 六分钟步行试验检查,哪项步行结果提示轻度心衰
   A. 少于 150m B. 150~425m C. 426~550m
   D. 551~625m E. 626~750m

6. 冠心病的康复评定最主要的是
   A. 心电运动试验 B. 体格检查 C. 病史采集
   D. 冠心病危险因素评估 E. ADL

7. 每分通气量又称
   A. 静息通气量 B. 潮气量 C. 时间肺活量
   D. 肺总量 E. 补吸气量

8. 平静呼气末肺内的气量是
   A. 残气量 B. 肺活量 C. 功能残气量
   D. 补吸气量+残气量 E. 补呼气量+潮气量

9. 肺活量等于
   A. 补吸气量+补呼气量 B. 功能残气量-残气量 C. 肺总量-残气量
   D. 补吸气量+潮气量 E. 补呼气量+潮气量

10. 评价肺通气功能较好的指标是
    A. 潮气量 B. 补吸气量 C. 时间肺活量
    D. 深吸气量 E. 用力肺活量

11. 反映酸碱平衡的呼吸因素的唯一指标是
    A. PaO_2 B. $PaCO_2$ C. SaO_2
    D. HCO_3^- E. pH

A2 型题

12. 李大爷患心肌梗死 1 个月,轻体力劳动受限,一般体力活动即可引起心悸、气促等症状,按纽约心脏病学会心功能分级应为
    A. Ⅰ级 B. Ⅱ级 C. Ⅲ级
    D. Ⅳ级 E. Ⅴ级

13. 刘奶奶患冠心病、高血压病多年,能做饭、洗衣等,一般活动不引起心悸、气促等症状,则按纽约心脏病学会心功能分级应为
    A. Ⅰ级 B. Ⅱ级 C. Ⅲ级
    D. Ⅳ级 E. Ⅴ级

14. 赵爷爷患心肌梗死 1 个月,昨日由 ICU 病房转入普通病房,轻度活动即感心悸、气促,心功能分级属于

  A. Ⅰ级   B. Ⅱ级   C. Ⅲ级

  D. Ⅳ级   E. Ⅴ级

15. 刘阿姨患慢阻肺多年,体力活动明显受限,慢走不到百步即有气短,其主观呼吸功能障碍分级为

  A. 1 级   B. 2 级   C. 3 级

  D. 4 级   E. 5 级

A3/A4 型题

王爷爷患慢阻肺 20 多年、肺栓塞 1 个月,昨日由 ICU 病房转入普通病房,轻微活动亦有气短,出现疲乏、心悸或心绞痛。

16. 目前的主观呼吸功能障碍分级为

  A. 1 级   B. 2 级   C. 3 级

  D. 4 级   E. 5 级

17. 目前的心功能分级属于

  A. Ⅰ级   B. Ⅱ级   C. Ⅲ级

  D. Ⅳ级   E. 以上都不是

18. 如果随着病情好转,仅仅在一般劳动时出现气短,其主观呼吸功能障碍分级为

  A. 1 级   B. 2 级   C. 3 级

  D. 4 级   E. 5 级

王爷爷患冠心病 20 多年、心肌梗死 2 个月,患者的体力活动受到轻度限制,休息时无自觉症状,心率 80 次/分,律齐,双肺呼吸音清,四肢活动良好。为了更好指导康复治疗,需要做心功能的评定。

19. 如果做心脏负荷试验,最常用的是

  A. 心脏功能分级   B. 超声心电图   C. 超声心电图运动试验

  D. 心电运动试验   E. 核素运动试验

20. 下列哪项不是心电运动试验的目的

  A. 评定心功能、体力活动能力

  B. 冠心病的早期诊断

  C. 评定是否有先天性心脏病

  D. 评定运动锻炼和康复治疗的效果

  E. 判定冠状动脉病变的严重程度及预后

21. 国内最常用的平板运动试验方案是

  A. Bruce 方案   B. Naughton 方案

  C. Balke 方案   D. WHO 推荐的踏车运动试验方案

  E. 手摇功率计试验方案

B1 型题

  A. 2 级   B. 3 级   C. 4 级

  D. 5 级   E. 6 级

22. 主观呼吸功能障碍分级评定采用多少级制

23. 讲话或穿衣等轻微活动时亦有气短属于

    A. Ⅰ级　　　　　　　　B. Ⅱ级　　　　　　　　C. Ⅲ级

    D. Ⅳ级　　　　　　　　E. 以上都不是

24. 患者小于平时活动即引起心悸、气促,其心功能分级是

25. 代谢当量(METS)的值是大于或等于5而小于7,其心功能分级是

（王伟敏）

第十一章　吞咽和言语功能评定

学习目标

1. 掌握:吞咽评定的意义和目的;运用"饮水试验"检查患者是否存在吞咽困难或障碍;失语症和构音障碍的概念、失语症的评定意义。
2. 熟悉:吞咽的分期和过程;常见的言语语言障碍。
3. 了解:吞咽和吞咽障碍的概念;失语症的主要症状和分类及评定方法。

案例

　　患者,男性,60岁。无明显诱因下出现头晕、双下肢无力、麻木伴站立不稳,当时无恶心呕吐、无四肢抽搐、无大小便失禁。后送医院行 CT 检查诊断为左侧基底节区脑出血。数小时后患者意识清楚但言语模糊,饮水呛咳而无法进食,采用鼻饲饮食。

　　请问:1. 针对患者的饮水呛咳应该进行怎样的康复评定?
　　　　　2. 针对患者言语模糊的情况应该进行怎样的康复评定?

第一节　吞咽功能的评定

一、概述

(一) 吞咽和吞咽障碍概念

　　吞咽是人类摄食的主要功能体现,也是维持人体生存的重要功能活动。吞咽过程是由位于髓质的吞咽中枢以及中远段食管壁中的肠神经系统共同协调产生的,主要由自主性反射控制。

　　吞咽障碍多由下颌、唇、舌、软腭、咽喉、食管括约肌或食管功能受损所致,其结果将导致食物不能有效从口腔送至胃,是脑卒中常见的并发症之一,其严重性不仅易导致患者营养不良,还可因伴随误咽而发生吸入性肺炎、窒息等现象危及生命。

(二) 正常的吞咽过程分期

　　1. 口腔准备期　食团在口内经咀嚼、搅拌后,成为适合于吞咽的团块的过程,此时咽岬为软腭与舌后部所封闭。在吞咽开始前,软腭、舌骨及全咽均略向上升(图 11-1A)。

　　2. 口腔期　预备好的食团经口腔向咽推动(图 11-1B)。唇及颊肌收缩向后传递食团,同时舌与硬腭接触向后推动食团,驱动食团通过口腔到舌根部。此期需时约 1 秒。

3. 咽部期 指食团通过反射运动由咽部向食管移送的阶段。此阶段上、中、下咽缩肌及舌根依次有序收缩,推动食团以 12～25cm/s 的速度沿喉旁梨状窝形成的"食物通道"向下。此时软腭紧靠咽后壁,但随上咽缩肌的蠕动而略下移。在食团抵达喉前庭之前,喉勺状软骨上升,靠紧倾向后下的会厌及移向前上的舌骨,声门关闭,全喉更向上升并稍变短,同时环咽段开放,食团适时通过,进入食管(图 11-1C 和图 11-1D)。正常情况下,1 秒内食团将被送往食管,这一瞬间呼吸运动停止。

4. 食管期 环咽段在食团全部通过后关闭,之后运动以蠕动的方式把食团由食管向胃内移送(图 11-1E)。此时食管入口处和贲门处有括约肌,即可防止食团从胃部逆流。

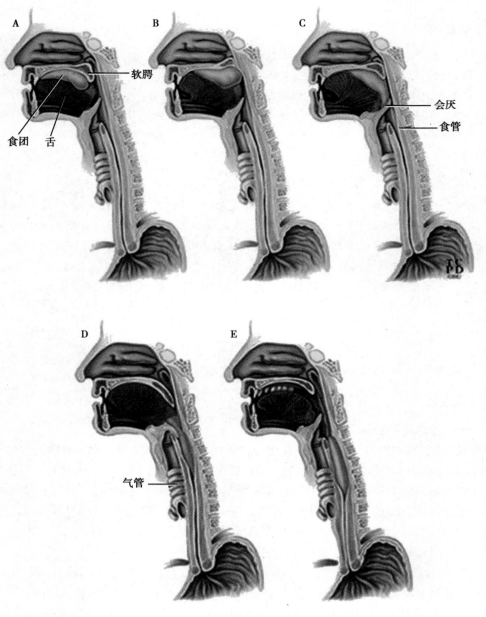

图 11-1 正常吞咽过程及分期

A. 口腔准备期;B. 口腔期;C、D. 咽部期;E. 食管期

二、吞咽障碍的评定

（一）评定的目的和意义

1. 筛查吞咽障碍是否存在。

2. 确定患者有无误咽的危险因素。

3. 确定是否需要改变提供营养的手段。

4. 提供吞咽障碍病因和解剖生理变化的依据。

5. 为提供合适的康复治疗方案和制订合理的康复目标做准备。

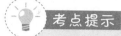

考点提示

吞咽障碍评定的目的和意义

（二）评定方法

1. 摄食前一般评价

（1）基础疾病：把握不同基础疾病如脑损伤、肿瘤、重症肌无力等的发展阶段，有利于采取不同的康复手段。

（2）意识水平：用 Glasgow Coma Scale 等来评价意识状态，确认患者的意识水平是否可进行清醒进食。

（3）全身状态：注意有无发热、脱水、低营养、呼吸状态、体力、疾病稳定性等方面的问题，确认患者是否适合摄食。

（4）高级脑功能：观察语言功能、认知、行为、注意力、记忆力、情感及智力水平有无问题。

2. 吞咽功能评价

（1）口腔功能：仔细观察口部开合、口唇闭锁、舌部运动、有无流涎、软腭上抬、吞咽反射、呕吐反射、牙齿状态、口腔卫生、构音、发声、口腔内知觉、味觉、随意性咳嗽等。

（2）吞咽功能：不需要设备，在床边便可进行的测试有以下两种。

1）饮水试验：让受试者喝下一茶匙水，如无问题，嘱受试者取坐位，将 30ml 温水一口咽下，记录饮水情况：Ⅰ. 可一口喝完，无呛咳；Ⅱ. 分两次以上喝完，无呛咳；Ⅲ. 能一次喝完，但有呛咳；Ⅳ. 分两次

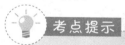

考点提示

饮水试验

以上喝完，且有呛咳；Ⅴ. 常常呛住，难以全部喝完。情况Ⅰ，若 5 秒内喝完，为正常；超过 5 秒，则可疑有吞咽障碍；情况Ⅱ也为可疑；情况Ⅲ、Ⅳ、Ⅴ则确定有吞咽障碍。

2）反复唾液吞咽测试：受试者采取坐位，检查者将示指横置于患者甲状软骨上缘，要求受试者尽量快速反复做吞咽动作，观察 30 秒内受试者喉头随吞咽动作上举，越过示指后复位的次数，老年受试者完成 3 次即可。

3. 吞咽过程评价

（1）口腔前期：意识状态、有无高级脑功能障碍影响、食速、食欲。

（2）口腔准备期：开口、闭唇、摄食、食物从口中洒落、舌部运动（前后、上下、左右）、下颌（上下、旋转）、咀嚼运动、进食方式变化。

（3）口腔期：吞送（量、方式、所需时间）、口腔内残留。

（4）咽期：喉部运动、呛食、咽部不适感、咽部残留感、声音变化、痰量有无增加。

（5）食管期：胸口憋闷、吞入食物逆流情况。

4. 辅助性检查　为正确评价吞咽功能，了解是否有误咽可能及误咽发生的时期，可采用录像吞咽造影、内镜、超声波、吞咽压检查等手段。其中录像吞咽造影法是目前最可信的误咽评价检查方法。它是借助 X 线及录像设备，利用含钡食物动态观察患者有无误咽及评

价摄食-吞咽功能障碍的状态。

第二节 言语功能的评定

一、概述

（一）语言和言语

1. 语言　是人类最重要的沟通工具,与个人的文化程度及认知功能关系密切,是口语、书面语、肢体语言等交流符号的集合系统,是一个自然发展起来的语音、词法、句法、语义及语用的规则体系。语言活动包括口语表达、口语理解、阅读理解和书法表达四种形式。

2. 言语　是指说话及表达的能力,是人类交流最基本的部分,其形成主要是由肺部喷出气体,经气管进入声道,通过呼吸、发声、共振、构音及规律产生声音,实现交流的运动活动和实际过程,其中声道对声音的产生起着重要的作用,包括唇、舌、硬腭、软腭、咽、喉和声带。

（二）失语症

失语症指言语获得后出现的障碍,是指意识清楚的情况下,由于优势半球的语言中枢病变导致的语言表达或理解障碍,常表现为发声和构音正常但不能言语,肢体运动功能正常但不能书写,视力正常但不能阅读,听力正常但不能理解言语,即听、说、读、写、计算等方面的障碍。临床常见于脑梗死、脑出血、颅脑损伤等疾病,尤其是左侧大脑半球的损伤。

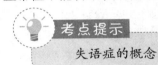

考点提示

失语症的概念

1. 失语症的主要症状

（1）口语表达障碍:患者很难用准确的语言表达自己的意思,或者语速很慢,甚至完全说不出;还可以表现为患者语量较多、滔滔不绝,或反复重复同样的单词或短语,可以理解别人说话,但不能表达。

1）发音障碍:表现为咬字不清、说话含糊或发单音有困难,模仿语言发音不如自发语言,通常指运动性失语,与构音障碍有本质区别。

2）说话费力:说话不流畅、缓慢,并伴有全身用力、叹气及附加表情或手势,能理解别人的语言。

3）语法错误:表达时名词和动词罗列,缺乏语法结构,类似电报文体,故称电报式言语;或句子中有实意词和虚词,但用词错误、结构及关系紊乱。

4）错语:包括语音错语、词义错语和新语。语音错语是音素之间的置换,如将电视(电视shi)说成念诗(念shi)。词义错语是词与词之间的置换,如将"桌子"说成"椅子"。新语则是用无意义的词或新创造的词代替说不出的词,如将"铅笔"说成"乌里"。在表达时大量错语混有新词,称为杂乱语。

5）刻板语言:只能说出几个固定的词或短语,如"八"、"发"、"我"、"妈"等,有时会发出无意义的声音。

6）找词困难:指找不到恰当的词表达自己的意思,多见于名词、形容词和动词,表现为谈话出现停顿,或重复结尾词、介词及其他功能词,如想说头痛却指着头说不出来,或重复说这个、这个……如果找不到恰当的词,而以描述说明等方式进行表达,则称为迂回现象。

7）复述困难:指不能正确复述别人说的词或句子。

8）模仿语言：是一种不自主复述他人的话，如问"你叫什么名字"，回答也是"你叫什么名字"。有模仿语言的患者常有语言的补完现象，即患者对于系列词、熟悉的诗歌不能自动叙述，但若他人说出前面部分，他即可接着完成其余部分。如检查者说"1、2、3"，他可以接着说"4、5、6"。

9）持续症：是在正确反应后，当刺激已改变时仍以原来的反应来回答。如命名："杯子"，当将"杯子"换成铅笔后问患者"这是什么"，他仍答"杯子"。

10）流畅度：以每分钟说出多少词表示，每分钟说出的词在100个以上称为流畅型口语，在50个以下称非流畅型口语。

（2）听理解障碍：指患者理解能力降低或丧失，表现为听不懂，但可以流利地说话，或患者能正确朗读或书写，却不能理解文字或手势的意思。症状轻者可能只对某些单词或短语不能理解，或能回答问题，但不一定完全准确。严重者表现为所答非所问。

1）语音辨认障碍：患者能像正常人一样听到声音，但不能辨认，典型者为纯词聋。

2）语义理解障碍：患者能正确辨认语音，部分或全部不能理解词义，根据病情轻重不同表现为：①对常用物品名称或简单的问候语不能理解；②对常用的名词能理解，对不常用的名词或动词不能理解；③对长句、内容和结构复杂的句子不能完全理解。

（3）阅读障碍：指阅读能力受损，称为失读症，表现为不能正确朗读和理解文字，或者能够朗读但不能理解朗读的内容。

（4）书写障碍

1）书写不能：完全性书写障碍，可以简单画1~2划，构不成字，也不能抄写。

2）象形书写：不能写字，可以用图表示。

3）书写过多：书写中混杂一些无关的字词或造字。

4）镜像书写：笔画正确，而方向相反，见于右侧偏瘫而用左手写字患者。

5）惰性书写：写出一个字词后再让写其他词时，仍不停地重复写前面的字词。

6）构字障碍：所写出的字笔画错误。

7）语法错误：书写句子时出现语法错误。

2. 失语症的分类　根据患者的表达、理解、复述及书写等方面的特点，可将失语症分为以下几类：

（1）Broca 失语：又称运动性失语，以口语表达障碍较为突出，自发语言呈非流利性，话少，复述及阅读困难，语言呈电报文样，甚至无言状态，病灶部位在优势半球的额下回后部。

（2）Wernicke 失语：又称感觉性失语，患者无构音障碍，自发言语呈流利性，但不知说什么，有时表现所答非所问，话多，有较多的错语或不容易被别人理解的新语，理解、命名、阅读及书写均较困难，病变部位在优势半球的颞上回后部。

（3）命名性失语：又称健忘性失语。语言流畅，忘记熟悉人的名字，或对物品的命名有障碍，但可以通过描述的方式表达，病变部位在优势半球的颞中回后部或颞顶枕结合处。

（4）失写症：又称为书写不能，由于优势半球额中回后部病变引起，表现为手运动功能正常，但丧失书写的能力，或写出的内容存在词汇、语义和语法方面的错误，抄写能力保留，多合并运动性和感觉性失语。

（5）失读症：优势半球顶叶角回病变引起，患者无失明，但不能辨识书面文字，不能理解文字意义。轻者能够朗读文字材料，但常出现语义错误，如将"桌子"念成"椅子"，将"上"念成"下"等，重者将口头念的文字与书写的文字匹配能力丧失。

中枢神经系统的语言功能分区

人们常习惯用以一只手为主进行日常生活活动及执行高度技巧性劳动操作,我们称之为"利手"。大约有90%的人是用右手,称之为"右利手",右利手人中绝大部分的语言在左侧大脑半球,称之为优势半球。

额叶:额下回后部(Broca区)负责语言运动,其损伤会导致口语表达障碍,即患者能理解语言的意义,但不能用言语表达或表达不完整,又称运动性失语;当额中回后部(书写中枢)损伤时,患者不能书写,即失写症。

颞叶:颞上回的后部(Wernicke区)损伤时,患者能听到说话的声音,能自言自语,但不能理解他人和自己说话的含义,称感觉性失语;当颞中回和颞下回后部损害时,患者丧失对物品命名的能力,对于一个物品只能说出它的用途,说不出它的名称,称命名性失语。

顶叶:角回为理解看到的文字和符号的皮质中枢,即视觉语言中枢,其损伤可导致患者不能书写。

延髓:延髓支配咽、喉、舌肌的运动,并对呼吸、循环等基本生命活动起着极其重要的作用,其损伤可导致病灶侧软腭、咽喉肌瘫痪,表现为吞咽困难、构音障碍。

(三) 构音障碍

构音障碍是指由于神经系统损害导致与言语有关的肌肉麻痹或运动不协调而引起的言语障碍。患者通常听觉理解正常并能正确选择词汇,而表现为发音和言语不清,重者甚至不能闭合嘴唇、完全不能

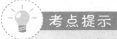

考点提示

构音障碍的概念

讲话或丧失发声能力。分为运动性构音障碍、器质性构音障碍、功能性构音障碍。

1. 运动性构音障碍　指神经肌肉病变引起构音器官的运动障碍,出现发声和构音不清等症状。常见于脑血管疾病、颅脑损伤、脑瘫、多发性硬化等疾病中。

2. 器质性构音障碍　指构音器官异常导致的构音障碍,如腭裂。

3. 功能性构音障碍　指在不存在任何运动障碍、听觉障碍和构音器官形态异常的情况下,部分发声不清晰,多见于学龄前儿童及癔症的患者。

(四) 其他常见的言语语言障碍

1. 语言发育迟缓　指儿童在发育过程中其言语发育落后于实际年龄的状态,常见于大脑功能发育不全、自闭症及脑瘫的患者。

2. 口吃　是言语的流畅性障碍,与儿童在言语发育过程中受口吃的影响,或遗传及心理障碍等因素有关。

二、言语功能障碍的评定

(一) 失语症评定目的和意义

1. 诊断失语症,并进一步进行失语症分类。

2. 评价言语障碍的严重程度和具体情况,了解影响患者交流能力的因素,精确评价患者残留的交

考点提示

失语症评定的目的和意义

流能力。

3. 可对患者康复程度进行预测,确定现实的治疗目标,设计合理的治疗方案,以促进患者最大限度恢复交流能力。

（二）失语症的评定方法

国际上常用的是波士顿失语检查和西方失语成套测验(the western aphasia battery, WAB)。以具代表性的 WAB 为例,包括自发言语、理解、复述及命名四个方面,满分 420 分。

1. 自发言语 分信息量和流畅度两个方面,满分为 20 分。

(1)信息量的检查:准备一幅图画(内容要求与日常生活关系密切,简单容易回答),复读机一台,记录的纸张和笔,提问 7 个简单问题,如"你今天好吗?""你以前来过这里吗?""你叫什么名字?""你住在哪里?""你做什么工作?""你为什么到这里?""你在画中看见些什么?"等,评分标准如下:

0 分:完全无反应;

1 分:只有不完全的反应,如仅说出姓或名等;

2 分:前 6 题中,仅有 1 题回答正确;

3 分:前 6 题中,仅有 2 题回答正确;

4 分:前 6 题中,有 3 题回答正确;

5 分:前 6 题中,有 3 题回答正确,并对画有一定的反应;

6 分:前 6 题中,有 4 题回答正确,并对画有一定的反应;

7 分:前 6 题中,有 4 题回答正确,对画至少有 6 项描述;

8 分:前 6 题中,有 5 题回答正确,对画有不够完整的描述;

9 分:前 6 题中,全部回答正确,对画几乎能完全地描述,即至少能命名出人、物或动作共 10 项,可能有迂回说法;

10 分:前 6 题回答完全正确,有正常长度和复杂性的描述图画的句子,对画有合情合理的完整描述。

(2)流畅度的检查:用品和问题同(1),评分标准如下:

0 分:不能言语或仅有短而无意义的言语;

1 分:以不同的音调反复说刻板的言语,有一些意义;

2 分:说出一些单个的词,常有错语、费力和迟疑;

3 分:流畅、反复的话或嘟哝,有极少量奇特语;

4 分:犹豫,电报式言语,多数为一些单个词,常有错语,偶有动词和介词短语;

5 分:电报式的、有一定语法结构而较为流畅的言语,错语仍很明显,有少数陈述性句子;

6 分:有较完整的陈述句,可出现正常的句型,有错语;

7 分:流畅,可能滔滔不绝,在 6 分的基础上可有音素奇特语,伴有不同的音素错语、奇特语和新词症;

8 分:流畅,句子常较完整,但可能与主题无关,有明显的找词困难和迂回说法,有语意错语和语义奇特语;

9 分:大多数是完整的与主题有关的句子,偶有犹豫和错语,找词有些困难,可有一些发声错误;

10 分:句子有正常的长度和复杂性,语速及发音正常,无错语。

2. 理解的检查

（1）回答是非：方法是提出 20 个与日常生活关系密切的问题，用"是"或"否"回答问题，不能回答者，可用"闭眼"表示"是"，答对 1 题给 3 分（经自我修正后正确亦 3 分），如"你用勺子夹菜吗?"；如果回答模糊，可再问一次，如仍不能准确回答，给 0 分，60 分为满分。

（2）听词辨认（表 11-1）：将实物随机地放在患者的视野之内，向患者出示实物、实物图片、物体形状、字母、数字、颜色、服饰、身体部分、笔、身体的左右部分 10 项卡片，每项包含 6 个内容，共 60 项，让他指出相应的物体，可重复出示一次。如患者每次指出一项以上的物体，给 0 分，每项正确（包括自我修正后正确者）给 1 分，共 60 分。

表 11-1 听词辨认

实物	图片	形状	字母	数字	颜色	服饰	身体	水果	左右
手表	牙刷	十字形	J	3	红	手套	耳朵	苹果	左眼
手机	碗	锥形	B	8	蓝	口罩	鼻子	草莓	右手
牙刷	钢笔	三角形	D	7	绿	袜子	小腿	荔枝	左膝
碗	手机	圆形	R	6	黑	裤子	脚趾	西瓜	右肩
小刀	小刀	长方形	Y	5	紫	上衣	头发	香蕉	左脚
钢笔	手表	正方形	Q	2	粉	帽子	脖子	菠萝	右髋

（3）相继指令（表 11-2）：在桌子上按顺序放勺子、杯子和碗，要求患者根据治疗师的指令完成相应的动作，根据指令的复杂程度可给 2 分、4 分或 5 分，如向患者说"看看这把勺子、这个杯子和这只碗，按我说的去做"，如果患者表现出迷惑，可将整个句子重复一次，共 80 分。

表 11-2 相继指令

指令	评分
举起你的手	2
闭上眼睛	2
拿起勺子	2
先举起手(2)，再闭上眼(2)	4
指向杯子(2)和碗(2)	4
把勺子(4)放入杯子(4)	8
把勺子(4)放入碗(4)	8
把杯子(4)放入碗(4)	8
把勺子放入杯子(8)，然后给我(4)	12
把勺子放入杯子(8)，再一起放入碗中(8)	16
把勺子放入杯子(8)，再一起放入碗中(8)，然后给我(4)	20

3. 复述检查（表 11-3） 让患者复述治疗师说出的词或句子，若没听清楚可重复一次；每一个简单的词为 2 分、2 位的数字给 4 分、带小数点的数字为 8 分，如果是句子，句子中每

个字为 2 分;句子细小的发声错误不扣分;词序每错一次或每出现一个语义或音素错语均各扣 1 分,满分为 100 分。

表 11-3 复述检查表

内容	评分
你	2
手指	2
桌子	2
门窗	2
89	4
时间	4
15.9	8
9cm	6
开汽车	6
大石狮子	8
老师辛苦了	10
大家早上好	10
我们下课吧	10
你好,晚饭了吗?	12
伟大的中国人民解放军	20

4. 命名的检查

(1)物体命名:按顺序向患者出示 20 个物体让他命名,若无正确反应可让他用手摸一下物体,仍无正确反应,可给予词的偏旁、部首或首词提示,每项检查不得超过 20 秒。答对一项给 3 分、有可能认出的音素错语给 2 分、若同时需触觉和音素提示给 1 分,满分 60 分。

(2)自发命名:让患者在 1 分钟内尽可能多地说出动物的名称,若有迟疑时,可用"请想想马等家畜或老虎等野生动物"的方式给予帮助,在 30 秒时可对他进行催促。说对一种动物给 1 分,即使有语义错语也给 1 分,最高 20 分。

(3)完成句子:根据患者的文化程度特点,让患者完成检查者说出的 5 个不完整句子。每句正确 2 分,有音素错语给 1 分,合情合理的替换词按正确计,满分为 10 分。如"草是_____",由患者回答是绿色的。

(4)反应性命名:让患者用物品等名字回答问题,共 5 个问题,每题正确给 2 分,有音素错语给 1 分,满分为 10 分。如"你用什么喝水",正确答案是杯子。

(三) 构音障碍的评定方法

构音障碍的评定常用 Frenchay 评定法,改良后的 Frenchay 评定法内容包括反射、呼吸、唇、颌、软腭、喉、舌、言语 8 大项,每项又分为 2 ~ 6 小项。每小项按严重程度分为 a ~ e 五级:a 正常,b 轻度异常,c 中度异常,d 明显异常,e 严重异常。可根据正常结果所占比例(a

项/总项数）简单地评定构音障碍的程度。

（四）语言功能检测的注意事项

1. 向患者和家属讲明检测的目的和要求，以取得配合。

2. 在分测验的某一个程度，当患者不能明显进一步得分时，应停止测验，以免患者窘迫、紧张，以致拒绝检测。

3. 当患者不能作出答案时，检测者可做一示范，但不能记分，只有在无帮助时的回答才能得分。

4. 患者回答错而不知错或连续失败，不应使他为难，此时可将分测验拆散，先易后难，以提高兴趣和动力，使测验能顺利通过。

5. 与患者言语一致的发声笨拙不扣分，但不能有言语错乱，在每个项目中三次失败后可中断测验。

6. 测验中最好录音，可为测验者提供判断其程度和性质的机会。

7. 检测一般在 1~1.5 小时内完成，但失语症患者容易疲劳，最好分几次完成检查，并选择患者头脑较为清晰时检测。

 本章小结

本章重点介绍了正常吞咽功能和言语功能的相关概念，对吞咽障碍和失语症进行评定的意义和目的，相对应的评定方法和注意事项。其中对失语症做重点介绍，目的是通过学习在掌握基本概念和评定意义的基础上，让学生重点了解失语症的评定内容和方法，为之后的深入学习运用打下基础。

 目标测试

A1 型题

1. 将咀嚼形成的食团送入咽部的阶段是指
   A. 先行期　　　　　　B. 口腔准备期　　　　C. 口腔期
   D. 咽部期　　　　　　E. 食管期

2. 原则上言语治疗训练形式应采取
   A. 一对一　　　　　　B. 二对一　　　　　　C. 三对一
   D. 多对一　　　　　　E. 一对多

3. 可促进患者口语表达能力发展的活动是
   A. 社交活动　　　　　B. 下棋　　　　　　　C. 打篮球
   D. 绘画　　　　　　　E. 打乒乓球

4. Broca 失语的病灶部位在
   A. 额中回后部　　　　B. 额下回后部　　　　C. 颞中回后部
   D. 颞上回后部　　　　E. 颞下回后部

5. 言语功能检测要求在几小时之内完成
   A. 0.5　　　　　　　　B. 1　　　　　　　　　C. 2
   D. 1~1.5　　　　　　　E. 3

A2 型题

6. 患者在谈话过程中,欲说出恰当的词(多见于名词、动词、形容词)时,存在困难或不能,这种现象称为

    A. 迂回现象   B. 命名障碍   C. 找词困难

    D. 杂乱语   E. 错语

7. 问患者"你好吗","你叫什么名字",都回答为"我啊、我啊",这种现象被称为

    A. 杂乱语   B. 模仿语言   C. 错语

    D. 刻板语言   E. 说话费力

A3/A4 型题

患者男性,72 岁,以脑梗死收治入院,检查发现该患者无构音障碍,自发语言流畅,但不知说什么,有时表现为答非所问,有较多不能理解的话语。

8. 请问该患者最有能的诊断为

    A. 运动性失语   B. 混合性失语   C. 感觉性失语

    D. 传导性失语   E. 命名性失语

9. 该患者的病变部位很有可能位于

    A. 额上回后部   B. 颞下回前部   C. 额中回后部

    D. 颞上回后部   E. 颞中回下部

B1 型题

    A. Ⅰ   B. Ⅱ   C. Ⅲ

    D. Ⅳ   E. Ⅴ

10. 饮水试验分级中能 1 次喝完,但有呛咳属于

11. 饮水试验分 2 次喝完,且有呛咳属于

12. 常常咳嗽,难以全部喝完属于

(彭 辰)

第十二章　心理功能评定

学习目标

1. 掌握:认知障碍的概念;认知功能障碍筛查量表。
2. 熟悉:心理评定的内容及方法;严重残疾后的心理反应;知觉障碍评定;注意力障碍评定;记忆力障碍评定;执行功能障碍评定。
3. 了解:认知产生的基础。

案例

　　患者,男性,55岁,1年前诊断为"病毒性脑膜炎",住院治疗后病情稳定,遗留记忆功能低于正常。现患者记忆力差,能短时间记住某件事或事物,较长时间的记忆明显障碍。为求进一步治疗就诊医院康复训练中心。
　　请问:1. 该患者属何种功能障碍?
　　　　　2. 该患者功能障碍的评定方法有哪些?

第一节　概　　述

一、概念

　　心理功能评定是通过对患者的病史询问、动作或行为的观察、神经心理的测试作出相应功能诊断的系统方法。心理功能评定可用于康复的各个时期,通过心理功能评定可以发现患者心理状况及认知功能障碍,为制订康复治疗计划提供依据,同时也为判断疗效和预后提供标准。

二、常见神经心理改变

　　神经心理学是研究和说明人的心理活动与大脑关系的心理学重要分支,也是心理学与神经学的交叉学科,它是从神经科学的角度来研究心理学的问题。神经心理学评定技术是在一定的刺激反应情景下,评价个体的行为,以推论人脑功能状态的一种方法,评定出患者是否存在心理功能障碍。常见的神经心理改变包括对人感知、注意力、记忆力、执行能力及情绪情感等方面。

三、严重残疾后的心理反应

人们在严重创伤后,心理反应过程大致经过以下几个阶段。

1. 心理休克 心理休克是一种心理防御反应。患者对突然发生的伤病或残疾来不及应对,表现为麻木、惊呆,出乎意料的镇静与冷淡,表情淡漠,答语简短。

2. 焦虑和否认 患者的意识恢复后,往往陷入严重的恐惧和焦虑状态,他们无法面对这个残酷的现实,认为"这不会是我"、"这不可能",自觉或不自觉地否认伤病这个残酷现实,起到自我保护作用。

3. 愤怒 当患者意识到伤病已经不可避免,便会产生愤怒情绪,表现为焦虑烦躁,对自己或他人产生无名怨恨情绪,对亲人和医护人员冷漠、敌视,严重者发生毁物、打人或自伤、自残行为。

4. 抑郁 当患者了解到自己将终身残疾时,表现为抑郁,其程度从轻度悲观至自杀。

5. 自卑和自责 患者可能由于社会角色的改变,病损的长期折磨以及各种生理功能障碍等因素的影响产生自卑心理;同时,他们感到自己给亲人和家庭带来了不幸和累赘而自责,敏感、多疑而对生活失去热情。

6. 退化 这是正常的适应性防御反应。成人表现为以自我为中心,要求多,不配合治疗;儿童表现类似婴儿的行为,不合作、遗尿等。

7. 适应 大部分患者经过心理变化和抗争,最终能接受躯体功能受损的现实,能重新评价自我,积极主动配合治疗。

四、心理评定的内容

1. 认知功能障碍评定 包括知觉障碍评定、注意力障碍评定、记忆力障碍评定和执行功能障碍评定。

2. 情绪情感障碍评定 包括焦虑评定和抑郁评定。

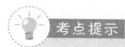

考点提示

认知功能障碍评定内容

第二节 认知功能障碍评定

一、认知产生的基础

（一）概念

1. 认知 认知是指人在对客观事物的认识过程中对感觉输入信息的获取、编码、操作、提取和使用的过程,是输入和输出之间发生的内部心理过程,这一过程包括知觉、注意、记忆及思维等。认知过程是高级脑功能活动。

2. 认知障碍 认知障碍指与学习记忆以及思维判断有关的大脑高级智能加工过程出现异常,从而引起严重的学习、记忆障碍,同时伴有失语或失用或失认或失行等改变的病理过程。认知障碍是脑卒中、脑外伤、各种痴呆等脑部疾患或损伤的常见症状。

（二）认知障碍主要表现

1. 学习、记忆障碍 学习、记忆是一种复杂的动态过程,记忆是人脑对过去经历和发生过的事物的重现。记忆障碍是指记忆力的下降。在大脑皮质不同部位受损伤时,可引起不同类型的记忆障碍。

2. 失语　失语是由于脑损害所致语言交流能力障碍,患者在意识清晰、无精神障碍及严重智能障碍的前提下,无视觉和听觉缺损,亦无口、咽、喉等发声器官肌肉瘫痪及共济运动障碍,却听不懂别人和自己的讲话,说不出要表达的意思,不理解亦写不出患病前会读、会写的字句等。

3. 失认　失认是指脑损害时患者并无视觉、听觉、触觉、智能及意识障碍的情况下,不能通过某一感觉辨认以往熟悉的物体,但能通过其他感觉通道进行认识。

4. 失用　失用是指脑部疾病时,患者并无任何运动麻痹、共济失调、肌张力障碍和感觉障碍,也无意识及智能障碍的情况下,不能在全身动作的配合下,正确地使用一部分肢体功能去完成那些本来已经形成习惯的动作,如不能按要求做伸舌、吞咽、洗脸、刷牙等简单动作,但患者在不经意的情况下却能自发地做这些动作。

5. 痴呆　痴呆是认知障碍的最严重的表现形式,是慢性脑功能不全产生的获得性和持续性智能障碍综合征。

（三）认知功能障碍筛查

在筛查患者是否有认知功能障碍之前,首先应对患者进行意识状态评定,检查能否理解评定者的意图并按要求去做。

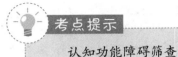

考点提示

认知功能障碍筛查

1. 认知功能障碍筛查和诊断量表

(1)简易智力状态检查量表(MMSE):MMSE 是最具有影响的认知功能筛查工具,具有敏感性好,易操作等优点,在国内外被广泛使用。

(2)长谷川痴呆量表(Hasegawa dementia scale,HDS):其评分简单,敏感性和特异性较高,是筛选阿尔茨海默病较理想的工具。

(3)常识-记忆力-注重力测验(information- memory- concentration test,IMCT):又名 Blessed 痴呆量表,是一种常用的筛查认知功能缺损的短小工具。

(4)画钟测验(clock drawing test,CDT):对顶叶和额叶损害敏感,常用于痴呆的筛查。

(5)韦氏记忆量表(Wechsler memory scale,WMS)及其中国修订本:WMS 反映受试者记忆功能的概况和各方面记忆的特点。

2. 认知功能障碍评价量表　包括有评价认知的量表、总体评价量表、精神行为症状评定量表和日常生活活动能力量表。

二、知觉障碍评定

知觉障碍是指患者对客观事物能够认知,但对其部分属性,如大小比例、形状结构或时间空间的动静关系产生错误的知觉体验。损伤部位和损伤程度不同,知觉障碍的表现也不相同。临床上常见有躯体构图障碍、空间关系障碍、失认症及失用症等。

（一）躯体构图障碍

躯体构图障碍是患者不能准确判断物体空间位置。

1. 表现　包括穿衣失用,不能识别身体各个部位及其之间的关系,转移动作不安全;左右失认;穿衣和理解含有左右概念的方向时有困难;手指失认;疾病失认;单侧忽略:刮一侧脸、穿一只袖子、吃半边饭、读半张报纸、画半边画;空间定位:在繁华地区穿行困难;空间关系:同上,转移不安全;地形定向:不能从病房走到治疗室。

2. 评定　图片或实物定位检查,要求患者根据指令,描述每一张图片中物体之间的空间位置关系或摆放实物。如不能指认为阳性。对穿衣失认和单侧忽略可以通过观察患者穿衣动作检查,如只有一侧不能穿衣而另一侧正常,常提示与单侧忽略有关。

（二） 视空间关系障碍

视空间关系障碍是指患者因不能准确地判断自身及物品的位置而出现的功能障碍。

1. 表现　包括视空间认知和视觉记忆障碍。患者回家时因判断错方向而迷路,不能准确地将锅放在炉灶上而导致放偏将锅摔到地上。

2. 评定　空间定位障碍是指对于物体的方位概念,如上、下、左、右、内、外、东、西、南、北等的认识障碍。患者不能理解和判断物与物之间的方位关系。要求被检查者听口令摆放物品,如将两块积木中的一块放到另一块的左侧、右侧或上方。

（三） 失认症

失认症是指在没有感官功能不全、智力衰退、意识不清、注意力不集中的情况下,不能通过器官认识身体部位和熟悉物体的临床症状。失认症是大脑皮质功能障碍的结果。

1. 表现

（1）触觉性失认症:主要为实体感觉缺失,患者触觉、温度觉、本体感觉等基本感觉存在,但闭目后不能凭触觉辨别物品。

（2）视觉性失认症:包括物体失认症、相貌失认症、同时失认症、色彩失认症及视空间失认症等。

（3）听觉性失认症:能听到各种声音,但不能识别声音的种类。

2. 评定

（1）触觉性失认症的评定:在桌子上摆放多种物品,如各种几何图形的模型或笔、纽扣、剪刀、布料等,让患者闭眼触摸其中某物品,然后睁开眼睛,从中找出刚才触摸过的物品。在合理的时间内能正确辨认清楚者为正常,不能分辨者为异常。

（2）视觉性失认症的评定:将日常使用的一些物品,如眼镜、铅笔、牙刷、钥匙等东西呈现给患者,要求患者命名并解释其用途,如果"看"后不能说出物品名称但触摸后可正确回答,提示存在物体失认。如果对家人或一些公众人物照片(如国家领导人或体育明星、影星、歌星)不能辨认,提示存在相貌失认。如果给患者绘有苹果、香蕉形状的无色图形,让其用彩笔涂上相应颜色,不能正确完成者存在颜色失认。

（3）听觉性失认症的评定:在患者背后发出各种不同声音,如拍手、咳嗽等,问患者能否判断是何种声响,如不能是非言语性听觉失认。

（四） 失用症

失用症患者能以正常的幅度、力度和速度运动其肢体,但不能完成要求的特定动作或姿势。

1. 表现

（1）意想性失用症:表现为既不能执行指令也不能自发完成动作,但对示范动作可模仿。

（2）运动性失用症:仅限于肢体,多见于上肢。因患者对运动的记忆发生障碍,致使动作笨拙,精细动作能力缺失,但对于动作的观念保持完整。重者不能做任何动作,对检查者的要求作出毫无意义的若干运动,如由卧位坐起时,将两下肢举起而无躯干参与。

（3）意念运动性失用症:患者不能执行运动指令,能做简单的和自发性动作,不能完成复杂随意动作和模仿动作,例如,要求患者根据命令徒手做用毛巾擦脸动作,患者表情茫然,不知如何做,但如果在患者脸上有水时将毛巾交给他,则可自动完成擦脸动作。

(4)结构性失用症:主要表现为对多维空间的综合不能,患者对绘画、排列、建筑等结构活动的各个构成及其互相关系有一定认识能力,但构成完整整体的空间分析和综合能力则存在明显缺陷。结构失用多与其他症状合并出现。

2. 评定

(1)意想性失用症的评定:通过实际观察,注意患者是否能模仿和按命令完成动作。如患者表现为不能理解也不能描述动作,不能口述动作过程,仅能模仿检查者的动作为阳性。

(2)运动性失用症的评定:主要检查手指(或足尖)精细运动,请患者用一只手指快速连续敲击桌面,或用足尖快速连续敲击地面;模仿治疗师的手指动作等。

(3)意念运动性失用症的评定:可要求患者做一些动作,咳嗽、用鼻吸气等,患者在不用实物的情况下,能按口令完成大多数动作为正常;只有在给予实物时患者才能完成大多数动作为阳性;即使给予实物也不能完成动作为严重损伤。

(4)结构性失用症的评定:让患者用火柴摆几何图形、画房屋或摆积木,出现长短粗细失当,不适当倾斜、断续或其他不成比例,规则紊乱现象和各构成部分虽然存在。也可伴发半侧空间忽略,图形只绘右侧一半。

三、注意功能障碍评定

注意是一切心理活动的共同特性,注意根据参与器官的不同,可以分为听觉注意、视觉注意等。注意障碍总是和某些心理过程的障碍相联系着的,注意功能障碍者不能处理用于顺利进行活动所必要的各种信息。

(一)注意障碍分型

脑损伤后出现的注意障碍可分为觉醒状态低下、保持注意障碍、选择注意障碍、转移注意障碍和分配注意障碍等类型。

(二)注意障碍评价

1. 反应时检查 反应时间又称反应时,指刺激作用于机体后到明显的反应开始所需要的时间,即刺激与反应时间的时距。

2. 注意广度的检查 数字广度测验是最常用的检查方法,如果复数数字达72个则为正常,不能复述5个或5个以下数字的患者,可认为有明显的注意障碍。

四、记忆功能障碍评定

记忆是过去经历过的事物在头脑中的反应。记忆就是人脑对输入信息进行编码、储存以及提取的过程。

(一)记忆障碍分类

1. 记忆减退 记忆功能低于正常。记忆减退是痴呆患者早期出现的特征性表现。

2. 遗忘 由于脑损伤而致记忆功能受损或丧失。

3. 虚构 意识清晰背景下出现对既往事件或个人经历的错误叙述。

(二)记忆障碍评价

1. 瞬时记忆的评价 常用的方法为检查注意力的数字广度测验。

2. 短时记忆的评价 要求患者停顿30秒后,回忆在瞬时记忆检查中所用言语和非言语检查方法。

3. 长时记忆的评价　评定分别从情节记忆、语义记忆和程序性记忆等不同侧面进行。

五、执行能力障碍评定

（一）执行能力概念

执行能力就是一种把想法变成行动,把行动变成结果,从而保质保量完成任务的能力。执行能力就是果断而不急躁,按照计划或者习惯,该干什么就干什么。

（二）执行能力障碍评价

1. 直接观察　对可疑有执行功能障碍的患者,在排除肢体运动障碍的前提下,要求其做一些日常动作,例如刷牙、洗脸、梳头、吃饭等,观察患者是否存在反复进行片段动作。

2. 简单操作动作检查　要求患者按一定顺序不断变换 2 ~ 3 种简单动作,以测验患者是否具有适当的反应抑制能力。

第三节　情绪情感障碍评定

情绪情感是人各种的感觉、思想和行为的一种综合的心理和生理状态,是对外界刺激所产生的心理和生理反应。准确掌握患者的心理状况,帮助患者尽早调整心理环境,利于康复。临床上将消极情绪分为焦虑和抑郁两种,常用的评价量表有焦虑量表和抑郁量表。

一、评定方法

（一）焦虑量表

当人们面对潜在的或真实的危险或威胁时,都会产生的情感反应,即焦虑。临床常用汉密尔顿焦虑量表(Hamilton anxiety scale, HAMA) 和焦虑自评量表(self-rating anxiety scale, SAS)。

（二）抑郁量表

抑郁既是一种客观存在的心理问题又是个人对自身状态的主观感受,对抑郁的评价可采用由医生或其他人员对被测者进行评价或由被测者自行完成对自身的评价两种方式。

1. 汉密尔顿抑郁量表(Hamilton depression scale, HAMD)　是目前国内外最常采用的由医务人员进行抑郁评定的量表。评定方法是由主试者根据对患者的观察圈出相应分数,总分最高为 76 分,做一次评定需要 15 ~ 20 分钟。

2. 抑郁自评量表(self-rating depression scale, SDS)　该自评量表操作简便,容易掌握,不受年龄、性别、经济状况等因素影响,适用于各种职业、文化阶层及年龄段的正常人或各类神经症、精神病患者。

二、适应证和禁忌证

（一）适应证

脑血管意外、脑外伤以及老年变性脑病等脑部伤病引起情绪障碍;慢性疾病及残疾引起的情绪障碍;心因性情绪障碍和药物性情绪障碍。

（二）禁忌证

全身状态不佳、病情进展期或体力差难于耐受检查者;意识丧失或障碍者;拒绝检查或完全无训练动机及要求者。

本章小结

认知是指人在对客观事物的认识过程中对感觉输入信息的获取、编码、操作、提取和使用的过程。心理功能评定包括认知功能障碍评定和情绪情感障碍评定。通过心理功能评定可以发现患者心理状况及认知功能障碍,为制订康复治疗计划提供依据。

目标测试

A1 型题

1. 认知功能评定不包括下列哪项
   A. 注意力评定   B. 记忆评定   C. 情绪评定
   D. 智商水平   E. 执行力评定

2. 失用症评定不包括
   A. 意念性失用   B. 运动性失用   C. 结构性失用
   D. 注意力障碍   E. 穿衣失用

3. 失认症的临床表现不包括下列哪项
   A. 视力正常但看不到东西
   B. 对所见物品不能分辨但用手触摸后则能回答
   C. 听力正常但听不出什么声音
   D. 不能按指令表演刷牙动作
   E. 弄不清手指的名称

4. 患者对家人照片不能正确辨认,患者可能有
   A. 图形背景分辨困难   B. 空间定位障碍   C. 视觉性失认
   D. 结构性失用   E. 地形定向障碍

5. 排除患者运动瘫痪等原因,让脑损伤患者徒手做用毛巾擦脸动作,不能完成者,属于
   A. 意念运动性失用   B. 结构性失用   C. 视觉失认
   D. 意念性失用   E. 运动性失用

6. 认知障碍最严重的表现形式
   A. 记忆障碍   B. 失语   C. 失认
   D. 失用   E. 痴呆

(吕 晶)

第十三章　日常生活能力与生存质量评定

案例

　　患者，男性，67 岁，因左侧脑基底节出血导致右侧偏瘫伴失语 1 个月入院。大小便可控制，但穿脱衣裤及便后处理依赖家人。两人扶持下可坐起。可用左手抓勺吃饭，但不会自己盛饭。可用家人递上的毛巾擦脸，自己不会拧干。不能步行，情绪低落。
　　请问：1. 请用 Barthel 指数评定量表评定该患者的总分。
　　　　　2. 判断该患者将来的恢复程度。

第一节　日常生活活动能力评定

一、概述

　　人们为维持生存及适应生存环境而每天反复进行的、最基本的、最具有共性的活动（衣、食、住、行等），我们称其为日常生活活动（activities of daily living，ADL）。ADL 能力是个体在成长发育过程中逐渐习得的，它反映了人们在家庭、医疗机构和社区中的基本能力。ADL 的概念最早是由 Dearier 于 1945 年提出的，他认为 ADL 是个人独立的基础，也是一个人履行社会角色任务的准备性活动。

　　（一）ADL 包含狭义和广义两个方面的定义

　　1. 狭义的 ADL　指人们在日常生活中所涉及的一系列的基本活动，包括衣、食、住、行，保持个人卫生整洁和独立的社区活动，是人们为了维持生存，适应生存环境而每天反复进行的、最基本的、最具有共性的活动。

　　但随着社会的迅速发展和人们生活质量的提高，过去这种狭义的 ADL 概念已显得不够全面，它忽略了人的生物属性和社会属性的双重性特点，因而逐渐被广义的 ADL 概念所取代。

2. 广义的 ADL 指一个人在家庭、工作机构及社区中自己管理自己的能力。除了包括最基本的生活能力外,还要包括与他人交往的能力,以及在经济上、社会上和职业上合理安排自己生活方式的能力,因此需要做到居家独立、工作独立和社区独立。

所以,要改善残疾人的 ADL 能力,首先要了解他们在 ADL 中的功能状况,即进行 ADL 能力的评定。

(二) ADL 分类

根据人们每天从事日常生活活动时,使用各种工具及其他技能的情况,我们将日常生活活动分为以下两大类。

1. 基础性日常生活活动(basic ADL,BADL) 是指患者在家中或医院里每日所应用最基本的、粗大的、不利用工具的日常生活活动,包括自理活动和功能性移动两大类活动。自理活动包括穿衣、洗漱、梳妆、进食、如厕、洗澡等活动,功能性移动包括翻身、从床上坐起、由坐到站、行走、驱动轮椅、上下楼梯等移动。其评定结果能反映个体较粗大的运动功能,适用于较重的残疾,常在医疗机构内应用。其中,未涉及言语、认知等方面功能,仅体现了躯体功能的 ADL,因此又称为躯体性 ADL(physical ADL,PADL)。

2. 工具性日常生活活动(instrumental ADL,IADL) 是指人们在社区中独立生活所需要的高级技能,常需使用各种工具(电话机、电饭煲、洗衣机、微波炉、自行车等)才能完成,故又称为工具性 ADL。其评定结果能反映较精细的运动功能,因此适用于较轻的残疾,且在发现残疾方面较 BADL 敏感,故常用于调查研究。多在社区老年人和残疾人中应用。

(三) ADL 的基础

ADL 能最基本地反映个体的综合运动能力,通过观察其每天基本生活活动完成的情况,客观地评价个体的精细、协调、运动控制能力及认知功能,可作为了解其残疾状态的指标之一。完成 ADL 能力是以下面的条件为基础的。

1. 身体条件

(1)有随意运动的功能,能按个体的要求完成各种随意活动。

(2)有控制身体平衡和稳定的功能,才能保证患者完成各种 ADL,如坐位下穿衣、行走、上、下楼等;有精细的协调、控制躯体、肢体和手的能力,以完成各种复杂的、高难度的活动,如刷牙、骑车等活动。

(3)具备大脑的高级功能,包括言语、感知、认知等功能,以便处理交流、对话、社交等复杂的日常活动,如打电话、用钱买物等。

(4)具备人体解剖学上的完整性和对称性,即保持躯体、四肢肌肉的张力和肌力,徒手肌力在 3 级以上,才具备完成 ADL 的能力。

(5)具备接受外界信息的一般感觉(温、痛、触、本体感觉)和特殊感觉(视、听、嗅觉)。

(6)具备完成 ADL 能力的心肺功能。心脏、呼吸功能差的患者,ADL 会不同程度地受到限制。

(7)保持全身关节的活动范围,全身各关节的功能活动范围正常能够使机体完成各种日常功能活动。

2. 环境条件 不同的环境条件对患者的 ADL 能力有很大的影响,例如:完全下蹲困难的患者,用坐厕可以自己解决大小便问题,用蹲厕则无法自行解决大小便;住在高楼上的下肢功能障碍的患者,外出活动不如住在平房内的患者方便,甚至会成为制约患者活动的原因。因此,适当的环境改造就可能改变患者的 ADL 能力,在进行 ADL 评定时,必须考虑环境因素。

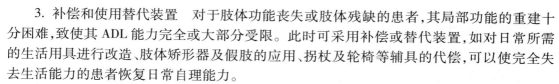

3. 补偿和使用替代装置 对于肢体功能丧失或肢体残缺的患者,其局部功能的重建十分困难,致使其 ADL 能力完全或大部分受限。此时可采用补偿或替代装置,如对日常所需的生活用具进行改造、肢体矫形器及假肢的应用、拐杖及轮椅等辅具的代偿,可以使完全失去生活能力的患者恢复日常自理能力。

(四) ADL 评定目的

进行 ADL 评定是明确康复目标、制订康复计划、选择治疗与训练措施、评估康复效果的有力依据,是康复治疗中必不可少的重要步骤。ADL 能力的评定是在个体水平上对能力障碍进行评定的,评定目的归纳为:

1. 判断患者在 ADL 方面是否独立、独立程度、功能预后。
2. 为制订康复目标、治疗方案、评价治疗效果提供依据。
3. 为制订环境改造方案提供依据。
4. 比较各种治疗方案的优缺点,总结治疗经验和教训。
5. 成为投资效益分析的有效手段。

(五) ADL 评定内容

人们因年龄、性别、民族、职业、所处环境和地区等因素不同,生活方式千差万别,日常活动内容和习惯也各有不同,但日常生活活动是人们维持生存状态的必需活动,因此人们的日常生活活动也具有许多共同之处。

一般情况下,ADL 的内容大体包括体位转移、行走及乘坐交通工具、卫生自理、交流、家务劳动和社会认知这六方面。

1. 体位转移方面 床上体位及活动能力、坐起及坐位平衡能力、站起及站位平衡能力。
2. 行走及乘坐交通工具方面 使用轮椅、室内外行走、上下楼梯、交通工具的使用等。
3. 卫生自理方面 更衣、个人清洁与修饰、如厕等。
4. 交流能力方面 打电话、阅读、书写、识别环境标记、使用辅助交流用具,如录音机、计算机等。
5. 家务劳动方面 购物、备餐、保管、清洗衣物、清洁家居、照顾孩子、安全使用家用电器、环境控制器等。
6. 社会认知方面 社会交往、解决问题和记忆能力等。

二、评定步骤

(一) 收集资料

可通过对患者躯体、感知和认知等功能的评定以及通过阅读病历,参加查房,与医院护士、治疗师、家属交谈等方式获取有关资料。

1. 患者的性别、年龄、职业、家庭、工作、学习和社会环境及患者在其中所承担的社会角色如何。
2. 患者的主观能动性、情感和态度。
3. 患者的反应性、依赖性、依从性和重复操作的能力。
4. 患者残疾前的功能状况。
5. 患者残余的体能和潜能。
6. 由疾病和(或)残疾而引起的其他生理、心理的问题。
7. 患者使用辅助器的情况。

8. 患者的一般状况。急性期或慢性期;有无肌力、肌张力减弱,肌萎缩、痉挛(局部),关节情况或活动范围;有无肿胀、畸形及程度如何,以及由此所致的残疾;有无感觉、感知及认知障碍等情况。

9. 患者的家庭条件、家庭环境、经济状况等。

（二）首次交谈

评定前应先与患者进行交谈,得以进一步确认最初收集的资料。交谈时,最好有患者家属参与,若遇患者有言语问题或叙述的情况不可靠时,可直接询问家属。

交谈的内容包括:了解患者的文化修养和价值观。患者从事何种职业,如果患者已退休,那么他们退休前的职业是什么? 他们能否或者是否愿意重返工作岗位? 入院前他们有什么 ADL 方面问题? 他们最近在医院的功能状况如何? 他们哪些活动需要帮助? 为什么需要帮助? 需要如何帮助? 患者回去后是独立生活,还是与家人一起生活? 家庭或社区能够提供帮助的情况? 是长期的帮助,还是暂时的帮助? 患者是否有足够的资金购买专门的设备或对住房进行改造?

对患者解释 ADL 训练是康复训练的一部分,只有当患者了解自己的需要和缺陷时才会更加配合治疗。

（三）评定

谈话后,若患者未表现出疲劳和焦虑,即可开始评定。通过评定能准确地判断个体 ADL 的功能障碍程度。如:一个上肢活动范围受限的患者,能独立地完成所有的 ADL,则评定其无功能障碍。相反,另一个有相同程度受限的患者,如果不能完成某些 ADL,则评定其有功能障碍。

三、ADL 评定方法

ADL 的评定不像关节活动度和肌力等评定,后者仅仅涉及解剖学和功能解剖学方面纯医学范畴的检测,ADL 评定是对患者综合能力的评定,故需了解患者身体功能方面的因素。另外,还需评定其感知和认知功能,以了解其学习 ADL 的能力。评定结果有可能受环境、主观意识及其他社会心理因素的影响,在评定时应对这些因素给予充分的考虑。

ADL 的评定方法多采用经过标准化设计、具有统一内容、统一评定标准的量表进行评定,包括直接观察法和间接评定两种。

（一）直接观察法

通过直接观察患者的实际操作能力来进行评定,而不只是通过询问。该方法的优点是能够客观地反映患者的实际功能情况,有效地避免患者夸大或缩小自己的能力,缺点是费时费力,患者不宜配合。

（二）间接评定法

通过询问的方式进行了解与评定。可从家属和患者周围的人那里获取患者完成活动情况的信息;通过电话或书信获取患者完成活动情况的信息;通过康复协作组讨论获取患者完成活动情况的信息;该方法的优点是简单、快捷,缺点是缺乏可信性,故主要用于一些不便直接观察或演示动作的评定,如二便的控制、洗澡等。

在康复评定中,通常是两种方法结合起来应用。ADL 评定所使用的环境可以是患者实际的生活环境,也可以是医院的 ADL 评定室,该室模拟家庭环境,配备必要的家具、厨具、卫生设备、家用电器及通信设备等。

四、常用的评定量表

ADL 评定的方法较多,常用的 PADL 标准化量表有:Barthel 指数、PULSES、Katz 指数、功能综合评定、修订的 Kenny 自理评定和功能独立性评定等,IADL 标准化量表有:快速残疾评定量表、功能状态指数、功能活动问卷和 Frenchay 活动指数等。以下介绍评定相对简单、临床应用较广的 Barthel 指数评定方法。

Barthel 指数(Barthel index,BI)产生于 20 世纪 50 年代中期,是由美国 Florence Mahoney 和 Dorothy Barthel 设计并应用于临床的,当时称为 Maryland 残疾指数。60 年代中期文献报告正式称其为 Barthel 指数(又被称为"评估神经肌肉或肌肉骨骼异常患者自我照顾能力的简单的独立指数"),一直沿用至今,是国际上康复医疗机构常用的方法。70 年代后期,中国许多医院开始应用该指数来评定患者的 ADL 能力。Barthel 指数评定简单,可操作性强,可信度高,灵敏度高,是目前临床上应用最广、研究最多的一种 ADL 能力的评定方法,它不仅可以用来评定治疗前后的功能状况,还可以预测治疗效果、住院时间及预后状况。

Barthel 指数评定包括进食、修饰、穿衣、转移、步行、如厕、大便控制、小便控制、上楼梯、洗澡 10 项内容。根据是否需要帮助及其帮助程度分为 0 分、5 分、10 分、15 分四个等级,总分为 100 分。得

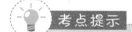

考点提示

Barthel指数评分的临床运用

分越高,说明患者独立性越强,依赖性越小。但总分达到 100 分,并不意味着患者能够独立生活,他有可能无法进行烹饪、料理家务和与他人接触,但他并不需要他人照顾,日常生活可以自理。

评分结果;20 分以下者:生活完全需要依赖;21~40 分者:生活需要很大帮助;41~60 分者;生活需要帮助;>60 分者:生活基本自理。Barthel 指数得分 40 分以上者康复治疗的效益最大。

对于脑血管意外和脑脊髓疾病的患者,临床研究结果显示:在发病后 1 个月内,住院时 Barthel 指数为 0~20 分者,35% 将死亡,16% 能返家。而入院时 Barthel 指数为 60~100 分者,95% 能返家,无一例死亡。治疗 2~3 个月,Barthel 指数平均可提高约 30 分。评定内容及评分标准,见表 13-1 所示。

表 13-1　Barthel 指数评定内容及评分标准

项目	分类	评分
进食	依赖	0
	需部分帮助:能吃任何食物(但须搅拌、夹菜等)或较长时间才能完成	5
	自理:能使用必要的辅助器具,完成整个进食过程	10
洗澡	依赖或需要帮助	0
	自理:指自己能安全进出浴池,进行擦浴、盆浴和淋浴,完成整个洗澡过程	5
修饰	依赖或需要帮助	0
	自理:可独立完成洗脸、刷牙、梳头、刮脸等动作	5
穿衣	依赖	0
	需要帮助:在适当的时间内或指导下,能完成至少一半的工作	5
	自理:能独立穿脱衣裤(穿鞋袜、系扣、拉拉链等)和穿脱矫形器或支具	10

续表

项目	分类	评分
控制大便	失禁:无失禁,但有昏迷	0
	偶尔失禁:每周≤1次,或在帮助下需要使用灌肠剂、栓剂或器具	5
	能控制:在需要时,可独立使用灌肠剂或栓剂	10
控制小便	失禁:需他人导尿或无失禁,但有昏迷	0
	偶尔失禁:每24小时≤1次,每周>1次;或需要器具的帮助	5
	能控制:在需要时,能使用集尿器并清洗	10
如厕	依赖	0
	需部分帮助:指在穿脱裤子,清洁会阴或保持平衡时,需要指导或帮助	5
	自理:在辅助器具的帮助下,独立完成上、下一层楼	10
床椅转移	依赖:不能坐起,或使用提升机	0
	需大量帮助:能坐起,但需要两人帮助	5
	需小量帮助:需言语指导、监督或一个人帮助	10
	自理:能独立进行轮椅/床、轮椅/椅子、轮椅/坐便器之间的转移	15
平地行走	依赖:不能行走	0
	需大量帮助:可使用轮椅行走45m,及进出厕所	5
	需小量帮助:可在指导、监督或体力帮助下,行走45m以上	10
	自理:可独立行走(或使用辅助器下)45m以上。但排除使用带轮助行器	15
上下楼梯	依赖	0
	需要帮助:在语言指导或体力的帮助下,上、下一层	5
	自理:在辅助器具的帮助下,独立完成上、下一层	10

1993年,国外学者又提出一种改良的BI,称为MBI(modified Barthel index),它将评分更加细化,认为其可预测患者将来的恢复程度。

知识链接

功能独立性评定(Functional independence measure,FIM)

FIM是1983年由美国物理医学与康复学会提出的医学康复统一数据系统中的重要内容。FIM不仅可评定躯体功能,还包括言语、认知和社交功能,是近年来提出的一种更为安全、客观地反映残疾者ADL能力的评定方法。FIM评定现已被世界各国康复界广泛应用于评定脑卒中、颅脑损伤、脊髓损伤、骨科及其他神经科疾病。但由于版权问题,在国内应用上有困难,在此仅介绍该系统的基本应用原则。FIM评定包括六个方面,18项功能,即生活自理6项,括约肌控制2项,转移3项,行走2项,交流2项和社会认知3项。每项七级,最高得分7分,最低得1分,总积分最高126分,最低18分,得分越高,独立水平越好,反之越差。根据评分情况,可做下面的分级,126分为完全独立;108~125分为基本独立;90~107分为极轻度依赖或有条件的独立;72~89分为轻度依赖;54~71分为中度依赖;36~53分为重度依赖;19~35分为极重度依赖;18分为完全依赖。

五、注意事项

评定的准确与否关系到该患者训练方案的制订,患者预后的预测以及训练效果的评判,甚至还会影响到患者的情绪与训练的积极性,因此,要客观准确地评估患者的功能状态,要注意以下几点:

1. 评估前应常规了解患者病、残前生活习惯及自理情况,以便作为评定时的参考依据。

2. 评定结果应是患者的实际完成情况,而不是患者可能存在的潜力。

3. 评定室的设置,应尽最接近患者实际生活环境,以取得患者的理解与合作。

4. 如果在不同环境下或不同时间段内,评定的结果有差别,则应记录最低评分,但应找出影响评分结果的常见原因。

5. 移动项目(行走/轮椅)入院和出院评定时采用的方式必须相同。如果患者出院时的移动方式和入院不同,则按出院时使用的移动方式改评入院评分。

6. 括约肌控制评分标准包含两个方面。当各方面的得分不一致时,应取最低分。

7. 移动和运动两个方面的评定受环境因素的影响很大,所以,要求患者在习惯的环境中进行评定,前后评定的场所应一致,以便于结果的比较。

第二节 生存质量评定

一、概述

生存质量(quality of life,QOL)目前尚无公认的定义。广义的生存质量可理解为人类生存的自然和社会条件的优劣状态,其内容包括国民收入、健康、教育、营养、环境、社会服务与社会秩序等方面。WHO 认为生存质量是不同文化和价值体系中的个体对于他们的目标、期望、标准以及所关心的事情有关的生存状况的体验,受到包括身体功能、心理状况、独立能力、社会关系、生活环境、宗教信仰与精神寄托等多方面的影响,生存质量作为这些影响的综合体现,很难用客观的标准加以衡量,他是一种主观评价的指标,不同的人对于 QOL 有不同的认识,所以 QOL 评定有一定的难度。

在康复医学概念中,生存质量是指个人的一种生存水平和体验,这种水平和体验反映了患有致残性疾病的患者和残疾人,在生存过程中维持身体活动、精神活动和社会生活处于良好状态的能力和素质,随着该概念的引入,康复的最终目标由最大限度地提高 ADL 能力向提高 QOL 转变,重视、改善和提高 QOL 的观点越来越受到医学界的重视。生存质量的评定量表有很多,其适应的对象、范围和特点也各不相同。

(一) 生存质量评定的应用

1. 确定残疾人、肿瘤患者、慢性病患者的生存质量 随着康复医学的发展和生物医学模式的改变,应用不同的疾病专用量表不仅可以反映肿瘤或慢性病患者的全身状况,心理感受和社会适应能力,还可以帮助医务人员选择适当的治疗措施。生存质量的评定已被广泛应用于多种伤病和残疾的康复功能评定中,作为干预的目标结局。

2. 评价临床治疗方案、预防性干预、保健措施及治疗效果 通过对患者不同疗法和措施中生存质量的评定,为治疗和康复措施的比较提供新的指标。通过生存质量评定可以了解到残疾者的需求,发现形成障碍的原因,收集与患者相关的资料。依据评定的结果了解不同的治疗方法或干预、保健措施的治疗效果以及患者的恢复情况,有助于作出更好的选择。

3. 人群的综合健康状况的评定 用于比较不同国家、不同地区、不同民族人民的生存质量和发展水平,对其影响因素的研究,可以作为一种综合的社会经济和医疗卫生水平指标。

4. 评价卫生保健政策、指导卫生投入方向 随着 HRQOL 测评及有关的健康期望寿命(health life expectancy,HLE)、伤残调整生命年(disability-adjusted life years,DALYs)和质量调整生命年(quality-adjusted life years,QALYs)等新指标的产生,考虑到这些指标综合了个人的生存时间与生存质量,能克服以往将健康人的生存时间和患者的生存时间同等看待的不足,开始用这些指标。

5. 用于医疗保险和卫生管理事业研究 与健康相关的生命质量的研究在医疗保险和卫生管理事业领域起步较晚。目前国外研究较多,如美国药品与食品管理局自 1985 年起开始将生存质量用于新药评价。

在康复医学领域,生存质量评定已被广泛应用于脊髓损伤、脑卒中、糖尿病、高血压、肿瘤、截肢等领域。

（二）评定内容

生存质量评定分为主观因素和客观因素两大类,其中以主观因素为主。具体内容包括以下几个方面。

1. 躯体功能的评定 包括睡眠、饮食、行走、大小便控制、自我料理、家务操持、休闲等。

2. 社会功能评定 包括家庭关系、社会支持、与他人交往,就业情况、经济状况、社会整合和社会角色等。

3. 疾病特征与治疗 包括疾病症状、治疗不良反应等。

在临床评定中,目前的趋势是逐步形成统一界定的 QOL 各个方面,并发展出一个能代表不同人群共性的多维量表,同时附加一个较短的特异问卷来评价不同人群的生存质量。这样,使得研究结果既具有可比性又具有针对性。另一种方法是按照生存质量的层次性并结合专业知识,限定只测某一个层次的生存质量(如只测躯体功能),但在结果报告中要交代清楚,这样,可突出重点,只需较少的工作量就可解决实际问题,而且各个研究项目之间也有可比性。

（三）评定方法

生存质量的评定,按照评定目的和内容不同可有不同的方法。现将常用的几种方法介绍如下。

1. 访谈法 访谈法是研究者通过与研究对象的广泛交谈来了解其心理特点、行为方式、健康状况、生活水平等情况,进而对其生存质量进行评价,按照提问和问答的结构方式不同,访谈法可分为有结构访谈和无结构访谈两类。前者是事先规定的所问项目和反应可能性的访谈形式,访谈按预定内容进行,后者是一种非指导性的、自由提问和作答的访谈形式。在实际操作时可两者兼备。

访谈法的优点:①较灵活:双方可随时改变方式、变换话题、以便了解到一些量表无法反映的深层内容;②适用面广:可用于不同类型的人员,包括文盲、儿童、因病不能活动的患者。

访谈法的缺点:①主观性强:访问者的价值观和偏向会影响被访人的反应以及对其作出判断;②花费较大:完成一例需大量的时间和精力投入;③结果分析及处理较难。

2. 观察法 是在一定时间内由研究者对特定个体的心理行为表现或疾病症状及不良

反应等方面进行观察，从而判断其综合的生存质量。观察法比较适合一些特殊患者的生存质量评价，如精神病患者、植物人、老年性痴呆及危重患者等。

3. 主观报告法　由被测者根据自己的健康状况和对生存质量的理解，自己报告一个对自身生存质量的评价（分数或等级数），这是一种简单的、一维的全局评定方法。优点是非常容易分析处理，但缺点也很明显，这样得到的生存质量很难具有可靠性和综合性。因而该法一般不用或不单独使用，常作为其他方法的补充。

4. 症状定式检查法　当生存质量的评定主要限于疾病症状和治疗的毒副作用时，可采用症状定式检查法。该法是把各种可能产生的症状或不良反应列成一个表格，由评价者和患者逐一选择。其选项可以是"有"、"无"两项，也可根据程度分为不同选项。不少疾病的症状和不良反应评价采用此评定法，如著名的鹿特丹症状定式检查（Rotterdam symptom checklist，RSCL）。

5. 标准化的量表评定法　这是目前广为采用的方法，即通过使用具有较好信度、效度和反应度的标准化量表对被测者的生存质量进行多维综合的评价。根据评价主体的不同可分为自评法和他评法两种。该法具有客观性强、可比性好、程式标准化、易于操作等优点。但要想制订一份较好的、具有文化特色的测定量表并非易事，涉及诸多问题的探讨。

上述几种测定方法均是在生存质量方面研究的不同发展过程中使用过的，其测定的层次和侧重点不同，因而适用条件也各异，但目前以标准化量表测定为主流方向。

二、常用评定量表

（一）世界卫生组织生存质量测定简表（WHO/Q0L-BREF）

由世界卫生组织召集 22 个国家共同参与制定的，包括 5 个领域（躯体、心理、社会、环境及综合）、26 个项目，是一种适用于不同文化背景、具有多种文字版本的评定量表。在实际应用中，当一份问卷中有 20% 的数据缺失时，该份问卷便作废，如果一个领域中有不多于两个问题条目缺失，则以该领域中另外条目的平均分来替代该缺失条目的得分。如果一个领域中有多于两个问题条目缺失，那么就不再计算该领域的得分。但社会关系领域除外，该领域只允许不多于一个问题条目缺失。WHO/QOL-BREF 为评定生存质量提供了一种方便、快捷的评定工具，但是它不能评定每个领域下各个方面的情况。因此，在选择量表时，综合考虑量表的长短和详细与否是最关键的。

（二）健康状况调查问卷（SF-36）

此表是国际上通用的，以健康作为重点的综合评定量表，它是在 1988 年 Stewartse 研制的医学结局研究量表（MOS-SF）的基础上，由美国波士顿健康研究所研制开发的，包括 8 个领域，36 个项目，评定分为 5 个等级。每一维度最大可能的评分为 100 分，最小分为 0 分，8 个维度评分之和为综合分数，得分越高代表功能损害程度越轻，QOL 越好。SF-36 是目前世界上公认的具有较高信度和效度的普适性生存质量评价量表之一，但不同领域的信度和效度略有差异。

（三）生活满意指数量表 A（life satisfaction index A，LSIA）

LSIA 是一种常用的主观生存质量评定法。评定时让患者仔细阅读 20 个项目，然后在每项右方的同意、不同意或其他栏下作出符合自己意见的标志，在 20 题都评完后，检查者将患者标出的分数相加，即得出 LSIA 分，一般正常人在 12 分左右，分数越高，表示生活越满意，见表 13-2 所示。

表 13-2 生活满意指数量表 A（LSIA）

项目	同意	不同意	其他
1. 当我年纪变大时，事情似乎会比我想象的好些	2	0	1
2. 在生活中和大多数我熟悉的人相比，我已得到较多的休息时间	2	0	1
3. 这是我生活中最使人意志消沉的时间	0	2	1
4. 我现在和我年轻的时候一样快活	2	0	1
5. 我以后的生活将比现在更快活	2	0	1
6. 这是我生活中最佳的几年	2	0	1
7. 我做的大多数事情都是烦人的和单调的	0	2	1
8. 我希望将来发生使我感兴趣和愉快的事情	2	0	1
9. 我所做的事情和以往的一样使我感兴趣	2	0	1
10. 我觉得自己衰老和有些疲劳	0	2	1
11. 我感到我年纪已大，但他不会使我麻烦	2	0	1
12. 当我回首往事时，我相当满意	2	0	1
13. 即使我能够，我也不会改变我过去的生活	2	0	1
14. 和我年龄相当的人相比，在生活中我已做了许多愚蠢的决定	0	2	1
15. 和其他与我同年龄的人相比，我的外表很好	2	0	1
16. 我已作出从现在起 1 个月或 1 年以后将要做的事情计划	2	0	1
17. 当我回首人生往事时，我没有获得大多数我想要的重要东西	0	2	1
18. 和他人相比，我常常沮丧	0	2	1
19. 我已得到很多生活中我所希望的愉快事情	2	0	1
20. 不管怎么说，大多数普通人都变得越来越坏而不是好些	0	2	1

（四）生存质量指数（quality of life index，QOLI）

生存质量指数属于相对客观的生存质量评定，因其部分内容是由医务人员进行评定的。在活动、日常生活、健康、支持和前景 5 个方面分别进行选项，将每项的分数相加，正常为 9 分，分数越高，生存质量越理想。

本章小结

日常生活活动能力反映了一个人在家庭、工作机构及社区里自己管理自己的能力。因而在康复医学中是最基本和最重要的内容。在日常生活活动中，最大限度的自理构成了康复工作的一个重要领域。要改善康复对象的自理能力，首先必须进行 ADL 的评定。评定的准确与否关系到训练方案的制订、患者预后的预测以及训练效果的评判，甚至还会影响患者的情绪与训练的积极性。因此，评定者在评定时一定要根据患者的实际完成情况，耐心而细致的评定，确保结果准确无误。

目标测试

A1 型题

1. 下列哪一项不属于日常生活活动能力评定
   A. FIM
   B. Barthel 指数
   C. 关节活动度测量
   D. Katz 指数
   E. Kate 指数

2. Barthel 指数评定 ADL 能力状况,根据是否需要帮助及帮助的程度分为
   A. 1、2、3、4 级
   B. 1、2、3、4、5、6、7 分
   C. 0、5、10 分
   D. A、B、C、D、E、F、G 级
   E. 0、5、10、15 分

3. 狭义或基本的 ADL 评定的量表不包括
   A. Barthel 指数
   B. Katz 指数
   C. PULSES
   D. FIM
   E. Kenny 指数

4. FIM 评定将 ADL 分为
   A. 5 个方面,20 项
   B. 6 个方面,18 项
   C. 6 个方面,20 项
   D. 6 个方面,22 项
   E. 5 个方面,18 项

5. 世界卫生组织生活质量评定量表涉及生活质量的几个领域
   A. 2 个
   B. 3 个
   C. 5 个
   D. 6 个
   E. 8 个

A2 型题

6. 患者张大爷,脑外伤后 1 个月,目前能够自己进食、独立地进行轮椅和床之间的转移、穿衣及洗漱;上厕所时需他人帮助脱穿裤子,偶有二便失禁,洗澡需他人帮助,可驱动轮椅,不能上下楼梯,Barthel 指数评分为
   A. 70 分
   B. 65 分
   C. 55 分
   D. 60 分
   E. 75 分

(左贾逸)

第十四章 环境评定

学习目标

1. 掌握:环境和无障碍环境的作用;环境评定的方法。
2. 熟悉:环境评定的分级、目的和内容。
3. 了解:环境和无障碍环境的概述。

案例

　　王某,男,55 岁,以"左侧肢体活动不利 1 个月余"入院。1 个月前无明显诱因出现左侧肢体活动无力,在某市人民医院行 CT 提示"脑梗死"。环境评定:患者与家人同住,家人态度积极;居住环境:农村,外出不方便,居住楼层:2 层,无电梯,地板为磁砖,洗澡为淋浴,便池为蹲式,无无障碍设施。
　　请问:1. 患者的环境评定为几级?
　　　　　2. 患者的环境评定有哪些内容?

　　环境(environment)是指环绕物、四周、外界和周围情况。针对不同的对象和科学学科,环境的内容也不同。2001 年世界卫生组织 WHO 发布的《International Classification of Functioning, Disability and Health》ICF(中文版《国际功能、残疾和健康分类》)的观点认为,残疾人活动受限和参与限制是由于残疾人功能或结构的损伤和环境障碍交互作用的结果。为了解决残疾人的困难,可以改变环境来适应其自身的残疾并使其发挥潜能,进而从根本上解决残疾人活动和参与的困难,使他们能够融入社会并发挥作用。

第一节　环境和无障碍环境

一、概述

　　ICF 对环境的定义为:"形成个体生活背景的外部或外在世界的所有方面,并对个人功能发生影响。环境包括物质、社会和态度环境,且物质环境又包括自然和人造环境两大类。环境因素构成了人们生活和指导人们生活的物质、社会和态度环境"。

　　无障碍环境(accessibility),是指使残疾人在任何环境里进行任何活动都没有障碍。实际上,完全无障碍环境只是理想环境,许多社会障碍对任何人都是不可避免的。如出国到了外国环境,语言、文字、风俗习惯都不同于国内,健全人和残疾人一样都遇到了沟通障碍。

辅助产品(assistive products),这一新名词来自于 ICF 的"环境因素",过去国内外都叫辅助器具(assistive devices)。自 2007 年的国际标准 ISO 9999 定义辅助产品为:"能预防、代偿、监护、减轻或降低损伤、活动受限和参与限制的任何产品(包括器具、设备、工具、技术和软件),可以是特别生产的或通用产品"。实际上,所有无障碍环境的硬件和软件都是辅助产品。

二、环境和无障碍环境的作用

(一) 环境的作用

1. 环境是人类生存和发展的基础　先有自然环境后有人类,人类出现后,为了适应环境,通过不断地改造自然、利用自然,从而在自然环境基础上又增加了人造环境,并与环境构成了一个有机的、相互联系又相互依存的人-环境系统。

2. 人造环境的正面作用　由于近代科学技术的发展,使一些残疾人,通过现代康复治疗后能克服障碍甚至回归社会,参加社会活动。

3. 人造环境的负面作用　改变自然环境后的污染和温室效应已经威胁到人类的生存,人造环境侵占了大量的自然环境,导致耕地减少、淡水过度消耗、海洋酸化、许多物种消亡。

4. 人造环境是典型的双刃剑　随着科学技术的发展,残疾人的数量并没有减少,正是环境的影响。原子能发现后既有毁灭人类起负面作用的原子弹、核泄漏;又有造福人类起正面作用的放疗、核发电等。

(二) 无障碍环境的作用

无障碍环境的实质是利用辅助器具和辅助技术来帮助残疾人克服自身损伤和环境带来的障碍,以便能进行活动和参与。

1. 功能障碍者(含残疾人)融入社会的需要　在以健全人为主体的社会里,绝大部分人造环境是为健全人建立的,另一部分人造环境不能为残疾人享用,存在着融入环境的障碍。如盲人对环境的光信号无能为力,为此要创造一切条件来改变或新建无障碍的人造环境,才能实现残疾人的平等、参与、共享。

2. 功能障碍者就学、就业及提高生活质量的需要　2010 年世界卫生组织 WHO 正式发布的社区康复指南(健康部分)中指出:"对许多残疾人来说,获得辅助器具是必要的,而且是发展战略的重要部分。没有辅助器具,残疾人绝不可能受到教育或能工作,以致贫困将继续循环下去"。

3. 功能障碍者发挥潜能做贡献的需要　改造为无障碍环境后,许多残疾人和老年人不仅提高了尊严和信心,而且发挥潜能后提高了参与社会活动的能力。例如互联网,使盲人、聋人和重度肢残人得以在虚拟世界里邀游并参与各种社会活动,为和谐社会作出贡献。

4. 健全人也受益　无障碍环境不仅使残疾人受益,而且使很多健全人也受益。例如城市过街天桥的坡道,对于老年人、孕妇、儿童、患者、意外受伤者,甚至手提重物者都受益。又如电视屏幕下方的中文字幕,不仅对听力障碍者、对所有听不清或听不懂外语的健全人均受益,是必要的无障碍交流环境。所以建立无障碍环境是全社会的责任,也是现代文明社会的标志。

第二节 环境评定

在 ICF 中所谓环境评定(environmental assessment)是指对功能障碍者(含残疾人)活动和参与出现困难的环境进行评定。这里要特别指出,由于环境包括物质环境、社会环境和态度环境,且物质环境又包括自然环境和人造环境。显然,自然环境、社会环境和态度环境都无须评定,所以我们只评定人造环境。至于环境评定的内容,也仅评定环境因素对残疾人活动和参与困难的影响,而不评定对身体功能和结构的影响。

一、评定分级

对环境进行评定时要根据 ICF 和 ICF 量表提出的环境因素限定值和分级,限定值用"障碍"或"辅助"来判断,每项环境因素都按 5 级来评定,采用 0 ~ 4 尺度来表示。对环境的评定若根据环境的障碍程度来判断时,则分值从无障碍的 0 到完全障碍的 4;若根据在该环境下需要辅助的程度来判断时,则在分值前要冠以 + 号,从无须辅助的 0 到完全辅助的 +4。见表 14-1。

在具体评定时,治疗师可参照已经熟悉的功能独立性评定(functional independence measure,FIM)来界定辅助分值。

表 14-1 环境评定分级

级别	障碍		辅助		百分比
	障碍状况	障碍分值	辅助状况	障碍分值	
0 级	无障碍(没有,可忽略)	0	无须辅助	0	0% ~ 4%
1 级	轻度障碍(一点点,低)	1	轻度辅助	+1	5% ~ 24%
2 级	中度障碍(中度,一般)	2	中度辅助	+2	25% ~ 49%
3 级	重度障碍(高,很高)	3	重度辅助	+3	50% ~ 95%
4 级	完全障碍(全部……)	4	完全辅助	+4	96% ~ 100%

知识链接

辅助产品的配置

在具体选择时,可以根据辅助产品评估报告并参照 B、A、D 方式,即:

B. Buy(买):有批量生产的辅具适用时优先采用,是最经济、快速的方法。

A. Adapt(改制):买不到合适辅具时,选择功能相近的辅具加以修改,也能达到要求,此方式较为费时。

D. Design(设计):完全无相关适用或近似产品时,只好重新设计,此种方式周期长,价格贵,但适配性好。

二、评定目的

1. 了解患者在家中、社区和工作环境中的安全状况、功能水平及舒适程度。

2. 对患者、患者家庭、就业者和（或）政府机构、费用支付者提供适当的建议。

3. 评定患者需要增加的适当设备，通过增加辅助产品来创建无障碍环境，以提高残疾人的生活质量。

4. 帮助准备出院的患者及家属确定是否得到较好的服务，如院外门诊治疗、家庭健康服务等。

三、评定内容

实际工作中遇到最多的是居家环境障碍的评定和改造。居家活动除了包括人类基础性的日常生活活动外，还包括了工具性的日常生活活动，如外出购物，银行取款，交谈阅读书写等。因此针对居家环境的评定应包括生活环境、行动环境、交流环境、居家环境和公共环境。评定的内容就是残疾人在这些真实环境里活动和参与时，什么地方有困难需要辅助，就是环境的障碍，就要用辅助产品来改造，即创建无障碍环境，以实现全面康复。下面分别叙述这5个环境评定的内容。

（一）生活环境评定

生活环境是人类日常生活的基本环境。其主要包括的生活自理的活动有：①自己清洗和擦干身体（部分身体、全身）；②护理身体各部（皮肤、牙齿、毛发、手指甲、脚趾甲）；③如厕（控制小便、控制大便）；④穿脱（衣裤、鞋袜）；⑤进食（进餐、使用餐具）；⑥喝水（用杯子、用吸管）；⑦照顾个人健康（确保身体舒适、控制饮食、维持个人健康）。

（二）行动环境评定

行动是人类生存的重要活动功能。其行动活动包括：①维持和改变身体姿势（卧姿、蹲姿、跪姿、坐姿、站姿、体位变换）。②移动自身（坐姿移动自身、卧姿移动自身）。③举起和搬运物体（举起、用手搬运、用手臂搬运、用肩和背搬运、放下物体）。④用下肢移动物体（用下肢推动、踢）。⑤精巧手的使用（拾起、抓握、操纵、释放）。⑥手和手臂的使用（拉、推、伸、转动或扭动手或手臂、投掷、接住）。⑦行走（短距离、长距离、不同地表面、绕障碍物）。⑧到处移动（爬行、攀登、奔跑、跳跃、游泳）。⑨不同场所移动（住所内、建筑物内、住所和建筑物外）。⑩使用器具移动（助行器具、各种轮椅等）；此外，还有乘坐交通工具（各种汽车、火车、飞机、轮船等）；驾驶车辆（骑自行车、三轮车、摩托车、汽车等）。

（三）交流环境评定

互相交流是人类生活的重要活动功能，无交流能力的人会失去与社会的联系，从而可导致情绪障碍。其包括的交流活动有：①交流-接收（听懂口语、非口语交流包括理解肢体语言、理解信号和符号、理解图画和图表及照片、理解正式手语、书面信息）；②交流-生成（讲话，生成非语言信息包括肢体语言、信号和符号、绘画和照相、正式手语、书面信息）；③交谈和使用交流设备及技术（交谈、讨论、通信器具如电话或手机或传真机、书写器具如打字机或电脑或盲文书写器等、使用交流技术如盲文软件和因特网等）。

（四）居家环境评定

居家环境是从事家务活动的环境，包括居家活动环境和居家建筑环境两方面。前者是动态环境，后者是静态环境。居家活动环境是指家庭生活的环境。居家活动可以简化为以下11项：准备膳食、清洗和晾干衣服、清洁餐厅和餐具、清洁生活区、使用家用电器、贮藏日用品、处理垃圾、缝补衣服、维修器具、照管室内外植物、照管宠物。而居家建筑环境则参照私人建筑物的设计、施工及建造的产品和技术，内容有3项：①私人建筑物的出入口设施；

②建筑物内的设施；③私人建筑物为指示道路、行进路线和目的地而建造的标识。参考2012年发布的中华人民共和国国家标准 GB50763-2012《无障碍设计规范》以及2001年中华人民共和国行业标准《城市道路和建筑物无障碍设计规范》(以下简称为《行标》)内容，具体评定时可以归纳为6项建筑环境的评定：住宅门口、客厅和走廊、浴室和厕所、厨房和饭厅、卧室和书房、阳台和窗户。

（五）公共环境评定

公共环境是从事公共活动的环境，包括参加公共活动的环境和公共建筑环境两方面。包括：①非正式社团活动；②正式社团活动；③典礼。实际上，在进行居家活动环境评定时，需要把经常的外出活动连成"活动线"来综合评定，如邻居互访、市场购物、医院看病、银行取款、去活动中心、去电影院、去幼儿园、去学校、去餐馆等。而这些居家活动的范围都超出了私宅，属于公共环境。这些"活动线"上的障碍，包括到达目的地的行动障碍和目的地的公共建筑环境障碍。至于到达目的地的途径，如果是走路，则要有无障碍通道；如果是乘车，则要有无障碍巴士；而目的地的公共建筑障碍，内容有3类：①公共建筑物的出入口设施；②建筑物内的设施；③公共建筑物为指示道路、行进路线和目的地而建造的标识。

四、评定方法

环境评定可以采用现场评定的方式进行，也可以通过现场访问来进行。现场评定是让患者在现实环境中模拟全天的日常活动，了解患者活动的实际环境，观察分析环境对活动的影响作用，此种方式较

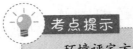

考点提示

环境评定方法

为优越，但是受时间与费用限制。交谈式的现场访问也是一种较好的办法，可与患者及其家属进行交谈，为环境评定的许多方面提供建议和指导。

本章小结

通过介绍环境评定，明确了环境和无障碍环境的概念，学习了环境评定的分级、目的、内容和方法，环境评定是现代康复的重要内容，是要求康复治疗师掌握的基本知识，是帮助残疾人回归家庭和社会的有利手段。

目标测试

A1 型题

1. 根据下列哪项观点，残疾人所遇到的活动受限和参与限制是由于残疾人的损伤(功能、结构)和环境障碍交互作用的结果

    A. ICF   B. ADL   C. QOL

    D. ROM   E. WHO

2. 我国第一部残疾人无障碍设施设计规范《方便残疾人使用的城市道路和建筑物设计规范》，哪年颁布实施

    A. 1984 年   B. 1985 年   C. 1986 年

    D. 1987 年   E. 1989 年

3. 联合国的《残疾人权利公约》包括 50 个条款,其中第几条为无障碍

    A. 6   B. 7   C. 8

    D. 9   E. 10

4. 无障碍的物质环境,主要从哪几个方面来帮助残疾人、伤病患者和老年人

    A. 3   B. 4   C. 5

    D. 6   E. 7

A2 型题

5. 小李 7 岁,双耳失聪,对于其教育环境评定包括接受教育的环境和何种环境

    A. 学习阅读   B. 学习写作   C. 教育场地

    D. 学习计算   E. 家庭教育

6. 张女士,18 岁,自幼患小儿麻痹,日常活动需他人帮助,障碍状况中度障碍,其环境评定分级

    A. 0 级   B. 1 级   C. 2 级

    D. 3 级   E. 4 级

7. 刘患者,男,78 岁,患脑出血 2 个月余,经治疗病情好转,简单的日常生活能自理,辅助分值 +2,其环境评定分级

    A. 0 级   B. 1 级   C. 2 级

    D. 3 级   E. 4 级

A3/4 型题

李爷爷患脑血栓,住院 1 个月出院,目前右侧肢体肌力 3 级,性格较入院前有明显改变,日常生活中度障碍,需要家属帮助。

8. 进行环境改造时,优先考虑的原则是

    A. 安全   B. 特殊性   C. 舒服

    D. 需求   E. 以上都不是

9. 进行环境评定,其无障碍环境的特点应考虑到的是

    A. 安全   B. 特殊性   C. 舒服

    D. 需求   E. 以上都不是

10. 其环境评定分级是

    A. 0 级   B. 1 级   C. 2 级

    D. 3 级   E. 4 级

B1 型题

    A. 0 级   B. 1 级   C. 2 级

    D. 3 级   E. 4 级

11. 辅助状况是中度辅助时,环境评定分级是

12. 障碍状况是轻度障碍时,环境评定分级是

13. 百分比是 0% ~4% 时,环境评定分级是

    A. 生活环境评定   B. 行动环境评定   C. 交流环境评定

    D. 居家环境评定   E. 公共环境评定

14. 照顾个人健康属于

15. 举起或搬运货物属于

16. 参加典礼属于
    A. 物质环境　　　　　　B. 社会环境　　　　　　C. 态度环境
    D. 自然环境　　　　　　E. 公共环境
17. 自然环境属于
18. 居家环境属于
19. 人造环境属于

（王伟敏）

第十五章 常见疾病的康复评定

学习目标

1. 掌握:偏瘫、截瘫、脑瘫、肩周炎、颈椎病、腰椎间盘突出症、骨折的康复评定的内容和方法。
2. 熟悉:偏瘫、截瘫、脑瘫、肩周炎、颈椎病、腰椎间盘突出症、骨折的康复评定的流程和方法,并能理论结合实际的应用到临床康复评定工作中。
3. 了解:偏瘫、截瘫、脑瘫、肩周炎、颈椎病、腰椎间盘突出症、骨折相关的解剖知识。

第一节 偏瘫的康复评定

案例

> 患者王某,男性,62 岁,以"左侧肢体运动不灵伴言语不清 20 天"为主诉入院,头颅 CT 示:右侧基底节区脑梗死。查体:神志清,精神可,运动性失语,饮水偶有呛咳,左侧肢体肌张力增高,改良 Ashworth 分级:上肢 1 + 级,屈肌优势;下肢 2 级,伸肌优势;Brunnstrom 偏瘫功能分级:上肢及手 2 级,下肢 3 级;坐位平衡 2 级,双侧 Babinski 征阳性。
>
> 请问:1. 请列出以上病例都做了哪些方面的功能评定?
> 　　　2. 根据患者目前功能状况,还需要进一步完善哪些方面的评定?

一、概述

(一) 定义

脑卒中又称脑血管意外,是指突然发生的、由脑血管病变引起的局限性脑功能障碍,并持续时间超过 24 小时或引起死亡的临床综合征。主要分为出血性脑卒中(脑出血或蛛网膜下腔出血)和缺血性脑卒中(脑梗死、脑血栓形成)两大类,以脑梗死最为常见。脑卒中发病急,具有极高的病死率和致残率,是世界上最重要的致死性疾病之一。

(二) 病因

造成脑卒中的危险因素主要有:高血压病、动脉粥样硬化、心脏病、颅内血管发育异常、血液病、代谢病及各种外伤、中毒、脑瘤、脑肿瘤放射治疗以后等,另外,气温变化,环境、情绪的改变,过度紧张、疲劳等。吸烟、过度饮酒者脑卒中发病率也会大大增加。

（三）临床特征

脑卒中患者约2/3在急性后期（通常指2~3周内）遗留某些大脑功能障碍，如感觉和运动功能障碍、言语和交流功能障碍、知觉和认知功能障碍、情感或心理障碍、吞咽障碍、大小便控制障碍、交感和副交感神经功能障碍以及性功能障碍等。感觉和运动功能障碍多表现为痉挛模式产生（联合反应和共同运动），如偏瘫、半身浅感觉和深感觉丧失或减退等；言语和交流功能障碍表现为不同程度的失语、吞咽障碍，如失语症、构音障碍、言语失用等；认知功能障碍多表现为偏侧忽略、注意力、计算力、定向力障碍，如记忆、计算、推理障碍、失认症、失用症等；情感和心理障碍表现为抑郁、焦虑等；个体活动障碍表现为生活自理、转移、步行等能力不同程度的下降；社会参与受限表现为工作、学习、休闲等活动受限。

（四）辅助检查

影像学检查能够清楚地显示颅内梗死或出血的情况，主要有CT、MRI和脑血管造影。

（五）诊断

根据病因、症状、体征和辅助检查等对脑卒中的诊断并不困难。患者大脑半球皮质运动中枢受损导致对侧肢体发生运动功能障碍，也可伴有意识障碍等。

二、康复评定技术

（一）功能评定

1. 运动功能的评定　目前国内多采用Brunnstrom六阶段评定法。

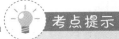
考点提示
Brunnstrom六阶段

Brunnstrom六阶段评定法：是脑卒中运动模式评定较为常用的一种方法，评价内容精简，使用方法省时，具体内容见表15-1。

表15-1　Brunnstrom六阶段评价标准

阶段	上肢	手	下肢
I	无任何运动	无任何运动	无任何运动
II	仅出现协同运动模式	仅有极细微的屈曲	仅有极少的随意运动
III	可随意发起协同运动	可有钩状抓握，但不能伸指	在坐和站位上，有髋、膝、踝的协同性屈曲
IV	出现脱离协同运动的活动： 1. 肩伸展0°位，肘屈90°的情况下前臂可旋前，旋后 2. 在肘伸直的情况下，肩可前屈90° 3. 手背可触及腰骶部	能侧捏及松开拇指，手指有半随意的小范围伸展	出现脱离协同运动的活动： 1. 坐位，屈膝90°以上，足可后滑动 2. 在足跟不离地情况下能背屈踝关节5°以上
V	出现相对独立于协同运动的活动： 1. 肘伸直时肩可外展90° 2. 在肘伸直时肩前屈90°的情况下，前臂可旋前和旋后 3. 肘伸直，前臂中立位，上肢可举过头顶	可作球状和圆柱状抓握，手指可做集团伸展，但不能单独伸展	出现相对独立于协同运动的活动： 1. 健腿站立，患腿可先屈膝，后伸髋 2. 站立位，患腿在前，在伸膝的情况下，可背屈踝关节

续表

阶段	上肢	手	下肢
Ⅵ	协调运动接近于正常,手指指鼻无明显辨距不良,但速度比健侧慢(≤5秒)	所有抓握均能完成,但度和准确性比健侧差	协调运动接近于正常 1. 站立位,可使患侧髋外展到超出站起时该侧骨盆所能达到的范围 2. 坐位,可进行髋关节内外旋,同时足内外翻

2. 感觉功能的评定 脑卒中患者要评定浅感觉、深感觉和复合感觉。检查时,患者必须意识清醒,检查前要向患者说明检查的目的和方法以充分取得患者合作,检查时注意两侧对称部位进行比较,先检查浅感觉,然后检查深感觉和复合感觉,先检查整个部位,如果一旦找到感觉障碍的部位,就要仔细找出那个部位的范围,具体评价方法可以使用四肢感觉功能 Fugl-meyer 评定量表。

3. 平衡功能的评定 脑卒中患者主要评定坐位和站位的平衡反应。临床上常用三级平衡检测法和 Berg 平衡量表来评定,也可以使用平衡功能 Fugl-meyer 评定量表,具体参照平衡功能的评定章节。

4. 关节活动度的评定 由于卧床、协同运动以及痉挛等问题,脑卒中患者常出现关节活动度受限的现象,具体评价方法可以使用关节活动度 Fugl-meyer 评定量表。

5. 痉挛的评定 脑卒中患者常见患侧上、下肢部分肌肉痉挛,具体评价方法多采用改良的 Ashworth 法,具体参照肌张力评定技术章节。

6. 疼痛的评定 脑卒中患者的肩关节、腕关节和手指常出现疼痛的问题,需要及时把握疼痛的部位和程度等,具体评价可以使用 VAS 法。

7. 认知功能的评定 脑卒中患者常伴随认知功能障碍,和执行能力障碍包括注意力障碍、记忆力障碍、推理能力降低,判断力差及交流障碍等。病变部位不同,可有不同的表现,可以使用认知功能的成套测验。

8. 言语功能的评定 脑卒中患者容易发生言语功能障碍,尤其是大脑优势半球损害。语言障碍严重程度有不同的表现,可以进行失语症或构音障碍的评定。

9. 吞咽功能的评定 脑卒中患者容易出现吞咽障碍,损害双侧皮质脑干束出现假性延髓麻痹,损害疑核出现真性延髓麻痹,两者均可出现吞咽障碍。临床多用洼田饮水实验进行评定。

10. 知觉功能的评定 单侧忽略是偏瘫患者最常见的知觉障碍。是指对来自损伤半球对侧的刺激物无反应,主要表现在视觉形式上,注意与偏盲相鉴别。目前国内较为常用的是二等分试验,在纸的中央画数条水平直线,患者目测找出并画出中点。

11. 心理功能的评定 脑卒中发生后,患者常表现为抑郁或焦虑,具体评价方法参照本教材相关内容。

(二) 个体活动评定

1. 移动能力评定 目前国内无统一的标准量表,根据 Rivermead 运动指数,结合偏瘫患者完成卧位、坐位、站立的转移情况,制定出 Modified Rivermead Mobility Index(MRMI),共8项,每项从0~5分,分数越高,移动能力越好,总分40分。计分方式:0 = 不能完成;1 =

需两人帮助;2＝需1人帮助;3＝需监督或口头指示;4＝需要辅助或需要器具;5＝独立完成。见表15-2。

表15-2　Rivermead 运动指数

项目	评分标准	得分
床上翻身	独立地从仰卧位转成侧卧位	
卧位→坐位	独立地从卧位坐起来,并坐在床沿	
坐位平衡下肢	独立地坐在床沿10秒	
坐位→站位	在15秒内从椅子上站起来	
独立站立	独立站立10秒	
体位转移	独自从床转移到椅子上,再回到床上	
行走	在室内行走10m(可借助助行器但不用他人帮助)	
上楼梯	自己上一层楼的楼梯	

2. 日常生活活动能力的评定　脑卒中患者功能障碍多影响日常生活活动能力。临床上常用 Barthel 指数和功能独立性评定以及我国"十五"攻关项目功能综合评定(FCA)。

第二节　截瘫的康复评定

一、概述

引起截瘫的原因有很多,其中最常见的是车祸、意外的暴力损伤、从高处跌落等。这些患者往往发生脊髓损伤,导致部分瘫痪或完全瘫痪,生活不能自理,终生需要被人照料。

(一) 定义

脊髓损伤(spinal cord injury,SCI)是指由于各种原因引起的脊髓结构、功能的损害,造成损伤水平以下运动、感觉、自主神经功能障碍。脊髓损伤可以是完全性或不完全性的,根据损伤平面的不

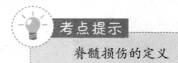

考点提示

脊髓损伤的定义

同,高位颈段完全性脊髓损伤可造成四肢瘫,而胸腰段完全性脊髓损伤只造成双下肢瘫。

多见于青壮年,男性居多,最常见的损伤部位为下颈髓,其次是胸、腰交界处。

(二) 病因

脊髓损伤的发病原因根据致病因素可以分为创伤性和非创伤性因素。

1. 创伤性　骨折、脊髓外力打击、刀伤和枪伤等都可以导致脊髓损伤。脊柱骨折患者中约20%发生神经损伤。通常脊柱损伤和脊髓损伤程度成正比。但是也有可能在没有骨折的情况下,由于血管损伤导致脊髓损伤。

2. 非创伤性　包括脊髓受压造成局部缺血、肿瘤、脊髓炎及脊髓前动脉血栓等。脊髓组织因血液循环障碍发生缺血、缺氧产生坏死、液化,最后瘢痕形成或出现萎缩,使脊髓功能受损。

(三) 临床表现

1. 运动障碍　下肢或四肢的肌力有不同程度下降和丧失,是影响患者活动的主要方

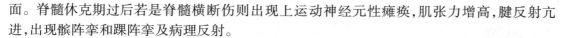

面。脊髓休克期过后若是脊髓横断伤则出现上运动神经元性瘫痪,肌张力增高,腱反射亢进,出现髌阵挛和踝阵挛及病理反射。

2. 感觉障碍 脊髓完全损伤者受损平面以下各种感觉均丧失,部分损伤者则根据受损程度不同而保留部分感觉。损伤平面以下的痛觉,温度觉,触觉及本体觉减弱或消失。

3. 括约肌功能障碍 脊髓休克期表现为尿潴留,系膀胱逼尿肌麻痹形成无张力性膀胱所致,休克期过后,若脊髓损伤在骶髓平面以上,可形成自动反射膀胱,残余尿少于100ml,但不能随意排尿,若脊髓损伤平面在圆锥部骶髓或骶神经根损伤,则出现尿失禁,膀胱的排空需通过增加腹压(用手挤压腹部)或用导尿管来排空尿液,大便也同样出现便秘和失禁。脊髓休克期为无张力性神经源性膀胱;脊髓休克逐渐恢复后表现为反射性神经源性膀胱和间歇性尿失禁;脊髓恢复到反射出现时,刺激皮肤会出现不自主的反射性排尿,晚期表现为挛缩性神经源性膀胱。

4. 自主神经功能紊乱 常可出现阴茎异常勃起、Horner 综合征、麻痹性肠梗阻、受损平面以下皮肤不出汗及有高热等。

（四）辅助检查

本病的辅助检查方法有以下几种:

1. X 线检查 脊柱正侧位 X 线片,常能基本可确定脊柱骨折脱位的部位及类型。

2. CT 检查 有利于判定移位骨折块损伤椎管程度和发现突入椎管的骨块或椎间盘。

3. MRI(磁共振)检查 对判定脊髓损伤状况极有价值,尤其对不连续、多节段脊髓损伤的诊断效果最好。

4. SEP(体感诱发电位) 是测定躯体感觉系统(以脊髓后索为主)的传导功能的检测法,对判定脊髓损伤程度有一定帮助,现在已有 MEP(运动诱导电位)。

（五）诊断

根据外伤史、临床表现和相关辅助检查,从定位、定性、定程度 3 方面作出临床诊断。

1. 定位 脊髓损伤的节段及同一平面不同部位的损伤可分为纵向定位和横向定位。

（1）纵向定位:从运动、感觉、反射和自主神经功能障碍的平面来判断损伤的节段,可分为颈、胸、腰、骶、马尾。

1）颈髓损伤:分为高位横断和四肢瘫:①高位横断:C_4 脊髓及以上的完全性横断,表现为四肢瘫痪,膈肌、肋间肌和腹肌均瘫痪,呼吸衰竭及体温调节失常等,常常易发生窒息甚至死亡;② 四肢瘫:C_5 至 T_1 脊髓横断损伤,表现为锁骨以下的躯干和下肢完全瘫痪、感觉完全消失,上肢有区域性感觉障碍和部分运动功能丧失。

2）胸髓损伤:仅影响部分肋间肌,对呼吸功能影响不大,交感神经障碍的平面也相应下降,体温失调也较轻微。主要表现为躯干下半部与两下肢的上运动神经元性瘫痪,以及相应部位的感觉障碍和大小便功能紊乱,感觉丧失的平面在腋窝至腹股沟,大小便失控。表现:①上胸段（$T_1 \sim T_5$）脊髓损伤:患者仍可呈腹式呼吸。损伤平面越低,对肋间肌的影响越小,呼吸功能就越好,除有截瘫及括约肌失控症状以外,尚有血管运动障碍,患者坐起时常因位置性低血压而出现晕厥。②下胸段（$T_6 \sim T_{12}$）脊髓损伤 在 $T_6 \sim T_9$ 脊髓受伤时,上段腹直肌的神经支配未受损害,具有收缩功能,而中段的和下段的腹直肌则丧失收缩功能;在 T_{10} 脊髓节段以下损伤时,由于腹内斜肌及腹横肌下部的肌纤维瘫痪,患者咳嗽时腹压增高,下腹部向外膨出。腹壁反射上、中部存在,下肢呈截瘫状态;T_{12} 脊髓为腹股沟,此节段脊髓损伤全部腹肌功能良好,腹壁反射存在,而提睾反射消失,下肢呈痉挛性瘫痪。

3)腰髓及腰膨大损伤:分为4个节段:①L₁脊髓(腰膨大)以上的损伤:下肢呈痉挛性瘫痪,膝、踝反射亢进,大小便失禁,久则形成反射性排尿。②L₂脊髓(腰膨大)以下的损伤:下肢呈软瘫;③L₂~L₃损伤:感觉平面达大腿前上1/2,能屈髋;④L₄~L₅损伤:屈髋、大腿内收及伸膝均有力,不能伸髋、屈膝和足的背伸的跖屈,患者可站立,走路呈摇摆步态,小腿前部、下肢后部至鞍区感觉消失。

4)骶髓(圆锥S₃~S₅)损伤:表现为圆锥骶神经根在同平面损伤,神经运动感觉功能障碍平面在L₁节段;仅圆锥损伤,下肢神经运动感觉功能存在,下肢后侧及鞍区感觉消失,大小便括约肌功能失常,跟腱反射消失。

5)马尾损伤:常见于第2~5腰椎骨折脱位时。成人的脊髓延伸至L₁下缘平面,脊髓圆锥下有终丝与尾骨相连,故L₁以下椎管较宽大。严重的移位或直接暴力打击可致马尾神经的损伤或断裂,多出现不完全性截瘫。马尾神经挫伤或神经鞘内断裂,可再生恢复。如果马尾神经完全切断,可手术吻合。

(2)横向定位(脊髓不完全性损伤):脊髓同一平面在脊柱骨折脱位时出现不完全性损伤。常见的不完全性损伤有7种:中央性脊髓损伤综合征、脊髓半切综合征、前侧脊髓损伤综合征、后侧脊髓损伤综合征、圆锥损伤综合征、马尾损伤综合征和脊髓震荡等,其中前侧脊髓损伤综合征预后最差。

1)中央性脊髓损伤综合征:这是最常见的不完全损伤,症状特点为:上肢与下肢的瘫痪程度不一,上肢重下肢轻,或者单有上肢损伤。在损伤节段平面以下,可有感觉过敏或感觉减退。有的出现膀胱功能障碍。其恢复过程是:下肢运动功能首先恢复,膀胱功能次之,最后为上肢运动功能,而以手指功能恢复最慢。感觉的恢复则没有一定顺序。

2)脊髓半切综合征:也称Brown-Sequard综合征,主要因为半侧脊髓缺血,临床表现为损伤水平以下,同侧肢体运动瘫痪和深感觉障碍,而对侧痛觉和温度觉障碍,但触觉功能无影响。由于一

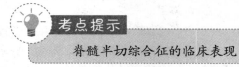

考点提示

脊髓半切综合征的临床表现

侧骶神经尚完整,故大小便功能仍正常。如T₁~T₂胸脊髓节段受伤,同侧颜面、头颈部可有血管运动失调征象和Horner综合征,即瞳孔缩小、睑裂变窄和眼球内陷。此种单侧脊髓的横贯性损伤综合征好发于胸段,而腰段及骶段则很少见。

3)前侧脊髓损伤综合征:可由脊髓前侧被骨片或椎间盘压迫所致,也可由中央动脉分支的损伤或被压所致。脊髓灰质对缺血比白质敏感,在损伤、压迫或缺血条件下,前角运动神经细胞较易发生选择性损伤。它好发于颈髓下段和胸髓上段。在颈髓,主要表现为四肢瘫痪,在损伤节段平面以下的痛觉、温度觉减退而位置觉、震动觉正常,会阴部和下肢仍保留深感觉。在不完全损伤中,其预后最差。

4)后侧脊髓损伤综合征:多见于颈椎于过伸位受伤者,系脊髓的后部结构受到轻度挫伤所致。脊髓的后角与脊神经的后根亦可受累,其临床症状以深感觉丧失为主,亦可表现为神经刺激症状,即在损伤节段平面以下有对称性颈部、上肢与躯干的疼痛和烧灼感。

5)圆锥损伤综合征:主要为脊髓骶段圆锥损伤,是病因胸腰结合段或其下方脊柱的严重损伤,可引起膀胱、肠道和下肢反射消失,偶尔可以保留骶段反射。

6)马尾损伤综合征:是指椎管内腰骶神经根损伤,可引起膀胱、肠道及下肢反射消失。

马尾损伤程度轻时可和其他周围神经一样再生，甚至完全恢复．但损伤重或完全断裂则不易自愈。外周神经的生长速度为1mm/d，因此马尾损伤后神经功能的恢复有可能需要2年左右的时间。

7）脊髓震荡：暂时性和可逆性脊髓或马尾神经生理功能丧失，可见于只有单纯性压缩性骨折，甚至放射性检测阴性的患者。脊髓没有机械性压迫，也没有解剖上的损害。另一种假设认为脊髓功能丧失是由于短时间压力波所致。缓慢的恢复过程提示反应性脊髓水肿的消退，此型患者可见反射亢进但没有肌肉痉挛。

2. 定性　是指上运动神经元损伤（硬瘫）或下运动神经元损伤（软瘫）。

3. 定程度　在脊髓休克结束后，根据肛门感觉、足底跖反射、肛门反射和球海绵体反射是否恢复来明确不完全性损伤和完全性损伤。

二、康复评定技术

（一）功能障碍

1. 损伤平面的评定　损伤平面是指运动、感觉功能仍然保留完好的最低脊髓节段水平，是确定患者康复目标的主要依据。目前根据运动关键肌和感觉关键点来确定损伤平面。

神经平面是身体双侧正常感觉与运动功能的最低脊髓节段，通常称为总损伤平面。感觉平面指感觉完全正常的最低脊髓节段。运动平面：肌力为3级且该节段以上肌力至少为4级的神经节段。感觉和运动平面可以不一致，左右两侧也可能不同。神

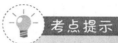

考点提示

脊髓损伤运动平面的确定方法

经平面的综合判断以运动平面为主要依据，但对于$C_1 \sim C_4$、$T_2 \sim L_1$、$S_2 \sim S_5$节段的运动平面的确定，因无关键肌可供临床检查而只能参考其感觉平面来确定运动平面。C_4损伤可以采用膈肌作为运动平面的主要参考依据。

（1）运动平面：运动平面定义为脊髓损伤后，运动关键肌力3级或以上的最低脊髓神经节段。目前采用运动指数评分（MIS）来确定运动平面。美国脊髓损伤协会确定人体左右各有10组运动关键肌，根据MMT肌力评定法将肌力分（0～5级）作为分值把各关键肌的分值相加。正常者两侧运动功能总积分为5分×20组＝100分。检查顺序为从上向下。除下面这些肌肉的两侧检查外，还要检查肛门括约肌，以肛门指检感觉括约肌收缩，评定分级为存在或缺失（即在图上填有或无），这一检查只用于判断是否为完全性损伤。运动关键肌评定方法如下：

1）C_5关键肌：屈肘肌（肱二头肌，肱肌）

评分：3

患者肩部中立位，内收，肘部完全伸展，前臂充分旋后。手腕屈/伸中立位。检查者一手托住

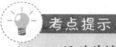

考点提示

运动关键肌的作用

腕部，嘱被检者能克服重力完成全部范围的运动为3级。

评分：4或5

患者肩部中立位，内收，肘部完全伸展，前臂充分旋后。手腕屈/伸中立位。检查者一手固定被检者上臂，另一手置于前臂远端，向肘关节伸展方向施加阻力，令被检者肘关节屈曲。能对抗最大阻力完成全范围的运动为5级，仅能对抗中等阻力完成以上运动为4级，详见本

书第四章见图 4-29。

评分:2

患者坐位,上肢平放于检查面上,肩前屈 90°,检查者一手托住患者上臂远端,嘱患者肘关节屈曲完成全范围运动为 2 级(见图 4-30、图 4-31)。

评分:0 或 1

患者肩外展 90°,检查者一手托住患者上臂远端,另一手托住前臂远端,嘱患者肘关节屈曲,触诊肱二头肌肌腱,有收缩为 1 级,无收缩为 0 级。

2)C_6 关键肌:伸腕肌(桡侧腕长短伸肌、尺侧腕伸肌)

评分:3

患者前臂及手置于台面上,前臂旋前位,手指放松。检查者一手固定被检者前臂远端,嘱患者克服重力完成全范围运动 3 级。

评分:4 或 5

患者前臂及手置于台面上,前臂旋前位,手指放松。检查者一手固定被检者前臂远端,另一手置于手背远端,向掌侧施加阻力,嘱患者腕关节背伸,能对抗最大阻力完成全范围运动为 5 级,仅能对抗中等阻力完成以上运动为 4 级,详见本书第四章见图 4-36。

评分:2

患者前臂及手置于台面上,前臂旋前位,手指放松。检查者一手固定被检者前臂远端,另一手托住第 5 掌骨尺侧,嘱患者腕关节背伸,能完成全范围运动为 2 级,详见本书第四章见图 4-37。

评分:0 或 1

患者前臂及手置于台面上,前臂旋前位,手指放松。检查者一手托住第 5 掌骨尺侧,嘱患者腕关节背伸,可触及腕背伸肌腹收缩为 1 级,不能触及肌腹收缩为 0 级。

3)C_7 关键肌:伸肘(肱三头肌)

评分:3

患者肩旋转中立位,外展前屈 90°,肘关节充分屈曲,手掌放松置于同侧耳边。检查者一手固定被检者上臂远端,嘱患者克服重力伸展肘关节,可完成全范围运动为 3 级。

评分:4 或 5

患者肩旋转中立位,外展前屈 90°,肘关节充分屈曲,手掌放松置于同侧耳边。检查者一手固定被检者上臂远端,另一手施加阻力于患者前臂远端,嘱伸展肘关节,可对抗最大阻力完成全范围运动为 5 级,仅能对抗中等阻力完成以上运动为 4 级,详见本书第四章见图 4-32。

评分:2

患者坐位,上肢平放于检查面上,肩前屈 90°,肘关节充分屈曲,手掌放松。检查者一手托住患者上臂,嘱患者伸展肘关节,可完成全范围运动为 2 级,详见本书第四章见图 4-33。

评分:1 或 0

患者坐位,上肢平放于检查面上,肩前屈 90°,肘关节充分屈曲,手掌放松。检查者一手托住患者上臂,嘱患者伸展肘关节,另一手可触及肱三头肌腹收缩为 1 级,不可触及收缩为 0 级。

4)C_8 关键肌:中指远节屈曲(中指指深屈肌)

评分:3

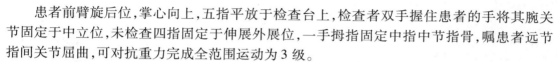

患者前臂旋后位,掌心向上,五指平放于检查台上,检查者双手握住患者的手将其腕关节固定于中立位,未检查四指固定于伸展外展位,一手拇指固定中指中节指骨,嘱患者远节指间关节屈曲,可对抗重力完成全范围运动为3级。

评分:4 或 5

患者前臂旋后位,掌心向上,五指平放于检查台上,检查者双手握住患者的手将其腕关节固定于中立位,未检查四指固定于伸展外展位,一手拇指固定中指中节指骨,远端施加阻力,嘱患者远节指间关节屈曲,可对抗充分阻力完成全范围运动为5级,可对抗部分阻力完成全范围为4级。

评分:2

患者前臂中立位,掌心向内,手平放于检查台上,检查者双手握住患者的手将其腕关节固定于中立位,一手拇指固定中指中节指骨两侧,嘱患者远节指间关节屈曲可完成全范围运动为2级。

评分:1 或 0

患者前臂中立位,掌心向内,手平放于检查台上,检查者双手握住患者的手将其腕关节固定于中立位,一手拇指固定中指中节指骨两侧,嘱患者远节指间关节屈曲,可触及中指指深屈肌腱收缩为1级,不可触及中指指深屈肌腱收缩为0级。

5)T_1 关键肌:小指外展(小指展肌)

评分:3

患者前臂旋前位,掌心向外,五指放于检查台上,检查者双手握住患者的手将其腕关节固定于中立位,未检查四指固定于伸展内收位,嘱患者小指外展,可对抗重力完成全范围活动为3级。

评分:4 或 5

患者前臂旋前位,掌心向外,五指放于检查台上,检查者双手握住患者的手将其腕关节固定于中立位,未检查四指固定于伸展内收位,小指远端施加阻力,嘱患者小指外展,可对抗充分阻力完成全范围活动为5级,可对抗部分阻力完成全范围运动为4级。

评分:2

患者前臂旋前位,掌心向下,五指放于检查台上,检查者双手握住患者的手将其腕关节固定于中立位,未检查四指固定于伸展内收位,嘱患者小指外展,可完成全范围活动为2级。

评分:1 或 0

患者前臂旋前位,掌心向下,五指放于检查台上,检查者双手握住患者的手将其腕关节固定于中立位,未检查四指固定于伸展内收位,嘱患者小指外展,可触及小指外展肌腱收缩为1级,不可触及收缩为0级。

6)L_2 关键肌:髋关节屈曲(髂腰肌)

评分:3

患者髋关节处于内收/外展、旋转中立位,屈髋屈膝15°,检查者一手固定对侧下肢,另一手放于患者大腿远端,嘱患者髋关节屈曲,可对抗重力完成全范围运动为3级。胸腰段损伤不超过90°屈曲。

评分:4 或 5

患者髋关节处于内收/外展、旋转中立位,屈髋90°,检查者一手固定对侧下肢,另一手放于患者大腿远端,嘱患者髋关节屈曲,可对抗充分阻力完成全范围运动为5级,可对抗部分阻力完成全范围运动为4级,详见本书第四章见图4-53。

评分:2

患者侧卧位,检查者双手托住患者上侧下肢,下侧下肢髋关节伸展,膝关节伸展,处于重力消除位,嘱患者髋关节屈曲,可完成全范围活动为2级,详见本书第四章见图4-54。

评分:1或0

患者髋关节处于内收/外展、旋转中立位,屈髋屈膝15°,检查者一手托住患者膝关节,嘱患者髋关节屈曲,另一手可在腹股沟内侧触及髂腰肌收缩为1级,不可触及髂腰肌收缩为0级。

7)L_3关键肌:膝关节伸展(肱四头肌)

评分:3

患者髋关节处于内收/外展、旋转中立位,屈髋15°,屈膝30°。检查者一手穿过测试膝关节固定对侧下肢,另一手放于患侧小腿远端固定,嘱患者膝关节伸展,可对抗重力完成全范围运动为3级。

评分:4或5

患者髋关节处于内收/外展、旋转中立位,屈髋15°,屈膝30°。检查者一手穿过测试膝关节固定对侧下肢,另一手放于患侧小腿远端施加阻力,嘱患者膝关节伸展,可对抗充分阻力完成全范围运动为5级,可对抗部分阻力完成全范围运动为4级。

评分:2

患者侧卧位,检查者双手托住患者上侧下肢,下侧下肢髋关节伸展,屈膝90°,处于重力消除位。嘱患者膝关节伸展,可完成全范围活动为2级。

评分:1或0

患者髋关节处于内收/外展、旋转中立位,屈髋15°,屈膝30°。检查者一手托住患者下肢,嘱患者膝关节伸展,另一手可触及肱四头肌肌腹收缩为1级,不可触及肱四头肌肌腹收缩为0级。

8)L_4关键肌:踝关节伸展(胫前肌)

评分:3

患者髋关节处于内收/外展、旋转中立位,屈髋屈膝15°,踝关节伸展跖屈。检查者一手固定患侧小腿远端,嘱患者踝关节伸展,可对抗重力完成全范围运动为3级。

评分:4或5

患者髋关节处于内收/外展、旋转中立位,屈髋屈膝15°,踝关节伸展跖屈。检查者一手固定患侧小腿远端,足背施加阻力,嘱患者踝关节伸展,可对抗充分阻力完成全范围运动为5级,可对抗部分阻力完成全范围运动为4级。

评分:2

患者侧卧位,检查者一手托住患者上侧下肢,一手固定下侧下肢小腿远端,膝关节稍屈曲,处于重力消除位。嘱患者踝关节伸展,可完成全范围活动为2级。

评分:1或0

患者髋关节处于内收/外展、旋转中立位,屈髋屈膝15°,踝关节跖屈。检查者一手固定患侧小腿远端,嘱患者踝关节伸展,另一手可触及胫骨前肌收缩为1级,不可触及胫骨前肌收缩为0级。

9)L_5关键肌:踇趾背屈展(踇趾伸肌)

评分:3

患者髋关节处于内收/外展、旋转中立位,屈髋屈膝15°,踝跖屈。检查者一手固定足跟,嘱患者第一跖趾关节伸展,可对抗重力完成全范围运动为3级。

评分:4 或 5

患者髋关节处于内收/外展、旋转中立位,屈髋屈膝15°,踝趾关节屈曲。检查者一手固定患侧小腿远端,一手在第一拓骨远端施加阻力,嘱患者第一跖趾关节伸展,可对抗充分阻力完成全范围运动为5级,可对抗部分阻力完成全范围运动为4级。

评分:2

患者髋关节外旋、屈曲45°,处于重力消除位,膝关节屈曲90°,踝关节跖屈内翻,检查者一手固定患侧小腿远端,一手固定膝关节,嘱患者第一跖趾关节伸展,可完成全范围活动为2级。

评分:1 或 0

患者髋关节处于内收/外展、旋转中立位,屈髋屈膝15°,踝趾关节屈曲。检查者一手放置患者第一拓骨远端,嘱患者第一跖趾关节伸展,可触及趾伸肌肌腱收缩为1级,不可触及趾伸肌肌腱收缩为0级。

10)S_1 关键肌:踝跖屈(小腿三头肌)

评分:3

患者髋关节处于内收/外展、旋转中立位,屈髋屈膝15°,踝伸展。检查者一手固定患者踝关节近端,一手放在足底,嘱患者踝关节屈曲,可对抗重力完成全范围运动为3级。

评分:4 或 5

患者髋关节处于内收/外展、旋转中立位,屈髋屈膝15°,踝伸展。检查者一手固定患者踝关节近端,一手在足底向上施加阻力,嘱患者踝关节屈曲,可对抗充分阻力完成全范围运动为5级,可对抗部分阻力完成全范围运动为4级。

评分:2

患者髋关节外旋、屈曲45°,处于重力消除位,膝关节屈曲90°,踝关节伸展,检查者一手托住患者下肢,嘱患者踝关节屈曲,可完成全范围活动为2级。

评分:1 或 0

患者髋关节处于外旋、屈曲45°,处于重力消除位,膝关节屈曲90°,踝关节伸展,检查者一手托住患者下肢,嘱患者踝关节屈曲,一手在小腿,可触及小腿三头肌肌腹收缩为1级,不可触及小腿三头肌肌腹收缩为0级。

(2)感觉平面:感觉平面为脊髓损伤后,关键点感觉保持正常(痛温、触压及本体感觉)的最低脊髓节段。临床感觉平面测定主要是进行28个关键点的针刺觉和轻触觉检查。一般是从可疑的损伤部位开始,向头端逐个皮节进行评定,直到患者告知感觉都变为正常为止,这样可以快速确定身体的神经损伤平面。如果患者感觉确实在乳头或稍高水平,必须对上肢的关键点进行仔细的感觉检查。

1)目前根据感觉指数评分来确定感觉平面。ASIA 标准确定人体左右各有28个感觉关键点,在每个关键点上必须检查2种感觉,即针刺觉和轻触觉,并按3个等级分别评定打分(0为缺失;1为障碍;2为正常。不能区别钝性和锐性刺激的感觉评为0)。正常者两侧针刺觉和轻触觉的总积分各为112分(表15-3,图15-1)。

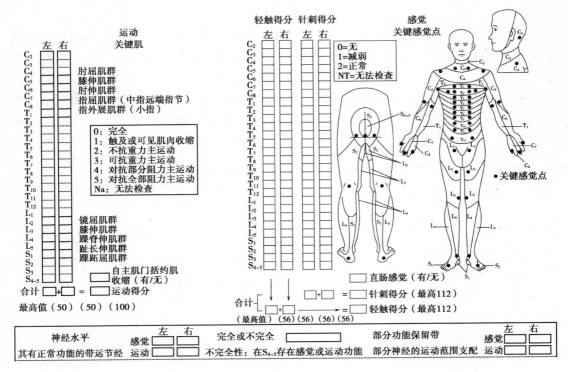

图 15-1 脊髓损伤神经学分类国际标准（ASIA）

表 15-3 脊髓损伤感觉功能评定（28 个感觉关键点）

节段	感觉检查点	感觉评分		节段	感觉检查点	感觉评分	
		左	右			左	右
C_2	枕骨粗隆			T_8	第 8 肋间隙		
C_3	锁骨上间隙			T_9	第 9 肋间隙		
C_4	肩锁关节顶点			T_{10}	第 10 肋间隙，平脐		
C_5	前臂间隙外侧缘			T_{11}	第 11 肋间隙		
C_6	拇指			T_{12}	腹股沟韧带的中点		
C_7	中指			L_1	T_{12} 和 L_2 的中点		
C_8	小指			L_2	大腿前面中部		
T_1	前臂间隙内侧缘			L_3	股骨内上髁		
T_2	腋窝顶点			L_4	内踝		
T_3	第 3 肋间隙			L_5	足第三跖趾关节背侧		
T_4	第 4 肋间隙，平乳头			S_1	足跟外侧		
T_5	第 5 肋间隙			S_2	腘窝中点		
T_6	第 6 肋间隙，平剑突			S_3	坐骨结节		
T_7	第 7 肋间隙			$S_4 \sim S_5$	肛周区域		

2）轻触觉检查的评定工具是一个稍尖的棉花束,由棉球或棉签的顶端拉伸而成。评定时用棉束轻轻而快速的划过皮肤,接触皮肤的范围不能超过 1cm。先向患者简单说明评定内容,随后检查者用棉束轻轻触及患者的面颊,要求患者说出棉束轻触的感觉和位置,确定患者能够领会检查者的指令,能够感受并描述正常触觉。评定患者时,需要患者闭眼,先要求患者记住面颊被棉束触及的感觉作为对照的正常触觉,再依次评定每个感觉关键点,在每个关键点要求患者说出被棉束轻触时的感觉。对能说出触觉的患者要求他们说明这种触觉是否与面颊触觉一样。必要时,再次用棉束轻触面颊,以提醒患者正常的轻触感觉。每个感觉关键点评定后,根据上述分级标准进行分级记录。

3）针刺觉评定包括锐辨别觉和钝辨别觉,使用标准安全别针作为评定工具。使用前打开拉直,尖的一端用于检查锐性感觉,钝的一端用于检查钝性感觉。先向患者简单说明评定内容,随后检查者交替用钝的一端和锐的一端触及患者的面颊,确定患者能够领会检查者的指令,能够分辨身体正常的尖性和钝性感觉。检查时患者闭眼,依次评定每个感觉关键点,在每个感觉关键点,安全别针的钝端和尖端交替触及皮肤,无论使用钝端还是尖端,触及皮肤后不能再移动,并给予轻的压力。要求患者说出是否被触及并区分是锐性还是钝性。经过重复交替使用安全别针的两端触及患者皮肤,检查者必须确定患者能否可靠的分辨该部位的锐性和钝性感觉。每一个关键点评定后,根据上述分级标准进行分级记录。

4）深压觉评定是对于肛门周围($S_4 \sim S_5$)针刺觉和轻触觉消失的患者,要求进行肛门内深压觉评定,即当用手指对直肠壁给予一定压力时,询问患者有无任何一种感觉,包括触觉和（或）压觉。肛门深感觉应记录为存在或消失（有或无）。

2. 损伤程度　脊髓损伤程度的诊断即完全性损伤和不完全性损伤的诊断,具有重要的临床意义:①完全性脊髓损伤是在脊髓损伤平面以下的最低位骶段的感觉、运动功能完全丧失。骶部

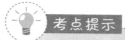
考点提示
ASIA脊髓损伤程度分级标准

的感觉功能包括肛门皮肤黏膜交界处感觉及肛门深感觉,运动功能是肛门指检时肛门外括约肌的自主收缩。②不完全性脊髓损伤是脊髓损伤后,损伤平面以下的最低骶段($S_3 \sim S_5$)仍有运动和（或）感觉功能存留。不完全性脊髓损伤提示,脊髓损伤平面未发生完全性的横贯性损害。临床上,不完全性脊髓损伤有不同程度的恢复的可能。美国脊髓损伤协会提出ASIA 脊髓损伤程度分级标准,具体内容见表 15-4、见图 15-1。

表 15-4　ASIA 脊髓损伤程度分级

级别		指标
A	完全损伤	骶段 $S_4 \sim S_5$ 无任何感觉或运动功能
B	不完全损伤	损伤平面以下至骶段 $S_4 \sim S_5$ 有感觉功能残留,无运动功能
C	不完全损伤	损伤平面以下有运动功能的保留,但 1/2 以上关键肌肌力 <3 级
D	不完全损伤	损伤平面以下有运动功能的保留,但 1/2 以上关键肌肌力 ≥3 级
E	正常	运动、感觉功能均正常

3. 脊髓损伤功能预后评定　脊髓损伤平面与功能预后直接相关。对于完全性脊髓损伤,脊髓损伤水平确定后康复目标基本确定。对于不完全性脊髓损伤,则需根据残存肌力功能情况修正上述康复目标,具体内容见表 15-5。

表15-5 脊髓不同节段损伤时的功能预后及康复目标

损伤水平	康复功能基本目标	需用支具轮椅种类	活动能力
C_5	床上动作自立、其他依靠帮助	电动轮椅、平地可用手动轮椅	大部依赖
C_6	ADL部分自立、需中等量帮助	手动电动轮椅、可用多种自助具	中度依赖
C_7	ADL基本自立、能乘轮椅活动	手动轮椅、残疾人专用汽车	大部自理
$C_8 \sim T_4$	ADL自立,轮椅活动支具站立	同上,骨盆长支具,双拐	大部自理
$T_5 \sim T_8$	同上,可应用支具治疗性行走	同上	大部自理
$T_9 \sim T_{12}$	同上,长下肢支具治疗性行走	轮椅,长下肢支具,双拐	基本自理
L_1	同上,家庭内支具功能性行走	同上	基本自理
L_2	同上,社区内支具功能性行走	同上	基本自理
L_3	同上,肘拐社区内支具功能行走	短下肢支具,肘拐	基本自理
L_4	同上,可驾驶汽车可不需轮椅	同上	基本自理
$L_5 \sim S_1$	无拐足托功能步行及驾驶汽车	足托或短下肢支具	基本自理

4. 肌张力的评定 脊髓损伤后肌张力异常表现为增高、降低及障碍3种形式。目前采用改良Ashworth分级法进行评定,该法简便易行,不需任何仪器。

5. 关节活动度评定 目前国内统一标准为关节活动度测量法,该方法通过测量工具可以获得准确的结果,可采用徒手评定法,对患者双侧肢体主要关节进行全范围被动活动,记录各关节活动度,进行结果分析,注意区别痉挛与挛缩。具体评价内容参见本教材相关章节。

6. 疼痛的评定 目前国内临床多采用视觉模拟/数字评分法(VAS/NPRS),具体评价内容参见本教材相关章节。

7. 平衡功能的评定 脊髓损伤患者的平衡功能障碍主要表现为长坐位、端坐位及站位平衡的受限,目前国内采用三级平衡检测法,该法临床常用,简便快速。具体评价内容参见本教材相关章节。

8. 心理功能的评定 脊髓损伤患者会引起一系列心理变化,而心理变化通常是通过情绪反映出来的,通常表现为抑郁和焦虑。具体评价内容参见本教材相关章节。

9. 呼吸功能的评定 人体呼吸运动的主动肌是膈肌,脊髓节段为C_4,副动肌是肋间外肌和肋间内肌,脊髓节段$T_2 \sim T_{11}$;而脊髓损伤常见部位分别是$C_4 \sim C_6$和$T_{12} \sim L_1$,前者可导致四肢瘫,后者则出现截瘫,伤后早期都是处于卧床治疗节段,易引起呼吸道感染,甚至呼吸衰竭,故有必要进行呼吸功能评定,目前国内较为常用的评估方法是肺通气功能分级测定。该法是通过专业的呼吸功能测定仪来完成的。同时在评定前还需要对患者病史和肺部体征进行全面详细了解和检查,排除呼吸道原发疾病等。具体评价内容见表15-6。

10. 膀胱功能的评定 脊髓损伤常引起排尿功能异常。对神经源性排尿异常,临床常用的评定方法有尿动力学提问、实验室检查和尿动力学分析。

(1)尿动力学提问:主要围绕尿潴留、尿失禁和排尿症状进行提问。

(2)尿失禁分级:是确定病情严重程度的具体标准,需具体分析尿失禁出现频率和严重程度。如患者使用了尿垫还需了解尿垫大小、数量和浸湿程度。1级:滴沥弄湿内裤;2级:

表15-6　呼吸功能评价

级别	肺活量或最大通气量实测/预计（%） 入院日期及积分	第一秒用力呼气量/ 用力肺活量（%）
基本正常	>80	>70
轻度减退	80～70	70～61
显著减退	70～51	60～41
严重减退	50～21	≤40
呼吸衰竭	≤20	

流尿,流在地上;3 级:流尿,弄湿外裤。

（3）排尿症状的提问:包括尿等待、尿流减小、排尿用力、尿痛等相关问题。

11. 大便功能的评定　脊髓损伤常引起排便功能异常。对神经源性排便异常,临床常用的评定方法有肛门直肠指诊、肛肠测压、盆底肌电图检查、纤维结肠镜、肛门自制功能试验、便秘得分、自我观察日记、磁共振成像技术等。评定内容包括排便次数、排便量、粪便性状、每次大便消耗时间和括约肌功能。

12. 压疮评定　目前国内一般采用美国压疮协会压疮分级法:①Ⅰ级,局部皮肤有红斑但皮肤完整;②Ⅱ级,损害累及皮肤层或真皮层,可见皮损或水疱;③Ⅲ级,损害累及皮肤全层及皮下脂肪交界处,可见较深创面;④Ⅳ级,损害累及肌肉、骨骼或结缔组织(肌腱、关节、关节囊等)。

（二）个体活动评定

截瘫患者个体活动能力,目前可以改良 Barthel 指数评定 ADL 能力,步态分析评定其行走能力,以及 FIM(功能独立性)评定、性功能障碍评定等。

第三节　脑性瘫痪的康复评定

一、概述

（一）定义

近年来,国际康复界对脑性瘫痪的定义展开广泛的讨论,在参照《国际功能、残疾和健康分类》（WHO-ICF）后,形成了 2006 年国际脑性瘫痪的定义,脑性瘫痪简称脑瘫（cerebral palsy,CP）是指一组

考点提示

脑瘫的定义

持续存在的导致活动受限的运动和姿势发育障碍综合征,这种综合征是由于发育中的胎儿或婴儿脑部非进行性损伤所引起。脑性瘫痪的运动障碍常伴有感觉、认知、交流、感知和（或）行为障碍,以及癫痫和继发性骨骼肌问题。我国于 2006 年 8 月小儿脑瘫康复学术会议上修订脑瘫的定义为:脑瘫是自受孕开始至婴儿期非进行性脑损伤和发育缺陷所导致的综合征,主要表现为运动障碍及姿势异常。

发达国家脑瘫的发病率在 2‰左右,国内发病率未见确切报道,一般认为 1.8‰～4‰。脑性瘫痪的患病情况据报道男性多于女性,城乡差别不明显。随着社会发展,重症脑瘫越来

越多,不随意运动型脑瘫数量越来越少。发达国家重症脑瘫多,不随意运动型脑瘫明显少于发展中国家。

(二) 病因

脑瘫可由多种原因引起,主要原因是患儿脑部缺氧或脑部血液灌注量不足。一般可将致病因素分为三类:①出生前因素:多种因素造成胚胎期脑的先天发育畸形,胎儿期的感染、缺血、缺氧和发育畸形,母亲的妊娠高血压疾病、糖尿病、腹部外伤和接触放射线。②出生时因素:羊水或胎粪吸入、脐带绕颈所致窒息,难产、产钳所致的产伤、颅内出血及缺氧。早产婴儿患本症的居多,与其血管脆弱易受损害及并发的窒息或代谢障碍有关。③出生后因素:如脑炎、CO 中毒、核黄疸、严重感染及外伤等。有时某一病例可找到确切病因,不少病例病因不明。

(三) 临床表现与诊断

1. 分型与临床表现

(1)国际分类:2002 年根据欧洲脑瘫检测组织的分型观点,脑瘫主要分痉挛型、运动障碍型及共济失调型 3 大类。

1)排除混合型类型,按照临床主要症状进行分型,因为近年众多学者普遍认为即使临床诊断单纯为某一类型也难免并存其他类型的运动障碍,不少患者可能仅仅只是程度差异而已。

2)不主张把锥体系型、锥体外系型、上运动神经元综合征等作为正式的脑瘫临床分型用语。

3)简化瘫痪部位分型(仅分为单侧瘫和双侧瘫),主张排除单瘫(归入偏瘫)、截瘫、三肢瘫(归入四肢瘫或双瘫)分型。

4)认为肌张力低下是其他类型脑瘫的早期症状,可以作为症状描述用语,但不主张用做分型用语。

(2)国内分类:2006 年 8 月第二届全国儿童康复暨第九届全国小儿脑瘫学术会上制定了我国小儿脑瘫分类方案。

1)临床分 6 个类型:①痉挛型(spastic):以锥体系受损为主。②不随意运动型(dyskinetic):以锥体外系受损为主,不随意运动增多。表现为手足徐动、舞蹈样动作、肌张力失调、震颤等。③强直型(rigid):以锥体外系受损为主,呈齿轮、铅管样持续性肌张力增高。④共济失调型(ataxic):以小脑受损为主。⑤肌张力低下型(hypotonic):往往是其他类型的过渡形式。⑥混合型(mixed):同一患儿表现有两种或两种以上类型的症状。

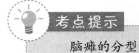

考点提示

脑瘫的分型

2)按瘫痪部位(指痉挛型)分为:①单瘫:单个肢体受累;②双瘫:四肢受累,上肢轻,下肢重;③三肢瘫:三个肢体受累;④偏瘫:半侧肢体受累;⑤四肢瘫:四肢受累,上、下肢受累程度相似。

2. 诊断要点

(1)诊断原则:随着康复医学的发展,各国学者十分关注脑瘫的早期诊断,一般认为出生后 6 ~ 9 个月内作出诊断为早期诊断。脑性诊断必须遵守以下 3 个原则:①引起脑损伤的原因,即高危因素;②脑损伤时的症状,即早期症状及临床表现;③脑损伤神经发育学异常,即姿势异常、反射异常、肌紧张异常及 Vojta 姿势反射异常。

除此之外,当诊断或原因不确定时,脑部的 CT 或 MRI、诱发电位、肌电图等辅助诊断也有一定的参考价值。对有明显的智能迟缓和对称的运动异常的儿童应该进行氨基酸和其他代谢异常的检查。

(2)诊断条件:2006 年 8 月第二届全国儿童康复暨第九届全国小儿脑瘫学术会上制定了我国小儿脑瘫诊断条件:①引起脑性瘫痪的脑损伤为非进行性;②引起运动障碍的病变部位在脑部;③症状在婴儿期出现;④可合并智力障碍、癫痫、感知觉障碍、交流障碍、行为异常及其他异常;⑤除外进行性疾病所致的中枢性运动障碍及正常小儿暂时性运动发育迟缓。

二、康复评定技术

康复评定是通过对患儿的身体状况、家庭环境和社会环境,进行全面地检查询问和了解,分析判断患儿瘫痪的严重程度及潜在能力,为设计康复治疗方案提供依据。也是衡量康复疗效的尺度。康复评定应从《国际功能、残疾和健康分类》(International Classification of Functioning,Disability and Health,ICF)的损伤、活动受限和参与限制 3 个层次进行综合分析。脑瘫的评定主要有以下几个方面。

(一) 反射与姿势评定

评定脑瘫必须从神经发育学的观点出发,对与神经系统发育密切相关,又能准确反映神经系统发育的小儿姿势、反射等发育神经学异常进行评定。小儿发育反射十分准确地反映中枢神经系统发育的情况,是评定脑瘫等脑损伤疾病的重要手段之一。常见发育反射的出现与消退的意义,见表 15-7。

表 15-7　常见发育反射的出现与消退的意义

反射类型	存在时间	持续阳性意义	过早阴性意义
惊吓反射	0～6 个月	大脑损伤	早产儿阴性
手握持反射	0～6 个月	痉挛型脑瘫	重度脑、脊髓损伤皮质功能障碍标志
侧弯反射	0～2 个月	脑损伤	
足抓握反射	会走路以前	脑损	
交叉性伸展反射	1～4 个月	脊髓高位伤	
非对称性紧张型颈反射	2～4 个月	锥体束、锥体外系病变	
对称性紧张型颈反射	5～8 个月	脑瘫	
足底反射	0～16 个月	锥体束、锥体外系病变	
放置反应	0～2 个月	锥体束损伤	
倾斜反应	6 个月以内	脑瘫左右有差别	异常(脑损伤)
坐位平衡反应	7 个月以后	正常	异常(脑损伤)
立位平衡反应	12～21 个月以后	正常	异常(脑损伤)
Landan 反应	6 个月至 2 年	发育迟滞	
降落伞反应	6 个月以后	正常	
自动步行反应	<3 个月	痉挛型脑瘫	脑瘫肌张力低下

（二）运动和感觉功能评定

1. 肌力评定 通常采用徒手肌力测试法，参见肌力评定章节。

2. 关节活动范围测量 测量关节活动范围是比较客观的方法，参见关节活动范围测量章节。同时还要注意肢体周径的测量。

3. 肌张力的评定

（1）硬度：通过触诊了解肌张力，肌张力增高时肌肉硬度增加，被动运动有阻力感。低肌张力时触诊肌肉松软，被动运动无抵抗感。

（2）摆动度：固定肢体近端，使远端关节及肢体摆动，肌张力增高时肢体摆动小，肌张力低时无抵抗，肢体摆动幅度大。

（3）关节伸展度：被动伸屈关节时观察伸展、屈曲角度，肌张力增高时关节伸屈受限，肌张力低下时关节伸屈过度。常用的检查方法有：肩关节伸展度试验、内收肌角、腘窝角、足背屈角及足跟耳试验，见表15-8。

表15-8 不同月龄小儿下肢肌张力的正常范围

检查方法	1～3个月	4～6个月	7～9个月	10～12个月
内收肌角（外展角）	40°～80°	70°～100°	100°～140°	130°～150°
腘窝角	80°～100°	90°～120°	110°～160°	150°～170°
足背屈角	60°～70°	60°～70°	60°～70°	60°～70°
足跟耳试验	80°～100°	90°～130°	120°～150°	140°～170°

1）肩关节伸展度试验：又称围巾征（Scarf征），即将小儿一侧上肢拉向对侧肩部。肌张力低下时，上肢像围巾一样将颈部围住并与下颌密切接触，肘关节过下颌。肌张力增强时对牵拉有抵抗，肘关节不及下颌。

2）内收肌角（外展角）：小儿仰卧位，治疗师握住小儿膝部使两下肢伸直并外展，观察两大腿之间的角度。

3）腘窝角：小儿仰卧位，骨盆不抬高，一侧下肢伸展，将另一侧下肢屈曲，大腿紧贴腹部，伸直膝关节，观察小腿与大腿之间的角度。

4）足背屈角：小儿仰卧位，治疗师用手按压小儿足部做足背屈，观察足背屈的角度。

5）足跟耳试验：小儿仰卧位，治疗师握小儿一侧足，使其尽量向同侧耳部靠拢，观察足跟，观察足跟、臀部连线与检查台面形成的角度，注意腰背部不得抬离台面。

不同月龄小儿下肢肌张力的正常范围（表15-8）仅仅作为1岁以内的患儿肌张力检查时的参考，若大于表中内收肌角、腘窝角及足跟耳角度，提示肌张力低下；小儿表中所示的角度，提示肌张力偏高。足背屈角相反，大于60～70为肌张力增高，小于60～70为肌张力减低。年龄大的患儿还可采用改良的Ashworth痉挛评定法（参见肌张力的评定章节）。

4. 协调功能评定 如共济运动、不自主运动等。

5. 特殊感觉障碍的评定 视觉障碍的评定：检查有无斜视、弱视、屈光不正、散光等。听觉障碍的评定：利用一般的声音发射动作来检查和利用客观的电反应测听检查作出评定。

6. 康复评定常用量表

（1）粗大运动功能评定量表（gross motor function measure，GMFM）：是1989年由美国Russell创立，是一个评价脑瘫儿童的运动功能变化为目的而创建的标准参考评定，它有助于定量评定患儿的运动功能。GMFM 主要包括 5 个方面共 88 项,分别是:卧位和翻身(17 项),坐位(20 项),爬行和跪位(14 项),站立(13 项),行走、跑和跳(24 项)。评分范围为 0 ~ 100 分。2000 年在 GMFM -88 基础上推出了 GMFM -66,它结合电脑软件,临床应用省时,最少评 13 项后将信息输入电脑即可得出结果,并可用图表示,直观提示最接近的下一个训练目标,但 GMFM -66 反映详细程度不如 GMFM -88。

(2)Peabody 运动发育量表(Peabody develop mental motor scale,PDMS):不仅适用于 0 ~ 5 岁运动发育迟缓的儿童及运动康复的评价,了解孩子各种技能在同龄儿中所处的百分位和发育相当年龄,还有配套的运动训练方案,可以针对性、有效地进行康复。它的适用范围很广,分为 6 项:反射、姿势控制、粗大运动、精细运动、抓握和手眼协调共 249 项,结果以粗大运动、精细运动和总运动的发育商来表示,其中粗大运动评估儿童应对环境变化的能力,维持姿势平衡的能力,移动能力及接、扔、踢球的能力。主要以评定运动功能为主,适用于运动发育落后和轻微脑瘫患儿,不适用于反映中、重度脑瘫的治疗疗效。

(三) 认知功能评定

由于婴儿的言语能力有限,运用言语应答的形式来研究和测量婴儿的认知发育并不可行。在婴儿期,儿童的认知发育水平更多的是通过其动作表现反映出来的。所以,借助动作发育推测认知发育。我国常用的婴幼儿认知发育筛查与测评量表(表 15-9)。

表 15-9 我国常用的婴幼儿认知发育筛查与测评量表

测验名称	适用年龄	国内应用情况
发育量表		
丹佛发育筛查测验	2 个月 ~ 6 岁	我国修订,区域常模
格赛尔发育诊断量表	4 周 ~ 6 岁	我国修订,区域常模
贝利婴儿发育量表	2 个月 ~ 2.5 岁	我国修订,区域常模
智力测验		
韦氏学前儿童智力量表	2 个月 ~ 2.5 岁	我国修订,区域常模
适应行为量表		
婴儿初中学生社会生活能力量表	6 个月 ~ 14 岁	我国修订,区域常模

(四) 日常生活活动能力的评定

儿童日常活动情况与成年人有区别,国外采用儿童功能独立性评定量表(WeeFIM 量表),目前国内主要采用中国康复研究中心制定的脑瘫患儿日常生活活动(ADL)能力评定表,见表 15-10。

(五) 综合发育能力的评定

人体中枢神经系统在胎儿时期由神经管发育而成,出生时脑和脊髓外观虽已基本成形,但脑的发育还很不完善,新生儿主要表现为粗大的运动,无精细、协调的随意动作;缺乏躯体姿势控制和平衡反应;原始反射尚未抑制,平衡反应未建立;言语、认知功能低下;大小便不能自控等。这个时期其皮质下低位中枢比较成熟,延髓以上的呼吸、循环、吞咽等中枢发育已基本成熟,但大脑皮质高位中枢的发育还不完善,缺乏对低位中枢的控制。随着婴幼儿年龄的增长,大脑发育的成熟,神经系统功能不断完善,可以通过儿童不同年龄阶段各种能力发育情况进行综合评定,了解患儿的综合功能状态。

表 15-10 脑瘫患儿日常生活活动能力（ADL）评定表

动作	得分	动作	得分
一、个人卫生动作		1. 大小便会示意	
1. 洗脸、洗手		2. 会招手打招呼	
2. 刷牙		3. 能简单回答问题	
3. 梳头		4. 能表达意愿	
4. 使用手绢		（七岁后）	
5. 洗脚		1. 书写	
二、进食动作		2. 与人交谈	
1. 奶瓶吸吮		3. 翻书页	
2. 用手进行		4. 注意力集中	
3. 用吸管吸引		七、床上运动	
4. 用勺叉进食		1. 翻身	
5. 端碗		2. 仰卧位≒坐位	
6. 用茶杯饮水		3. 坐位≒膝立位	
7. 水果削皮		4. 独立坐位	
三、更衣动作		5. 爬	
1. 脱上衣		6. 物品料理	
2. 脱裤子		八、转移动作	
3. 穿上衣		1. 床≒轮椅或步行器	
4. 穿裤子		2. 轮椅≒椅子或便器	
5. 穿脱袜子		3. 操作手闸	
6. 穿脱鞋		4. 乘轮椅开关门	
7. 系鞋带扣子拉链		5. 移动前进轮椅	
四、排便动作		6. 移动后退轮椅	
1. 能控制大小便		九、步行动作（包括辅助器）	
2. 小便自我处理		1. 扶站	
3. 大便自我处理		2. 扶物或步行器行走	
五、器具使用		3. 独站	
1. 电器插销使用		4. 单脚站	
2. 电器开关使用		5. 独自行 5m	
3. 开、关水龙头		6. 蹲起	
4. 剪刀的使用		7. 能上下台阶	
六、认识交流动作（七岁前）		8. 独行 5m 以上	

评分标准：50 项，满分 100 分。能独立完成，每项 2 分；能独立完成，但时间较长，每项 1.5 分；能完成，但需他人辅助，每项 1 分。两项中完成一项或即便辅助也很困难，每项 0.5 分；不能完成，每项 0 分。轻度障碍 75～100 分，中度障碍 50～74 分，重度障碍 0～49 分

（六）作业评定

作业评定侧重上肢活动能力的评定,介绍一些常用上肢、手作业活动能力的评定和分级,见表 15-11。

表 15-11　常用上肢作业评定

内容/意义	方法	分级				
		1	2	3	4	5
手粗大抓握评定:测试全手指屈伸能力,整个手掌取物能力姿势状态	观察患儿抓握取大号木钉（直径2.5cm 圆柱体)情况	可将五指自然伸展抓住大号木钉	可抓住大号木钉,但拇指内收,只用四个手指去抓握	可抓住大号木钉,但手部掌指关节伸展,腕关节屈曲形如"猿掌样"抓握	不能抓住大号木钉,只有治疗师将木钉放入患儿手中时才能握住	即使治疗师将木钉放入患儿手中,也不能握住
转移物品能力评定:观察患儿将手中的物品送到另一只手中去玩的情况	治疗师取一个 2.5cm 的方形积木,观察患儿玩积木的能力	随意自如将一手积木传递到另一手中玩,而不会将积木掉到地上	可完成双手间积木传递动作,但不能用一只手将另一手的积木抽出来	偶尔可将一只手中的积木传递到另一手中,有时积木会掉到地上	患儿不能用双手传递积木	
双手粗大协调性评定	取稳定体位,取两块大小相同塑料智力拼插块,让患儿将它拼插在一起	双手可在体前正中线,自如地将两块拼插在一起	双手可完成拼插动作,但不能在体前进行,而是在体侧完成	先将一拼插块放在体前,再用另一手抓住另一块拼插上去	不能完成拼插动作	
双手精细协调性评定	取稳定体位,取一套直径1cm 训练螺丝,让患儿将螺母拧上或拧下,观察双手操作情况	双手可在体前正中线将螺母拧下来	只能一只手固定,另一手去拧,反过来就不能完成	在体侧完成拧螺丝动作	只会双手间转来转去不能将螺母拧下来	
手眼协调性评定:观察患儿手和眼的配合能力	让患儿将带孔的圆木块插到木棒上,观察患儿的操作情况	可准确将圆木块插到木棍上,头部始终保持在身体正中直立位	可完成插木块动作,但头转向一侧,用眼余光视物	完成插木块动作,但头转向一侧,患儿用手去触摸木棍的位置,然后插上	无法完成这个动作	

续表

内容/意义	方法	分级				
		1	2	3	4	5
指腹捏评定	用手指捏取较小物品的能力和姿势状态	观察患儿捏取中号木钉(直径 1cm 的圆柱体)的情况				
指尖捏评定	测试手指尖端捏取细小物品能力	观察患儿捏取小号木钉(直径 0.5cm 的圆柱体)或小铁钉(直径 0.1cm 细小圆柱体)的情况				

（七）康复预后评定

90% 以上轻度运动障碍及具有一定的摄食技能者可以活到成年,平均期望寿命为 30 岁,受累肢体越多,其预后越差。痉挛型双瘫和偏瘫预后较好;舞蹈手足徐动征和痉挛型四肢瘫预后较差。

步行能力预后:患儿在 12 个月或更大时,检查以下 7 项:非对称性紧张性颈反射、对称性紧张性颈反射、拥抱反射、颈翻正反射、伸展反射、降落伞反应或保护性伸展反应和足放置反应。上述 7 项中每一项有反应记 1 分,在 2 分或 2 分以上步行能力预后不良;0 分预后良好;1 分预后需慎重考虑。

上肢功能预后:3 岁前上肢仍不能超过躯干中线活动时,上肢功能预后不良。以上评估每 6 ~ 9 个月进行复查。

第四节 肩周炎的康复评定

一、概述

（一）定义

肩关节周围炎,简称肩周炎(scapulohumeral periarthritis),是肩关节周围肌肉、肌腱、滑膜及关节囊等病变而引起的肩关节痛疼和运动功能障碍综合征。

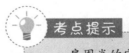

考点提示

肩周炎的定义

本病多见于 40 岁以上的中老年人,尤其以 50 岁左右多见,又称"五十肩"与退行性病变有明显关系,女性发病率高于男性,多见于体力劳动者。一部分患者有自愈趋势,仅遗留有轻度功能障碍,大部分患者如得不到有效的治疗,有可能严重影响肩关节的功能活动。

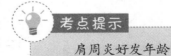

考点提示

肩周炎好发年龄

（二）病因

1. 软组织退行性变　如冈上肌腱炎、肱二头肌腱炎、肩峰下滑囊炎、关节囊炎,这些慢性炎症和损伤,均可波及关节囊和周围的软组织,引起关节囊的慢性炎症和粘连。

2. 肩关节损伤　肩部挫伤、肱骨外科颈骨折和肩关节脱位等损伤,由于局部出现炎性渗出,疼痛及肌肉痉挛,会导致肩关节囊和周围软组织粘连,从而发生肩关节的冻结。

3. 肩关节活动减少　肩关节脱位、上肢骨折、外科手术后固定时间过长或脑外伤、脑卒中后瘫痪侧肢体肩关节所处的状态,使肩关节活动减少,造成局部血液循环不良,淋巴回流受阻,炎性渗出淤积,日久纤维素沉着,粘连形成,导致关节囊挛缩和周围软组织粘连。

4. 颈椎源性肩周炎　是由于颈椎病引起的肩周炎。其特点是先有颈椎病的症状和体征,而后发生肩周炎的症状,它是颈椎病的一种临床表现或者说是一种临床类型,而不是肩关节与周围软组织退行性改变的结果。

5. 其他疾病诱发　如冠心病、精神心理因素、内分泌紊乱、糖尿病等。

（三）临床表现与诊断

1. 症状表现　本病的主要症状是疼痛与肩关节功能活动受限。

（1）疼痛:多数患者呈慢性发病,隐袭进行,常因肩关节外展、上举时引起疼痛才被注意。也有少数患者疼痛较重。主要表现为肩部周围阵发性疼痛,常因天气变化及劳累而诱发,以后逐渐发展到持续性疼痛,并逐渐加重。

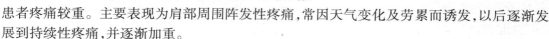

考点提示

肩周炎的临床表现

（2）功能活动受限:肩关节各方向活动受限,以外展、外旋、后伸受限最显著。特别是当肩关节外展时,出现典型的"扛肩"现象,梳头、穿衣等动作均难以完成。严重时,肘关节功能亦受限,屈肘时手不能摸肩。

2. 体征

（1）压痛点:检查时在冈上肌腱、肱二头肌长、短头肌腱及三角肌前、后缘有明显的压痛。

（2）活动障碍:表现为肩关节前屈、后伸、外展、外旋、内旋等活动范围减小。

（3）肌肉萎缩:以肱二头肌、三角肌等失用性萎缩为明显,同时肌力下降。

二、康复评定技术

（一）疼痛测定

治疗前、中及后期均用同样的方法进行疼痛评定,康复医学临床工作中常用的疼痛评定方法有直接评定、间接评定和问卷调查表（详见疼痛评定章节）。

（二）关节活动度和肌力测定

用测角器测量肩关节活动度,患者的患侧肩关节外展上举、前屈上举、后伸及内旋等活动度范围均小于正常范围。应与健侧进行对照性测量。

肌力主要是针对与肩关节活动有关的肌肉利用徒手肌力测试方法进行测定。

（三）ADL 能力评定

患者需进行 ADL 能力评定,如果有穿脱上衣困难,应了解其受限程度;询问如厕、个人卫生及洗漱（梳头、牙刷、洗澡等）受限的程度;了解从事家务劳动如洗衣、切菜、做饭等受限情况。

（四）Constant‑Murley 法

包括疼痛（15 分）、日常生活活动（20 分）、关节活动度（40 分）和肌力（25 分）四个部分,共 100 分,其中 35 分（疼痛和日常生活活动）来自患者主诉的主观感觉,65 分（关节活动度和肌力）为医师的客观检查。是一个全面、科学而又简便的方法（表 15‑12）。

表 15-12 Constant-Murley 肩功能评定标准

	评分
Ⅰ疼痛（最高 15 分）	
无疼痛	15
轻度痛	10
中度痛	5
严重痛	0
Ⅱ ADL（最高 20 分 ）	
ⅰ日常生活活动的水平	
全日工作	4
正常的娱乐和体育活动	3
不影响睡眠	2
ⅱ手的位置	
上抬到腰部	2
上抬到剑突	4
上举到颈部	6
上举到头颈部	8
举过头顶部	10
Ⅲ ROM	
ⅰ前屈、后伸、外展、内收 4 种活动分别按下列标准评分（每种活动最高 10 分,4 项最高 4 分）	
0°～30°	0
31°～60°	2
61°～90°	4
91°～120°	6
121°～150°	8
151°～180°	10
ⅱ 外旋（最高分 10）	
手放在头后肘部保持向前	2
手放在头后肘部保持向后	2
手放在头顶肘部保持向前	2
手放在头顶肘部保持向后	2
手放在头顶再充分向上伸直上肢	2
ⅲ 外旋（最高分 10）	
手背可达大腿外侧	0

续表

	评分
手背可达臀部	2
手背可达腰骶部	4
手背可达腰部（L_3 水平）	6
手背可达 T_{12} 椎体水平	8
手背可达肩胛下角水平（T_7 水平）	10
Ⅳ肌力（最高 25 分）	
MMT 0 级	0
Ⅰ	5
Ⅱ	10
Ⅲ	15
Ⅳ	20
Ⅴ	25

第五节　颈椎病的康复评定

一、概述

（一）定义

颈椎病是指由于颈椎间盘退行性变、颈椎肥厚增生以及颈部损伤等引起颈椎骨质增生，或椎间盘脱出、韧带增厚，刺激或压迫颈脊髓、颈部神经、血管而产生一系列症状的临床综合征。主要表现为颈肩痛、头晕头痛、上肢麻木、肌肉萎缩、严重者双下肢痉挛、行走困难，甚至四肢麻痹，大小便障碍，出现瘫痪。

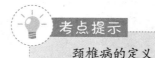

考点提示

颈椎病的定义

本病是一种常见病和多发病，无明显性别差异。本病多发生于 30～50 岁的中老年人，特别是长期伏案工作者、经常使用电脑者，使肩背部肌肉长时间处于紧张状态，引起肩背部酸痛、眩晕，肢体麻木等各类颈椎综合征。颈椎病好发部位依次为 $C_5 \sim C_6$、$C_6 \sim C_7$、$C_7 \sim T_1$。

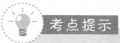

考点提示

颈椎病的好发部位

（二）病因

1. **慢性劳损**　为颈椎病发生的主要原因，长期的局部肌肉、韧带、关节囊的损伤，可以引起局部出血、水肿，发生炎症改变，在病变的部位逐渐出现炎症机化，并形成骨质增生，影响局部的神经及血管。

2. **外伤**　为颈椎病发生的直接因素，往往在外伤前人们已经有了不同程度的病变，使颈椎处于高度危险状态，外伤直接诱发症状发生。不良的姿势亦是颈椎损伤的原因之一。长时间低头工作,躺在床上看电视、看书,喜欢高枕,长时间操作电脑,剧烈的旋转颈部或头部,在行驶的车上睡觉,这些不良的姿势均会使颈部肌肉处于长期的疲劳状态,容易发生损伤。

3. 颈椎的发育不良或缺陷 亦是颈椎病发生不可忽视的原因之一,亚洲人种相对于欧美人来说椎管容积更小,更容易发生脊髓受压,产生症状。在单侧椎动脉缺如的患者,椎动脉型颈椎病的发生率几乎是 100%,差别只是时间早晚的问题。

（三） 临床表现、分型与诊断

因颈椎间盘突出程度、部位及骨质增生的部位不同,根据临床表现分为颈型（软组织型）、神经根型、脊髓型、椎动脉型、交感神经型和混合型。

1. 颈型（软组织型） 为颈椎病早期型。多见 30 ~ 40 岁女性。由于风寒侵袭、感冒、疲劳、睡眠姿势不当或枕高不适,使颈椎过伸或过屈,颈项部某些肌肉、韧带、神经受到牵张或压迫所致。多在夜间或晨起时发病,有自然缓解和反复发作的倾向。

2. 神经根型 发病率最高,约占 60% ~ 70%,是临床上最常见的类型。由于椎间盘突出、关节突移位、骨质增生或骨赘形成等原因在椎管内或椎间孔处刺激和压迫颈神经根所致,引起上肢的感觉、运动功能障碍,常表现为一侧上肢节段的运动障碍或感觉麻木。好发于 C_5 ~ C_6 和 C_6 ~ C_7。多见于 30 ~ 50 岁者。多为单侧、单根发病,但也有双侧、多根发病患者,一般起病较为缓慢。

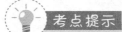
考点提示
颈椎病的最常见类型

3. 脊髓型 发病率占颈椎病的 12% ~ 20%,由于脊髓受压迫或刺激出现感觉、运动、反射异常,尤其是双下肢肌力减弱可作为脊髓型颈椎病的重要诊断依据。通常起病缓慢,以 40 ~ 60 岁的中年人居多,多数患者无颈部外伤史。

4. 椎动脉型 基底动脉在正常情况下,左侧和右侧的椎动脉能互相调节血流量,以应付颈椎活动造成的压迫,使血流正常供应给脑组织。当颈椎出现节段不稳定和椎间隙狭窄时,可以造成椎动脉扭曲并受到挤压;椎体边缘以及钩椎关节等处的骨赘可以直接压迫椎动脉或刺激椎动脉周围的交感神经纤维,使椎动脉痉挛而出现椎动脉血流发生改变,出现椎、基底供血不足的症状。

5. 交感神经型 由于椎间盘退行性变和节段性不稳定等因素,从而对颈椎周围的交感神经末梢造成刺激,产生交感神经抑制症状。由于椎动脉表面富含交感神经纤维,当交感神经功能紊乱时常累及椎动脉,导致椎动脉的舒缩功能异常。因此交感神经型颈椎病在出现全身多个系统症状的同时,还常常伴有的椎-基底动脉系统供血不足的表现。

6. 混合型 混合型颈椎病在临床工作中也很常见。常以某一类型为主,其他类型不同程度合并出现,病变范围不同,其临床表现也各异。中老年以上患者,有较典型的颈、肩、上肢疼痛、不适及头痛、头晕等症状和颈椎的 X 线平片改变,颈椎病的诊断不难确立。

二、康复评定技术

（一） 临床评定

目的是明确诊断,主要依靠详细的病史、症状、体格检查及辅助检查等。

1. 常规检查

（1）病史:本病多发生于一些长期从事低头伏案或长时间保持一个姿势工作的人员,要详细询问发病原因、患者的职业、生活习惯与爱好、有无颈部外伤史及受凉史等。

（2）症状和体征:颈椎病患者多有颈肩臂背痛,一侧或双侧手麻、头痛、头晕、心慌、胸闷、

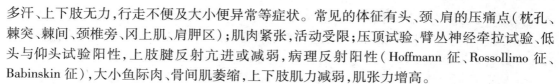

多汗、上下肢无力,行走不便及大小便异常等症状。常见的体征有头、颈、肩的压痛点(枕孔、棘突、棘间、颈椎旁、冈上肌、肩胛区);肌肉紧张,活动受限;压顶试验、臂丛神经牵拉试验、低头与仰头试验阳性,上肢腱反射亢进或减弱,病理反射阳性(Hoffmann 征、Rossollimo 征、Babinskin 征),大小鱼际肉、骨间肌萎缩,上下肢肌力减弱,肌张力增高。

2. 特征性检查

(1)压颈试验:患者坐位,检查者站在患者身后,双手重叠用力向下按患者头顶,若患者出现一侧或双侧手臂痛、麻则为阳性,说明神经根受压。

(2)臂丛牵拉试验:患者坐位,颈部前屈,检查者一手低于患侧颞顶侧,一手握住患侧手腕,向相反的方向牵拉,如患肢出现疼痛或麻木感为阳性,提示臂丛神经受压。

(3)前屈旋颈试验:令患者头颈前屈,做头部左右旋转运动,如颈椎出现疼痛为阳性。提示颈椎小关节有退行性改变。

(4)低头试验:患者站立,双足并拢,双臂在体侧自然下垂,低头看足 1 分钟,如出现颈肩臂痛和手麻等神经根受压症状;头晕、耳鸣、心慌、胸闷、出汗、站立不稳等椎-基底动脉供血不足和交感神经受刺激症状;上下肢无力、小腿发紧、足趾麻等脊髓受压症状,则为阳性。

(5)仰头试验:患者站立,姿势同低头试验,头后仰,双眼看屋顶 1 分钟,症状及意义同低头试验。

3. 影像学及其他检查

(1)X 线平片检查:可拍摄正位、侧位、双斜位、侧位过伸等 X 线平片,可观察到颈椎生理曲度异常(生理曲线变直、反张、发育畸形等改变)、韧带钙化、椎体前后缘骨质增生、椎间隙狭窄、椎体移位、钩椎关节增生、椎管狭窄、椎间孔变小、小关节骨质增生等。

(2)CT 检查:通常在临床症状结合 X 线片的基础上选择此类检查。重点了解椎间盘突出、后纵韧带钙化、椎管狭窄、神经管狭窄、横突孔大小等。

(3)MRI 检查:了解椎间盘突出程度(膨出、突出、脱出)、硬膜囊和脊髓受压情况,髓内有无缺血和水肿的病灶,脑脊液是否中断,有无神经根受压,黄韧带肥厚,椎管狭窄等。对脊髓型颈椎病的诊断有重要价值。

(4)其他检查:肌电图、运动诱发电位、体感诱发电位、脑血流图、椎动脉造影检查等可根据临床症状选择应用。

(二) 功能评定

疼痛、麻木及运动功能障碍是颈椎病最常见的症状和体征。

1. 运动功能评定

(1)颈椎活动范围评定:颈椎的屈曲与伸展活动度,寰枕关节占 50%。旋转度寰枢关节占 50%,上颈椎的病变易引起颈椎活动受限。神经根水肿或受压时,颈部出现强迫性姿势,影响颈椎的活动范围。主要针对颈椎的屈曲、伸展、侧弯、旋转进行评定,详见第三章第二节关节活动度评定。

(2)肌力和肌张力的评定

1)徒手肌力评定:对易受累的肌肉进行肌力评定,并与健侧对比。常评定的肌肉如下:冈上肌、三角肌、胸大肌、肱二头肌、肱三头肌、伸腕肌、骨间肌等。具体方法参照肌力评定章节。如有脊髓受压症状患者,还要进行下肢的肌张力和步态评定,具体方法参照肌张力和步态评定章节。

2)握力评定:使用握力计进行测定,测试姿势为上肢在体侧下垂,用力握 2~3 次,取最大值。反映屈指肌力。正常值为体重的50%。

2. 感觉评定 对神经受损节段的定位有重要意义。主要包括手部和上肢的感觉障碍分布区的痛觉、温觉、触觉及深感觉等的检查,按照神经学检查标准进行。

3. 疼痛评定 疼痛是最常见的症状,其部位与病变的类型和部位有关,常用的评定方法有:视觉模拟评分法、数字疼痛评分法、口述分级评分法、McGill 疼痛调查表等。

4. 日常生活活动能力(ADL)评定 对较严重的患者进行吃、穿、住、行等基本生活能力和上街、乘车、购物等 ADL 评价。常用的有 Barthel 指数评价法和 FIM 评价法。参见日常生活活动能力评定章节。

5. 社会心理学评定 通过对患者疼痛的程度、情绪反应、疼痛与情绪的关系及其生活和工作状况等进行评定,了解患者的心理特征及有无颈椎病诱发因素存在。

(三) 颈椎病专项评定

有颈椎稳定性评定、颈椎间盘突出功能损伤的评定和脊髓型颈椎病的功能评定等。日本骨科学会(JOA)对脊髓型颈椎病的17分评定法应用较为普遍。17分为正常值,分数越低表示功能越差,以此可以评定手术治疗前后功能的变化。脊髓型颈椎病的康复治疗效果评定也可采用此法(表 15-13)。

表 15-13 颈椎病患者脊髓功能状态评定

评定项目	评分		
上肢运动功能			
自己不能持筷或勺进食	0		
能持勺,但是不能持筷	1		
虽然手不灵活,但能持筷	2		
能持筷及做一般家务,但手笨	3		
正常	4		
下肢运动功能			
不能行走	0		
即使在平地行走也需用支持物	1		
在平地行走可不用支持物,但上楼时需用	2		
平地或上楼行走不用支持物,但下肢不灵活	3		
正常	4		
感觉障碍	明显	轻度	正常
上肢	0	1	2
下肢	0	1	2
躯干	0	1	2
膀胱功能			
尿潴留	0		
高度排尿困难,尿费力,尿失禁或淋漓	1		
轻度排尿困难,尿频,尿潴留	2		
正常	3		

（四）反射评定

反射评定包括相关深反射、浅反射及病理反射。

第六节 腰椎间盘突出症的康复评定

一、概述

（一）定义

腰椎间盘突出症是腰椎间盘退行性改变后，椎间盘的纤维环破裂，髓核组织突出或脱出于后方或椎管内，导致相邻脊神经根、马尾受刺激或压迫，而产生腰部疼痛，一侧下肢或双下肢麻木、疼痛等一系列临床症状的一种临床综合征。

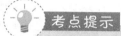

考点提示

腰椎间盘突出症的好发人群

本病好发于青壮年人，约 80% 发生于 20～50 岁之间，体力劳动者居多，男女比例约为 3∶1。临床上以 $L_4～L_5$、$L_5～S_1$ 发病率最高，约占 95%。随着年龄的增长，$L_3～L_4$、$L_2～L_3$ 发生突出的危险性增加，可以单节或多节段发病。

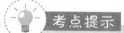

考点提示

腰椎间盘突出症的好发阶段

（二）病因

1. 腰椎间盘的退行性改变是基本因素。

2. 外伤、劳损。

3. 椎间盘自身解剖因素的弱点（成年后逐渐缺乏血液循环，修复能力差）。

4. 遗传因素或腰骶先天异常。

5. 诱因有腰姿不正、负重、妊娠、受寒等。

（三）分型

1. 据突出物位置分类 可分为中央型、侧后型、外侧型和极外侧型。

2. 病理分类

（1）退变型：纤维环轻度向四周扩大，椎间盘后部的凹陷消失。以非手术治疗为主。

（2）膨出型：椎间盘退行性变，纤维环变性松弛、变薄、变软，向四周呈均匀性膨出但仍完整者，称为椎间盘膨出，此型患者可有腰部疼痛不适，多无放射性下肢疼，无须手术治疗，经保守治疗大多可缓解或治愈。CT 可显示典型的"满月形"。以非手术治疗为主。

（3）突出型：纤维环内层和中层破裂，外层可部分破裂或完整，髓核从破裂口突出，顶起外层纤维环和后纵韧带，形成凸起形结节。以非手术治疗为主。

（4）脱出后韧带下型：纤维环全层破裂，髓核从破口脱出，顶起后纵韧带，形成凸起形结节，CT 可显示脱出块影比突出形要大。以手术治疗为主。

（5）脱出后韧带后型：纤维环全层破裂，髓核从破口脱出，穿破后纵韧带至硬膜外腔。以手术治疗为主。

（6）游离型：破裂突出的椎间盘组织或碎片，离开突出的位置游离至椎管中，可压迫马尾神经导致突出平面以下的感觉运动丧失。以手术治疗为主。

（四）临床表现与诊断

1. 临床表现

（1）腰痛：是大多数患者最先出现的症状，发生率约 90% 以上。由于纤维环外层及后纵韧带受到髓核刺激,压迫神经而产生下腰部感应痛,可伴有臀部疼痛。持续时间2周至数月,甚至数年之久。腰痛程度轻重不一,严重者可影响翻身和坐立。一般休息后疼痛减轻,咳嗽、喷嚏或用力时疼痛加重。

(2)下肢放射痛、麻木:绝大多数患者为 $L_4 \sim L_5$、$L_5 \sim S_1$ 间隙突出,表现为坐骨神经痛。典型坐骨神经痛是从下腰部向臀部、大腿后方、小腿外侧直到足部的放射痛,在喷嚏和咳嗽等腹压增高的情况下疼痛会加剧。多为一侧肢体的放射痛,仅极少数中央型或中央旁型髓核突出者表现为双下肢症状。

(3)马尾神经症状:向正后方突出的髓核或脱垂、游离椎间盘组织压迫马尾神经,其主要表现为大、小便障碍,会阴和肛周感觉异常。严重者可出现大小便失禁及双下肢不完全性瘫痪等症状,临床上少见。

(4)感觉异常:患肢可有发凉、发胀等自主神经受累的表现。

2. 体征

(1)一般体征

1)脊柱侧弯:是一种为减轻疼痛的姿势性代偿畸形。多数患者都有不同程度的脊柱侧弯,可弯向健侧或患侧,是椎间盘突出的重要体征。

2)腰部活动受限:急性期前屈受限最明显,因为前屈位时可进一步促使髓核向后移位,并增加对受压神经根的牵拉。

3)压痛、叩痛及骶棘肌痉挛:叩痛以棘突处为明显,系叩击振动病变部所致。压痛点主要位于椎旁1cm处,可出现沿坐骨神经放射痛。约1/3患者有腰部骶棘肌痉挛。

(2)特殊体征:直腿抬高试验及加强试验阳性,股神经牵拉试验阳性。

1)直腿抬高试验及加强试验:患者仰卧,伸膝,被动抬高患肢。正常人神经根有4mm滑动度,下肢抬高到60°~70°时感腘窝不适。腰椎间盘突出症患者神经根受压或粘连使滑动度减少或消失,抬高在60°以内即可出现坐骨神经痛,称为直腿抬高试验阳性。在阳性患者中,缓慢降低患肢高度,待放射痛消失,这时再被动背屈患侧踝关节,再次诱发放射痛称为加强试验阳性。有时因髓核较大,抬高健侧下肢也可牵拉硬脊膜诱发患侧坐骨神经产生放射痛。

2)股神经牵拉试验:患者取俯卧位,患肢膝关节完全伸直。检查者将伸直的下肢高抬,使髋关节处于过伸位,当过伸到一定程度出现大腿前方股神经分布区域疼痛时,则为阳性。此项试验主要用于检查 $L_2 \sim L_3$ 和 $L_3 \sim L_4$ 椎间盘突出的患者。

(3)神经系统表现:根据受累神经支配范围可出现相应部位的感觉改变和腱反射的降低和消失。

1)感觉障碍:早期多表现为皮肤感觉过敏,逐渐出现麻木、刺痛及感觉减退。

2)肌力下降:L_5 神经根受累时,踝及趾背屈下降。S_1 神经根受累时,趾及足跖屈肌力下降。

3)反射改变:L_4 神经根受累时,可出现膝腱反射障碍,早期表现为活跃,之后迅速变为反射减退。L_5 神经根受损时对反射多无影响。S_1 神经根受累时则跟腱反射障碍。

3. 影像学检查

(1)腰椎X线平片:单纯X线平片不能直接反应是否存在椎间盘突出,但X线片上有时可见椎间隙变窄、椎体边缘增生等退行性改变,是一种间接的提示,部分患者可以有脊柱偏斜、脊柱侧凸。

（2）CT 检查：可较清晰地显示椎间盘突出的部位、大小、形态和神经根、硬脊膜囊受压移位的情况，同时可显示椎板及黄韧带肥厚、小关节增生肥大、椎管及侧隐窝狭窄等情况，对本病有较大的诊断价值，目前已普遍采用。

（3）磁共振（MRI）检查：MRI 对人体无放射性损害，对腰椎间盘突出症的诊断具有重要意义。MRI 可以全面地观察腰椎间盘是否病变，并通过不同层面的矢状面影像及所累及椎间盘的横切位影像，清晰地显示椎间盘突出的形态及其与硬膜囊、神经根等周围组织的关系。

（4）其他：神经电生理检查（如肌电图、神经传导速度与诱发电位）可协助确定神经损害的范围及程度，观察治疗效果。

4. 诊断标准　对典型病例的诊断，结合病史、症状、体征、体格检查和影像学检查，一般诊断较为容易，尤其是在 CT 与 MRI 技术广泛的应用于临床。如仅有 CT、MRI 表现而无临床症状，不应诊断本病。

二、康复评定技术

（一）临床评定

目的是明确诊断，主要是通过病史，症状及详细的体格检查，结合 X 线片、CT、MRI 等检查方法，一般均能对病变间隙、突出物大小、突出方向、神经受压等情况作出判断。

（二）功能评定

临床上为了评价腰椎间盘突出症的病情、了解康复治疗的效果，需要对患者在整体水平上进行量化的评估。常用的评价方法有下腰痛评价表、疼痛的评定、腰椎活动度评定、肌力和肌耐力评定。

1. 下腰痛评定表（JOA）　本表用于了解下腰痛患者的日常生活活动能力和工作能力的评估，由日本骨科学会（JOA）创立（表 15-14）。根据治疗前后评分可计算出改善指数和改善率。

$$改善指数 = 治疗后评分 - 治疗前评分 / 治疗后评分$$

$$改善率 = （治疗后评分 - 治疗前评分）/（正常评分 - 治疗前评分）×100\%$$

通过改善指数可反映患者治疗前后腰椎功能的改善情况，通过改善率可了解临床治疗效果。改善率还可对应于通常采用的疗效判定标准：改善率为 100% 为治愈，大于 60% 为显效，25% ~ 60% 为有效，小于 25% 为无效。

JOA 总评分最高为 29 分，最低 0 分，分数越低表明功能障碍越明显。

表 15-14　下腰痛评价表

评价内容	得分
主观症状（9 分）	
下腰痛（3 分）	
无	3
偶有轻痛	2
频发静息疼痛或偶发严重疼痛	1
频发或持续性严重疼痛	0
腿痛及麻木（3 分）	
无	3

续表

评价内容	得分		
偶有轻微腿痛	2		
频发轻度腿痛或偶有严重腿痛	1		
频发或持续性重度腿痛	0		
步行能力(3分)			
正常	3		
能步行500m以上,可出现痛、麻、肌肉无力	2		
因痛、麻、肌肉无力而步行<500m	1		
因痛、麻、肌肉无力而步行<100m	0		
体征(6分)			
直腿抬高试验(2分)			
正常	2		
30°~70°	1		
<30°	0		
感觉障碍(2分)			
无	2		
轻度	1		
明显	0		
运动障碍(MMT)(2分)			
正常(5级)	2		
稍弱(4级)	1		
明显弱(3~0级)	0		
ADL受限(14分)	重	轻	无
卧位翻身	0	1	2
站立	0	1	2
洗漱	0	1	2
身体前倾	0	1	2
坐1小时	0	1	2
举重、持物	0	1	2
行走	0	1	2
膀胱功能(-6分)			
正常	0		
轻度失控	-3		
严重失控	-6		
	满分29分		

2. 疼痛程度的评定　疼痛是腰椎间盘突出患者的主要症状,故对疼痛的评定是非常重要的。常用的评定方法有:视觉模拟评分法、数字疼痛评分法、口述分级评分法、McGill 疼痛调查表等。

3. 关节活动度评定　腰椎间盘突出患者常伴有腰部的僵直和活动受限,有必要对腰椎关节活动度进行评定,评定方法参见关节活动度评定章节。

4. 肌力和肌耐力评定　腰椎间盘突出患者常伴有腰、腹部肌肉力量的减退。肌力及肌耐力的评定方法参见本书肌力评定章节。

第七节　骨折的康复评定

一、概述

（一）骨折的定义

骨折即骨的完整性和连续性中断,也就是俗话所称"骨头断了"多见于儿童及老年人,中青年也时有发生。主要是由创伤和骨骼疾病所致,后者如骨髓炎、骨肿瘤、骨代谢性疾病等所致骨质破坏,受轻微外力即发生的骨折,称为病理性骨折。

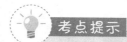

考点提示

骨折的定义

（二）骨折的分类

1. 依据骨折端稳定程度　分"稳定性骨折"和"不稳定性骨折"。稳定性骨折:骨折端没有发生移位或骨折复位后经适当的外固定不易发生再移位者称稳定性骨折。如裂缝骨折、青枝骨折、嵌插骨折、长骨横形骨折、压缩骨折等。不稳定性骨折:骨折复位后易于发生再移位者称不稳定骨性骨折,如斜形骨折,螺旋骨折,粉碎性骨折。

2. 依据骨折是否和外界相通　分"开放性骨折"和"闭合性骨折"。开放性骨折指附近的皮肤和黏膜破裂,骨折处与外界相通。如耻骨骨折引起的膀胱或尿道破裂,尾骨骨折引起的直肠破裂,均为开放性骨折。因与外界相通,此类骨折处受到污染,必须争取在 6 ~ 8 小时以内对伤口进行清创处理,然后再根据骨折情况对症治疗。闭合性骨折是指骨折处皮肤或黏膜完整,不与外界相通。此类骨折不容易发生感染,愈合较好。

3. 依据骨折的程度　分"完全性骨折"和"不完全性骨折"。完全性骨折是指骨的完整性或连续性全部中断,管状骨骨折后形成远、近两个或两个以上的骨折段。在 X 片上可以见到骨折线。根据骨折线的走行方向骨折又有许多不同的名称。完全性骨折可以保持在原位,或因各种原因而形成移位,临床上最常见的是成角、缩短、分离、旋转和侧方移动等 5 种情况,大多是合并存在。如横形、斜形、螺旋形及粉碎性骨折均属完全性骨折。不完全性骨折:骨的完整性或连续性仅有部分中断,如颅骨、肩胛骨及长骨的裂缝骨折,儿童的青枝骨折等均属不完全性骨折。

4. 依据造成骨折的原因　分"外伤性骨折"和"病理性骨折"。外伤性骨折:因各种暴力等外伤引起的骨折,称之为外伤性骨折。病理性骨折:病理性骨折不同于一般的外伤性骨折,其特点是在发生骨折以前,骨本身即已存在着影响其结构坚固性的内在因素,这些内在因素使骨结构变得薄弱,即使是轻微外力作用下,亦可造成骨折。

5. 依据骨折后的时间　分"新鲜骨折"和"陈旧性骨折"。受伤 1 ~ 3 周以内的骨折属于新鲜骨折。伤后 3 周以上的骨折为陈旧性骨折,陈旧性骨折的断端处已经有纤维组织或骨痂包裹,如果骨折端的移位没有矫正复位,这时再想复位比较困难,容易形成畸形复合、迟缓愈合或不愈合。另外,3 周的时限并非恒定,例如儿童肘部骨折,超过 10 天就很难整复。

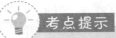

考点提示

陈旧性骨折的定义

(三) 骨折的愈合过程

1. 愈合过程　骨折的愈合即传统的间接骨愈合,从组织学和生物学的变化可分为四个阶段,但实际上四个阶段是逐渐演进而不能截然分开的修复过程。

(1)血肿机化期:骨折后断端出血,局部形成血肿,部分组织失活,引起局部创伤性炎症反应;毛细血管侵入,血肿逐渐演变成肉芽组织,与此同时,骨折端附近的骨外膜、骨内膜成骨细胞增殖,形成骨样

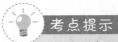

考点提示

骨折愈合的四个阶段

组织,从两侧逐渐向骨折间隙延伸,约 2 周后局部可达到纤维性连接。此期需伤后 2 ~ 3 周完成。临床上骨折部位仍有肿、痛,骨折端仍存在有一定弹性的成角活动,X 线有少量膜内骨化影。

(2)骨痂形成期:骨外膜的膜内骨化及骨内膜的膜内骨化过程,骨折两端骨化部分逐渐接近并连在一起,同时骨折部位血肿,经肉芽组织过程形成软骨也开始骨化,此期为伤后 6 ~ 10 周。临床上骨折局部无水肿、无压痛、无异常活动。X 线膜内骨化部分两端会合,软骨骨化也连成一体,骨痂呈梭形,但骨折线可见,此期已达临床愈合。

(3)骨折愈合期:骨痂范围与密度逐渐增加。骨痂内新生骨小梁逐渐增加,排列趋于规则。骨痂与骨质界线不清,骨折线消失。但髓腔被骨痂封闭。此期为伤后 8 ~ 12 周。临床上此期骨折愈合很牢固,患肢可以开始负重活动。

(4)塑型期:骨结构按照力学原则重新改造,多余骨痂被吸收,髓腔可重新开放。骨折痕迹基本消失,最后在形态和结构上恢复或接近和正常骨一样。一般需伤后 1 ~ 2 年。至此,骨折愈合过程就完全结束了。

2. 骨折临床愈合标准　临床上常采用以下标准:①局部无压痛,无纵向叩击痛;②局部无异常活动;③X 线片显示骨折线模糊,有连续性骨痂通过骨折线;④在解除外固定情况下,上肢能向前平举 1kg 达 1 分钟,下肢能不扶拐情况下连续步行 3 分钟,且不少于 30 步;⑤连续观察 2 周骨折处不变形,则观察的第 1 天即为临床愈合日期,至最后一次复位的日期,其所历时间为临床愈合所需时间。②、④两项的测定必须慎重,可先练习数日,然后测定,以不发生变形或再骨折为原则。

(四) 影响骨折愈合的因素

1. 病情方面

(1)全身因素

1)年龄:不同年龄愈合差异很大,儿童骨折愈合较快,老年人则所需时间更长。如新生儿股骨骨折 2 周可达坚固愈合,成人股骨骨折一般需 3 个月左右。

2)健康状况:健康状况良好,骨折愈合较快;健康状况欠佳,特别是患者有慢性消耗性疾病者,如糖尿病、营养不良症、恶性肿瘤以及钙磷代谢紊乱,骨折愈合时间较慢。

(2)局部因素

1)骨折的类型和数量:螺旋形和斜行骨折,骨折断面接触面大,愈合较快。横行骨折断

面接触面小,愈合较慢。多发性骨折或一骨多段骨折,愈合较慢。

2)骨折部位的血液供应:这是影响骨折愈合的重要因素,骨折的部位不同,骨折段的血液供应也不同,一般有以下四种情况:①两骨折段血液供应均良好,多见于干骺端骨折。②骨折血液供应较差,如胫骨干中、下1/3骨折,由于胫骨干主要靠从其中、上1/3交接处后侧面进入髓腔内的滋养动脉自上而下来的血液供应。骨折后,滋养动脉断裂,远侧骨折段仅靠骨膜下小血管维持,血液供应明显减少,骨折愈合较慢。③两骨折段血液供应均差,如胫骨中、下段个中、上段两处同时发生骨折,上段骨折仅一骨折段血液供应较差,下段骨折处则两骨折段血液供应均差,因此上段骨折较下段骨折愈合快。④骨折端完全丧失血液供应。如股骨颈囊内骨折,股骨头血液供应几乎完全中断,容易发生缺血性坏死。

3)软组织损伤程度:严重的软组织损伤,特别是开放性损伤,可直接损伤骨折段附近的肌肉、血管和骨膜,尤其是破坏了局部的血液供应,影响骨折的愈合。

4)软组织的嵌入:若有肌、肌腱等组织嵌入两骨折端之间,不仅影响骨折的复位而且影响两骨折端的对合及接触,骨折难以愈合甚至不愈合。

5)感染:开放性骨折,局部感染可导致化脓性骨髓炎,出现软组织坏死和死骨形成,严重影响骨折愈合。

2. 治疗措施方面

(1)反复多次的手法复位,可损伤局部软组织和骨外膜,不利于骨折复位,应予避免。

(2)切开复位时,软组织和骨膜剥离过多影响骨折段血供,可能导致骨折延迟愈合或不愈合,应在严格的手术指征情况下使用,并进可能少干扰和破坏局部血液供应。

(3)开放性骨折清创时,过多地摘除碎骨片,造成骨质缺损,影响骨折愈合。

(4)骨折行继续骨牵引治疗时,牵引力过大,可造成骨折段分离,并可因血管痉挛而致局部血液供应不足,导致骨折延迟愈合或不愈合。

(5)骨折固定不牢固,骨折处仍可受到剪力和旋转力的影响,不绕骨痂生长,不利于骨折愈合。

(6)过早和不恰当的功能锻炼,可能妨碍骨折部位的固定,影响骨折愈合。应特别指出的是,正确而恰当的功能锻炼,可以促进肢体血液循环,消除肿胀;促进血肿吸收和骨痂生长;防止肌肉萎缩、骨质疏松和关节僵硬,有利于关节功能恢复。小夹板固定治疗骨折,不固定或少固定骨折部位的上、下关节,比石膏绷带固定更有利于功能锻炼和功能恢复。

二、康复评定技术

(一) 常见的症状和体征

1. 全身表现

(1)发热:骨折处有大量内出血,血肿吸收时,体温略有升高,但一般不超过38℃,开放性骨折患者出现高热时,应考虑感染的可能。

(2)休克:对于多发性骨折、骨盆骨折、股骨骨折、脊柱骨折及严重的开放性骨。患者常因广泛的软组织损伤、大量出血、剧烈疼痛或并发内脏损伤等而引起休克。

2. 局部表现

(1)畸形:骨折段移位可使患肢外形发生改变,主要表现为缩短。与健侧比较有成角、变短等异常形态。

(2)异常活动:正常情况下肢体不能活动的部位,骨折后出现异常的活动。

（3）骨擦音或骨擦感：骨折后，两骨折端相互摩擦时，可产生骨擦音或骨擦感。

（4）疼痛和压痛：骨折处压痛最明显，轴线撞击时骨折处剧痛，动则加剧，甚至可引起休克。

（5）局部肿胀和瘀斑：受伤后即可出现，也可成血肿，持续2周以上的肿胀，易形成纤维化，影响运动功能的恢复。

（6）功能障碍：骨折后因肢体内部支架断裂和疼痛、肿胀等，导致肢体的运动功能部分或全部丧失。骨折肢体长期制动可导致关节僵硬、肌肉萎缩，骨折合并周围神经损伤或形成创伤性关节炎，均可引起肢体运动功能障碍。其中畸形、异常活动和骨擦音或骨擦感是骨折的特有体征，只要发现其中之一，即可确诊，但未见此三种体征者，也不能排除骨折的可能，如嵌插骨折、裂缝骨折。

（二）影像检查

X线平片是骨折的常规检查，对骨折的诊断和治疗具有重要价值。凡疑为骨折者应常规进行X线拍片检查，即使临床上已表现为明显骨折者，X线拍片检查也是必要的，可以帮助了解骨折的类型和具体情况，对治疗具有指导意义。

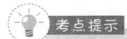

考点提示

骨折的特有体征

（三）运动功能的评定

判断运动功能障碍的有无及其程度，对于康复治疗计划的制定、评价康复治疗效果均有重要的意义。

1. 肌力检查　骨折后，由于肢体运动减少，常发生肌肉萎缩，肌力下降。肌力检查是发现肌肉功能状态的重要指标，常用MMT法：如lovett分级法、MRC分级等。

2. 关节活动度检查　骨折后期，关节内外粘连、关节挛缩将导致关节活动受限。关节活动度常用量角器进行测量。

3. 肢体长度和周径测量　骨折后，由于伤肢的制动，肌肉发生萎缩，肢体周径变细。而且骨折后骨缺损，骨断端移位重叠，骨骺损伤影响生长发育等原因也可造成骨折后期肢体长度改变，所以测量肢体长度也是必要的。具体的测量方法参照人体测量章节。

本章小结

1. 本章第一、二、三节分别讲解了偏瘫、截瘫和脑瘫的概念、病因病理、临床表现以及诊断方法和相关的评定技术。在截瘫的评定技术章节中重点掌握截瘫患者运动平面和感觉平面的评定方法，尤其是28个关键肌，熟悉截瘫患者损伤程度及预后的评定，自学并归纳总结其并发症的评定方法；在偏瘫评定技术章节中重点掌握偏瘫患者Brunnstrom评定方法，熟悉偏瘫患者简式Fugl-Meyer评定方法，有精力的同学还可以上网查资料了解Fugl-Meyer非简化版的相关内容以及偏瘫手功能的评定内容；在脑瘫康复评定技术章节熟悉了脑瘫因其类型、受损部位不同而其临床表现多种多样。对患者进行系统的康复评定是了解患者目前存在问题的主要手段，为康复治疗计划的制订打下科学基础，也为康复目标的拟定与修正提供依据。

2. 本章第四、五、六、七节分别讨论了康复医学科门诊常见的诊疗病种。肩周炎、颈椎病、腰椎间盘突出症、骨折的康复评定的内容和方法及其操作是康复治疗师所必需掌握的最基本内容之一。要掌握上述内容不仅要了解上述疾病的基本知识，还要能够在临床实践中操作。

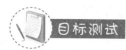 目标测试

A1/A2 型题

1. Brunnstrom 运动六阶段理论分级中,第二阶段的特点为
   A. 随意出现协同运动　　　　　B. 联合反应、协同运动
   C. 无随意运动　　　　　　　　D. 肌张力逐渐恢复,有精细运动
   E. 协同运动模式打破、开始出现分离运动

2. 下列属于运动功能评定的是
   A. 骨 LOTCA　　　　　　　　　B. SF-36
   C. Fugl- meyer 法　　　　　　　D. MMSE
   E. Barthel 指数

3. 患者,女性,58 岁,脑梗死后 2 周。洼田饮水试验时一饮而尽,有呛咳,该检查结果为
   A. 洼田饮水试验 I　　　　　　　B. 洼田饮水试验 II
   C. 洼田饮水试验 III　　　　　　　D. 洼田饮水试验 IV
   E. 洼田饮水试验 V

4. 患者,男性,60 岁,脑卒中后右侧肢体偏瘫。目前患侧能捏肌松开拇指,手指能半随意地小范围伸展,其 Brunnstrom 分期处于
   A. 1 期　　　　　　　　B. 2 期　　　　　　　　C. 3 期
   D. 4 期　　　　　　　　E. 5 期

5. 脊髓休克时双下肢瘫痪或四肢瘫,并出现
   A. 血压下降　　　　　　B. 神志模糊　　　　　　C. 腱反射亢进
   D. 尿潴留　　　　　　　E. 全身冷汗

6. 下腹壁反射消失提示脊髓损害阶段为
   A. 胸髓 5 ~ 6　　　　　　B. 胸髓 7 ~ 8　　　　　　C. 胸髓 9 ~ 11
   D. 胸髓 11 ~ 12　　　　　E. 腰髓 1 ~ 2

7. L_3 水平关键肌的作用是
   A. 屈髋　　　　　　　　B. 伸膝　　　　　　　　C. 踝背伸
   D. 踝跖屈　　　　　　　E. 以上说法均正确

8. 下列关于 ASIA 损伤分级的叙述,正确的是
   A. ASIA 损伤分级 A 级完全损伤,骶段 $S_4 ~ S_5$ 无运动功能,感觉功能正常
   B. ASIA 损伤分级 B 级不完全损伤水平以下,包括 $S_4 ~ S_5$ 保留感觉、运动功能
   C. ASIA 损伤分级 C 级不完全损伤水平以下,感觉功能存在,大多数关键肌肌力 < 4 级
   D. ASIA 损伤分级 D 级不完全损伤水平以下,运动功能存在,大多数关键肌肌力 ≥ 3 级
   E. ASIA 损伤分级 E 级不完全损伤水平以下,运动保留,感觉异常

9. 胸段脊髓病变表现为
   A. 四肢痉挛性瘫痪
   B. 上肢弛缓性瘫痪,下肢痉挛性瘫痪

 C. 双下肢痉挛性瘫痪

 D. 马鞍回避

 E. 根性疼痛肌下肢非对称性弛缓性瘫痪

10. 患者,男,26岁,T_{12}椎体骨折,CT提示脊髓后索受损,该患者症状表现最可能是

 A. 对侧精细触觉和意识性深感觉减退或消失

 B. 同侧痛觉、温度觉减退或消失

 C. 发生铅管样肌张力增高

 D. 发生感觉性共济失调

 E. 同侧精细触觉正常

11. 患者,男,34岁,从三楼跌落10天入院。查体:神志清,MMT检查髂腰肌肌力右侧5级,左侧4级,股四头肌肌力右侧4级,左侧3级,胫骨前肌肌力右侧2级,左侧1级,趾长伸肌双侧0级。肛门括约肌无张力。感觉检查全部正常。以上检查可确定患者脊髓损伤平面

 A. L_2 B. L_3 C. L_4

 D. L_5 E. S_1

12. 脊髓损伤患者出现损伤平面以下一侧肢体浅感觉障碍,对侧肢体运动障碍,应该属于

 A. 中央损伤综合征   B. 半切综合征

 C. 前侧损伤综合征   D. 后侧损伤综合征

 E. 马尾损伤综合征

13. 患者,男,脊髓不完全损伤后2个月,损伤平面T_{10},可借助AFO肘拐上下楼梯,可自己清楚厕所,穿脱裤子,使用卫生纸。该患者用Barthel指数评价,上下楼梯项评分为多少分

 A. 20   B. 15   C. 10

 D. 5   E. 0

14. 粗大运动的发育顺序正确的是

 A. 抬头、翻身、坐、爬、站、跑、走、跳跃

 B. 抬头、翻身、爬、坐、站、跑、走、跳跃

 C. 抬头、翻身、坐、爬、站、走、跑、跳跃

 D. 抬头、翻身、坐、站、爬、跑、走、跳跃

 E. 抬头、翻身、坐、爬、走、站、跑、跳跃

15. 脑性瘫痪儿童功能评定中,不重要的方面

 A. 关节活动度   B. 肌力检查

 C. 日常生活能力评定   D. 智能评定

 E. 言语功能评定

A3/A4型题

患者,男,50岁,左侧肢体无力1个月入院,既往高血压病史,临床诊断:脑出血恢复期。查体:神志清,左侧肢体偏瘫,患者右手紧握拳头时,左手可见抓握反应,患者右髋关节抗阻力内收,左侧下肢肌群可触及肌肉紧张。

16. 该患者Brunnstrom分期正确的是

 A. Brunnstrom Ⅰ期   B. Brunnstrom Ⅱ期

 C. Brunnstrom Ⅲ期   D. Brunnstrom Ⅳ期

E. Brunnstrom Ⅴ期

17. 该患者目前康复治疗的重点是

    A. 增强右侧上肢、手功能的训练

    B. 增强右侧下肢内收肌群肌力的训练

    C. 控制肌痉挛和异常运动模式,促进分离运动的出现

    D. 床上被动运动维持和扩大左手腕关节、掌指关节活动度的训练

    E. 增强左侧下肢肢体肌张力,促进患者早日站立、步行

患者,男,58 岁,双手麻木无力 3 个月,大小便正常。查体:颈椎活动度正常,颈后无明显压痛点,颈神经根牵拉试验双侧阳性,T_6 以下痛觉减退,双侧肱二头肌、肱三头肌反射稍亢进,双侧 Hoffmann 征阳性。双侧膝腱、跟腱反射减弱,Babinski 征性,X 线提示:$C_5 \sim C_6$ 椎间隙狭窄。

18. 该患者首先考虑诊断为

    A. 脊髓型颈椎病　　　　　　　　B. 神经根型颈椎病

    C. 椎动脉型颈椎病　　　　　　　D. 交感神经型颈椎病

    E. 混合型颈椎病

19. 根据此病情,最有意义的进一步检查是

    A. 颈椎 CT　　　　　　　　　　B. 颈椎 MRI

    C. 颈 CTA　　　　　　　　　　 D. 肌电图检查

    E. 肌力检查

20. 临床最常见的颈椎病类型

    A. 脊髓型颈椎病　　　　　　　　B. 神经根型颈椎病

    C. 椎动脉型颈椎病　　　　　　　D. 交感神经型颈椎病

    E. 混合型颈椎病

21. 此患者慎用下列哪项物理治疗

    A. 超短波治疗　　　　　　　　　B. 药物离子导入

    C. 超声疗法　　　　　　　　　　D. 颈椎牵引

    E. 红外线治疗

患者,男,46 岁,因搬重物致腰痛、右下肢痛 5 天,咳嗽、用力排便时疼痛加重,卧床休息后减轻。查体:腰部活动受限,腰椎 4 ~ 5 棘突右侧压痛,右侧直腿抬高试验 40°(+),右小腿外侧痛觉减退,双侧腱反射正常。X 线示:$L_{4,5}$ 椎间隙略窄。

22. 该患者最有可能的诊断是

    A. 急性腰扭伤　　　　　　　　　B. 腰椎压缩性骨折

    C. 腰肌筋膜炎　　　　　　　　　D. 腰椎间盘病变

    E. 腰肌劳损

23. 为了明确腰部病变性质、程度,做哪项检查最适宜

    A. CT　　　　　　　　　　　　 B. 肌电图检查

    C. 超声检查　　　　　　　　　　D. 下肢血流图检查

    E. 下肢神经传导速度检查

24. 根据以上病情,在临床体格检查中最可能影响的反射是

    A. 膝腱发射　　　　　　　　　　B. 跟腱反射

C. 腹壁反射   D. 肛门反射

E. 以上都不会影响

25. 直腿抬高试验阳性是指下肢抬到以下哪个角度以内出现疼痛

    A. 40°   B. 50°   C. 60°

    D. 70°   E. 80°

（李坤彬）

实 训 指 导

实训 1　人体形态和反射评定

【实训目的】

1. 掌握正常人体反射评定时体位摆放、刺激方法以及阳性反应。

2. 掌握正常人体长度、围度、身体质量指数评定方法。

3. 熟悉评定结果记录和分析。

【实训准备】

1. 物品　PT 床、PT 凳。

2. 器械　软皮尺、体重计、婴儿模型。

3. 环境　环境安静,光线充足。

【实训学时】　2 学时。

【实训方法与结果】

一、实训方法

（一）教师示教人体反射评定

教师示范交叉伸展反射、紧张性颈反射、紧张性迷路反射、阳性支持反射、颈调正反射、拥抱反射、保护性伸展反应的检查方法。

1. 交叉伸展反射

检测体位:患者仰卧,头置正中,一侧下肢伸直,另一侧下肢屈曲。

诱发刺激:屈曲伸直侧的下肢。

阳性反应:在屈曲伸直侧下肢时,对侧屈曲的下肢变为伸直。

2. 非对称性紧张性颈反射

检测体位:患者仰卧,头置正中,上下肢伸直。

诱发刺激:将头转向一侧。

阳性反应:面部朝向的一侧上下肢伸展或伸肌肌张力增高;对侧上下肢屈曲或屈肌张力增高。

3. 对称性紧张性颈反射

检测体位:患者呈膝手卧位或趴在检查者膝盖上。

诱发刺激:将头向腹侧或背侧屈曲。

阳性反应:上肢屈曲或伸展;下肢伸展或屈曲。

4. 紧张性迷路反射

检测体位:患者仰卧或俯卧位,头置正中,上下肢伸直。

诱发刺激:维持仰卧位或俯卧位。

阳性反应:当上下肢被动屈曲时,伸肌张力增高,俯卧位时,不能后伸头、后缩肩及伸展躯干和四肢。

5. 阳性支持反应

检测体位:抱患者使之维持站立。

诱发刺激:使患者用足底跳跃几次。

阳性反应:下肢伸肌张力增高,足跖屈,膝反张也许发生。

6. 颈调正反射

检测体位:患者仰卧,头置正中,上下肢伸直。

诱发刺激:被动地或主动地将头转向一侧。

阳性反应:整个身体向着与头一样的方向旋转。

7. 拥抱反射

检测体位:患者取半仰卧位。

诱发刺激:突然将头伸向后下方。

阳性反应:上肢外展、伸直(或屈曲)、外旋,手指伸直和外展。

8. 保护性伸展反应

检测体位:患者俯卧位,两上肢向头的方向伸展。

诱发刺激:抓起踝或骨盆将患者悬吊在空中,然后突然将头向地。

阳性反应:上肢立即伸展伴手指外展和伸直以保护头。

(二) 学生练习人体反射评定

1. 学生按照男女生性别分组,2 人 1 组,一人为评定者、一人为记录,完成后交换角色,相互练习。

2. 教师巡视,指导,纠错。

(三) 教师示教人体形态测量

教师示范人体四肢及躯干的长度、围度、身体质量指数的测量方法。

1. 上肢长度的测量 上肢长度的测量分以下 4 个部分。

(1)上肢长:测量时,患者坐位或立位,上肢在体侧自然下垂,肘关节伸展,前臂旋后,腕关节中立位。医疗人员测量从肩峰外侧端到桡骨茎突或中指尖的距离。

(2)上臂长:患者体位同上。医疗人员测量从肩峰外侧端到肱骨外上髁的距离。

(3)前臂长:患者体位同上。医疗人员测量从肱骨外上髁到桡骨茎突或尺骨鹰嘴到尺骨茎突的距离。

(4)手长:患者将手置于手指伸展位。医疗人员测量从桡骨茎突与尺骨茎突的连线起始点开始到中指指尖的距离。

2. 下肢长度的测量 下肢长度的测量分以下 4 个部分。

(1)下肢长:患者仰卧位,骨盆水平,下肢伸展,置髋关节于中立位。医疗人员测量从髂前上棘到内踝的最短距离,也可测量从股骨大转子到外踝的距离。

(2)大腿长:患者体位同上。医疗人员测量从股骨大转子到膝关节外侧关节间隙的距离或坐骨结节到股骨外上髁的距离。

(3)小腿长:患者体位同上。医疗人员测量从膝关节外侧间隙到外踝的距离或股骨外上髁到外踝的距离。

（4）足长：患者将踝关节放置中立位。医疗人员测量从足跟末端到第二趾末端的距离。

3. 四肢围度的测量　四肢围度的测量分以下 4 个部分。

（1）上臂围度：患者分别取肘关节用力屈曲和肘关节伸展两种体位，医疗人员测量上臂中部、肱二头肌最大膨隆处的围度。

（2）前臂围度：患者将前臂放在体侧自然下垂，医疗人员分别测量前臂近侧端最大膨隆处和前臂远端最细处的围度。

（3）大腿围度：患者体位为下肢稍外展，膝关节伸展。医疗人员测髌骨上方 10cm 处或从髌骨上缘起向大腿中段取 6、8、10、12cm 处的围度。因此在记录测量结果时应注明测量部位。

（4）小腿围度：患者体位为下肢稍外展、膝关节伸展位。医疗人员分别测量小腿最粗处和内、外踝上方最细处的围度。

4. 躯干围度的测量

（1）颈围：患者取立位或坐位，上肢在体侧自然下垂。医疗人员用皮尺通过喉结处测量颈部的围度，应注意皮尺与水平面平行。

（2）胸围：患者取坐位或立位，上肢在体侧自然下垂。测量应分别在患者平静呼气末和吸气末时进行。皮尺通过乳头上方和肩胛骨下角的下方，绕胸 1 周。对乳房发达的女性，可在乳头稍高的地方测量。

（3）腹围：患者取坐位或立位，上肢在体侧自然下垂。测量通过脐或第 12 肋骨的尖端和髂前上棘连线的中点的围度，注意皮尺与水平面平行。测量腹围时应考虑与消化器官和膀胱内容物的充盈程度有关。

（4）臀围：患者取立位，双侧上肢在体侧自然下垂。医疗人员测量大转子和髂前上棘连线中间臀部最粗处的围度。

5. 身体质量指数　身体质量指数（body mass index，BMI）是以体重和身高的相对关系来判断营养状况和肥胖程度的指标。

BMI 的计算公式　　　　　　BMI = 体重（kg）/身高（m²）

（四）学生练习人体形态评定

1. 学生按照男女生性别分组，2 人 1 组，一人为评定者、一人为受试者，完成后交换角色，相互练习。

2. 教师巡视，指导，纠错。

二、实训结果

1. 学生较熟练地掌握人体反射评定方法。
2. 学生能正确判断评定阳性结果。
3. 学生较熟练地掌握人体长度、围度、身体质量指数检查方法。

【实训评价】

一、人体反射评定评价

1. 评价内容　主要考评各类反射检查手法的正确掌握。
2. 评价形式　采用抽签的形式，学生按要求进行操作，每人完成 2 个反射检查。由教师打分，总分 50 分，得分记录在实训表 1-1 中。

实训表1-1　人体反射评定评价记录表

项目	评分标准	得分
反射一	受试者体位摆放标准(5分)	
	评定者刺激方法正确(10分)	
	阳性结果记录(5分)	
	关爱患者,注意保护隐私,语言恰当,沟通有效(5分)	
反射二	受试者体位摆放标准(5分)	
	评定者刺激方法正确(10分)	
	阳性结果记录(5分)	
	关爱患者,注意保护隐私,语言恰当,沟通有效(5分)	
总分		

二、人体形态评定评价

1. 评价内容　主要考评各类测量方法以及结果记录的正确掌握。

2. 评价形式　采用抽签的形式,学生按要求进行操作,每人完成1个长度测量,1个围度测量。由教师打分,总分50分,得分记录在实训表1-2中。

实训表1-2　人体形态评定评价记录表

项目	操作评分标准	得分
长度测量	受试者体位摆放标准(5分)	
	评定者手法操作规范(10分)	
	结果记录(5分)	
	关爱患者,注意保护隐私,语言恰当,沟通有效(5分)	
围度测量	受试者体位摆放标准(5分)	
	评定者手法操作规范(10分)	
	结果记录(5分)	
	关爱患者,注意保护隐私,语言恰当,沟通有效(5分)	
总分		

(左贾逸)

实训 2　上肢关节活动度的测量

【实训目的】

1. 掌握量角器的使用技术。

2. 掌握上肢主要关节活动度的测量方法。

3. 学会正确记录测量结果。

【实训准备】

1. 物品　量角器、椅、治疗床、笔。

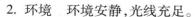
2. 环境　环境安静,光线充足。

【实训学时】　2 学时。

【实训方法与结果】

一、实训方法

(一) 教师示教

选 1 名学生为受检者,示范肩关节、肘关节、前臂、腕关节活动度的测量。

1. 上肢主要关节活动度(测量方法见实训表 2-1)。

实训表 2-1　上肢主要关节活动度测量方法

关节	运动	体位	轴心	固定臂	移动臂	正常参考值
肩关节	前屈	坐位或仰卧位,肱骨处于中立位	肩峰	躯干腋中线平行	肱骨纵轴平行	0°~170°/180°
	后伸	坐位或俯卧位,肱骨处于中立位				0°~60°
	外展	坐位或仰卧位,肱骨处于外旋位	肩峰前部	躯干平行	肱骨纵轴平行	0°~180°
	内旋	坐位或仰卧位,肩关节外展90°,肘关节屈曲90°,前臂中立位	尺骨鹰嘴	地面垂直	前臂中线平行	0°~70°
	外旋					0°~90°
	水平外展	坐位,肩关节90°外展,肘伸展,掌心向下	肩峰	肩峰至头颈的连线平行	肱骨纵轴平行	0°~40°
	水平内收					0°~130°
肘关节	屈曲	站位、坐位或仰卧位,肱骨紧靠躯干,肩关节外旋,前臂旋后	肱骨外上髁	肱骨纵轴平行	前臂中线平行	0°~150°
前臂	旋前	坐位或站位,肱骨紧靠躯干,肘关节屈曲90°,前臂处于中立位	尺骨茎突	地面垂直	腕关节背侧横纹平行	0°~80°/90°
	旋后				腕关节掌侧横纹平行	0°~80°/90°
腕关节	掌屈	坐位,前臂旋前放于桌上,腕关节中立位	尺骨茎突	尺骨长轴平行	第五掌骨长轴平行	0°~80°
	背伸					0°~70°
	尺偏	坐位,前臂旋前,掌心朝下置于桌面上	腕关节背侧第三掌骨的根部	前臂中线长轴	第三掌骨平行	0°~30°
	桡偏					0°~20°

2. 注意事项

(1)检查时应熟悉关节解剖和正常活动范围,熟练掌握评定技术。

(2)检查时必须充分暴露受检部位,保持舒适体位,远端骨运动时,充分固定近端骨,避免代偿运动,以保证检查结果的可靠性。

(3)关节活动度有一定误差,应该左右对比检查。

(4)读取量角器刻度盘上的刻度时,视线与刻度同高,记录结果以5°为单位。

(5)如被受试者存在关节活动受限的情况时,先测量主动关节活动范围,后测量被动关节活动范围,并分别加以记录。

(二) 学生练习

1. 学生按照男女生性别分组,2 人 1 组,一人为评定者、一人为受检者,完成后交换角色,相互练习,并将测量结果记录在实训表 2-2 中。

2. 教师巡视,指导,纠错。

实训表 2-2　上肢主要关节活动度评定记录表

受检者:　　　　　　评定者:　　　　　　评定时间:

部位	检查项目	正常参考值	左侧 ROM（°）	右侧 ROM（°）
肩关节	前屈	0°~170°/180°		
	后伸	0°~60°		
	外展	0°~180°		
	内旋	0°~70°		
	外旋	0°~90°		
	水平外展	0°~40°		
	水平内收	0°~130°		
肘关节	屈曲	0°~150°		
前臂	旋前	0°~80°/90°		
	旋后	0°~80°/90°		
腕关节	掌屈	0°~80°		
	背伸	0°~70°		
	尺偏	0°~30°		
	桡偏	0°~20°		

二、实训结果

1. 学生熟练掌握量角器的使用。

2. 学生熟练掌握上肢主要关节活动度的测量技术。

3. 学生能正确记录测量结果。

【实训评价】

1. 评价内容　主要考评上肢主要关节活动度的测量。

2. 评价形式　采用抽签的形式,学生按要求进行操作,由教师打分,总分 50 分,得分记录在实训表 2-3 中。

实训表2-3　　上肢主要关节活动度测量评价记录表

项目	操作评分标准	得分
量角器	正确说出量角器的构成(5分)	
关节活动度的测量	正确指导患者配合评定(5分)	
	受试者体位摆放正确(5分)	
	按测量方法进行正确操作(20分)	
	正确读取量角器刻度盘上的刻度(5分)	
记录结果	正确记录测量结果(10分)	
总分	50分	

（周蜜娟）

实训3　下肢关节活动度的测量

【实训目的】

1. 掌握量角器的使用技术。

2. 掌握下肢主要关节活动度的测量方法。

3. 学会正确记录测量结果。

【实训准备】

1. 物品　量角器、椅、治疗床、笔。

2. 环境　环境安静,光线充足。

【实训学时】　2学时。

【实训方法与结果】

一、实训方法

（一）教师示教

选1名学生为受检者,示范髋关节、膝关节、踝关节活动度的测量。

1. 下肢主要关节活动度(测量方法见实训表3-1)

实训表3-1　　下肢主要关节活动度测量方法

关节	运动	体位	轴心	固定臂	移动臂	正常参考值
髋关节	屈曲	仰卧位,髋关节、膝关节伸展	股骨大转子	躯干腋中线平行	股骨长轴平行	0°～125°
	伸展	俯卧位,髋膝中立位				0°～15°/30°
	内收	仰卧位	髂前上棘	两髂前上棘连线上	股骨长轴平行	0°～35°
	外展					0°～45°
	内旋	坐位或仰卧位,髋、膝屈曲于90°	髌骨下端	地面垂直	胫骨长轴平行	0°～45°
	外旋					0°～45°

续表

关节	运动	体位	轴心	固定臂	移动臂	正常参考值
膝关节	屈曲	俯卧位,髋、膝关节伸展	腓骨小头	股骨纵轴平行	腓骨长轴	0°~135°
踝关节	背屈	仰卧位或坐位,坐位时膝关节屈曲90°,踝关节处于中立位	腓骨纵轴线与足外缘交叉处	腓骨长轴平行	第五跖骨长轴平行	0°~20°
	跖屈					0°~45°/50°
	内翻	坐位或仰卧位,坐位时膝关节屈曲90°,踝关节处于中立位	位于邻近跟骨的外侧面	胫骨长轴平行	足跟的跖面平行	0°~35°
	外翻		邻近跖趾关节内侧面的中点		足底的跖面平行	0°~25°

2. 注意事项

(1)检查时应熟悉关节解剖和正常活动范围,熟练掌握评定技术。

(2)检查时必须充分暴露受检部位,保持舒适体位,远端骨运动时,充分固定近端骨,避免代偿运动,以保证检查结果的可靠性。

(3)关节活动度有一定误差,应该左右对比检查。

(4)读取量角器刻度盘上的刻度时,视线与刻度同高,记录结果以5°为单位。

(5)如被受试者存在关节活动受限的情况时,先测量主动关节活动范围,后测量被动关节活动范围,并分别加以记录。

(二)学生练习

1. 学生按照男女生性别分组,2人1组,一人为评定者、一人为受检者,完成后交换角色,相互练习,并将测量结果记录在实训表3-2中。

2. 教师巡视,指导,纠错。

实训表3-2 下肢主要关节活动度评定记录表

受检者: 　　　　评定者: 　　　　评定时间:

部位	检查项目	正常参考值	左侧 ROM (°)	右侧 ROM (°)
髋关节	屈曲	0°~125°		
	伸展	0°~15°/30°		
	内收	0°~35°		
	外展	0°~45°		
	内旋	0°~45°		
	外旋	0°~45°		
膝关节	屈曲	0°~135°		
踝关节	背屈	0°~20°		
	跖屈	0°~45°/50°		
	内翻	0°~35°		
	外翻	0°~25°		

二、实训结果

1. 学生熟练掌握量角器的使用。
2. 学生熟练掌握下肢主要关节活动度的测量技术。
3. 学生能正确记录测量结果。

【实训评价】
1. 评价内容　主要考评下肢主要关节活动度的测量。
2. 评价形式　采用抽签的形式,学生按要求进行操作,由教师打分,总分 50 分,得分记录在实训表 3-3 中。

实训表 3-3　下肢主要关节活动度测量评价记录表

项目	操作评分标准	得分
量角器	正确说出量角器的构成(5 分)	
关节活动度的测量	正确指导患者配合评定(5 分)	
	受试者体位摆放正确(5 分)	
	按测量方法进行正确操作(20 分)	
	正确读取量角器刻度盘上的刻度(5 分)	
记录结果	正确记录测量结果(10 分)	
总分	50 分	

（周蜜娟）

实训 4　脊柱活动度的测量

【实训目的】
1. 掌握量角器的使用技术。
2. 掌握脊柱活动度的测量方法。
3. 学会正确记录测量结果。

【实训准备】
1. 物品　量角器、椅、笔。
2. 环境　环境安静,光线充足。

【实训学时】　2 学时。

【实训方法与结果】

一、实训方法

（一）教师示教

选 1 名学生为受检者,示范颈椎、胸腰椎活动度的测量。
1. 脊柱活动度(测量方法见实训表 4-1)。

实训表 4-1　脊柱活动度测量方法

关节	运动	体位	轴心	固定臂	移动臂	正常参考值
颈椎	前屈	端坐位或直立位	外耳道中点	地面垂直	外耳道和鼻尖的连线平行	0°~45°
	后伸					0°~45°
	侧屈	端坐位或直立位，固定脊柱	第七颈椎棘突	第七颈椎和第五腰椎棘突的连线	枕骨粗隆和第七颈椎棘突连线	0°~45°
	旋转		头顶	两肩峰连线平行	鼻尖和枕骨粗隆的连线平行	0°~60°
胸腰椎	前屈	直立位	第五腰椎棘突侧面投影	通过第五腰椎棘突的垂线平行	第七颈椎和第五腰椎棘突连线平行	0°~80°
	侧屈	直立位	第五腰椎棘突	两侧髂嵴连线中点的垂线	第七颈椎和第五腰椎棘突连线	0°~40°
	后伸	直立位	第五腰椎棘突侧面投影	通过第五腰椎棘突的垂线平行	第七颈椎和第五腰椎棘突连线平行	0°~30°
	旋转	坐位，固定骨盆	头顶正中	双侧髂棘上缘连线平行	双侧肩峰连线平行	0°~45°

2. 注意事项

（1）检查时应熟悉关节解剖和正常活动范围，熟练掌握评定技术。

（2）检查时必须充分暴露受检部位，保持舒适体位，远端骨运动时，充分固定近端骨，避免代偿运动，以保证检查结果的可靠性。

（3）关节活动度有一定误差，应该左右对比检查。

（4）读取量角器刻度盘上的刻度时，视线与刻度同高，记录结果以 5°为单位。

（5）如被受试者存在关节活动受限的情况时，先测量主动关节活动范围，后测量被动关节活动范围，并分别加以记录。

（二）　学生练习

1. 学生按照男女生性别分组，2 人 1 组，一人为评定者、一人为受检者，完成后交换角色，相互练习，并将测量结果记录在实训表 4-2 中。

2. 教师巡视，指导，纠错。

二、实训结果

1. 学生熟练掌握量角器的使用。

2. 学生熟练掌握脊柱活动度的测量技术。

3. 学生能正确记录测量结果。

实训表4-2　脊柱活动度评定记录表

受检者：　　　　　　　　评定者：　　　　　　　　评定时间：

部位	检查项目	正常参考值	左侧ROM（°）	右侧ROM（°）
颈椎	前屈	0°~45°		
	后伸	0°~45°		
	侧屈	0°~45°		
	旋转	0°~60°		
胸腰椎	前屈	0°~80°		
	侧屈	0°~40°		
	后伸	0°~30°		
	旋转	0°~45°		

【实训评价】

1. 评价内容　主要考评脊柱活动度的测量。

2. 评价形式　采用抽签的形式，学生按要求进行操作，由教师打分，总分50分，得分记录在实训表4-3中。

实训表4-3　脊柱活动度测量评价记录表

项目	操作评分标准	得分
量角器	正确说出量角器的构成（5分）	
关节活动度的测量	正确指导患者配合评定（5分）	
	受试者体位摆放正确（5分）	
	按测量方法进行正确操作（20分）	
	正确读取量角器刻度盘上的刻度（5分）	
记录结果	正确记录测量结果（10分）	
总分	50分	

（周蜜娟）

实训5　颈部和躯干主要肌肉的徒手肌力评定

【实训目的】

1. 掌握颈部和躯干主要肌肉的徒手肌力评定方法。

2. 熟悉评定结果记录和分析。

3. 了解电子握力计、电子背力计在肌力评定中的应用

【实训准备】

1. 物品　PT床、PT凳、光滑平板、桌子、电子握力计、电子背力计。

2. 环境　环境安静，光线充足。

【实训学时】 2学时。

【实训方法与结果】

一、实训方法

（一）徒手肌力评定

1. 教师示教 颈部和躯干主要肌肉的徒手肌力评定（具体操作方法参见教材）。

2. 学生练习 ①学生2人1组，一人为评定者、一人为受检者，完成后交换角色，相互练习；②教师巡视，指导，纠错。

（二）器械肌力评定

1. 握力测试 每位学生依次使用电子握力计。测试时受试者站立位，上肢置于体侧自然下垂，前臂和腕呈中立位，握力计表面朝外，用力握2~3次，取最大值，并记录。

握力指数=握力(kg)/体重(kg)×100。正常值大于50。

2. 背拉力测试 每位学生依次使用电子背力计。测试时两膝伸直，将把手调节到膝关节高度，伸直躯干，两手握住把柄用力向上拉把手，记录所测值。

拉力指数=拉力(kg)/体重(kg)×100。正常值：男性150~200，女性100~150。

二、实训结果

1. 学生较熟练地掌握徒手肌力评定方法。

2. 学生能正确判断肌力级别。

【实训评价】

1. 评价内容 主要考评学生对颈部和躯干主要肌肉的徒手肌力评定方法的掌握情况。

2. 评价形式 将要考评的关节运动方式以纸条的方式准备好，采取抽签的形式，学生抽取其中一张纸条，按"技能操作考试评分表"要求进行操作，由教师打分，总分50分。

附表 康复专业技能操作考试评分表

徒手肌力评定（MMT）

项目	考核内容		分值	操作要求	得分	说明
评定前准备	态度		2	对待患者态度和蔼可亲		
	关爱患者，注意保护隐私，语言恰当，沟通有效		4	语言亲切、有良好的沟通且有效		
评定过程	动作示范		3	示范正确，患者能够理解并正确做出该动作		若示范错误，取消考试资格
	5级	患者体位	2	受检体位正确、肢体起始位正确		
		治疗师体位	2	自身体位正确、合理，注意自我保护		
		阻力施加部位	3	施阻手正确，阻力施加部位、方向正确		
	4级	保护固定	2	保护固定手放置位置正确		
		级别描述	2	级别描述无误		

续表

项目		考核内容	分值	操作要求	得分	说明
评定过程	3级	患者体位	2	受检体位正确、肢体起始位正确		
		治疗师工作	2	辅助工作正确到位、自身体位正确		
		级别描述	1	级别描述正确		
	2级	患者体位	2	受检体位正确、肢体起始位正确		
		治疗师工作	2	辅助工作正确到位、自身体位正确		
		级别描述	1	级别描述正确		
	1级	确定肌肉位置	4	触摸肌肉位置正确并正确说出主动肌		
		患者体位	2	受检体位正确、肢体起始位正确		
	0级	治疗师体位	2	自身体位正确、合理,注意自我保护		
		级别描述	2	级别描述正确		
	口令、交流		5	口令正确,与患者交流合理有效		
操作熟练程度			5	熟练、连贯		
总分			50	最后得分		

（朱稼霈）

实训 6　上肢主要肌肉的徒手肌力评定

【实训目的】

1. 掌握上肢主要肌肉的徒手肌力评定方法。

2. 熟悉评定结果记录和分析。

【实训准备】

1. 物品　PT 床、PT 凳、光滑平板、桌子。

2. 环境　环境安静,光线充足。

【实训学时】　2 学时。

【实训方法与结果】

一、实训方法

1. 教师示教　上肢主要肌肉徒手肌力评定(具体操作方法参见教材)。

2. 学生练习

(1)学生 2 人 1 组,一人为评定者、一人为受检者,完成后交换角色,相互练习。

(2)教师巡视,指导,纠错。

二、实训结果

1. 学生较熟练地掌握上肢主要肌肉的徒手肌力评定方法。

2. 学生能正确判断肌力级别。

【实训评价】

1. 评价内容　主要考评学生对上肢主要肌肉的徒手肌力评定方法的掌握情况。

2. 评价形式　将要考评的关节运动方式以纸条的方式准备好,采用抽签的形式,学生抽取其中一张纸条,按"技能操作考试评分表"要求进行操作,由教师打分,总分50分。

附表　康复专业技能操作考试评分表

徒手肌力评定（MMT）

项目	考核内容		分值	操作要求	得分	说明
评定前准备	态度		2	对待患者态度和蔼可亲		
	关爱患者,注意保护隐私,语言恰当,沟通有效		4	语言亲切、有良好的沟通且有效		
评定过程	动作示范		3	示范正确,患者能够理解并正确做出该动作		若示范错误,取消考试资格
	5级	患者体位	2	受检体位正确、肢体起始位正确		
		治疗师体位	2	自身体位正确、合理,注意自我保护		
		阻力施加部位	3	施阻手正确,阻力施加部位、方向正确		
	4级	保护固定	2	保护固定手放置位置正确		
		级别描述	2	级别描述无误		
	3级	患者体位	2	受检体位正确、肢体起始位正确		
		治疗师工作	2	辅助工作正确到位、自身体位正确		
		级别描述	1	级别描述正确		
	2级	患者体位	2	受检体位正确、肢体起始位正确		
		治疗师工作	2	辅助工作正确到位、自身体位正确		
		级别描述	1	级别描述正确		
	1级	确定肌肉位置	4	触摸肌肉位置正确并正确说出主动肌		
		患者体位	2	受检体位正确、肢体起始位正确		
	0级	治疗师体位	2	自身体位正确、合理,注意自我保护		
		级别描述	2	级别描述正确		
	口令、交流		5	口令正确,与患者交流合理有效		
操作熟练程度			5	熟练、连贯		
总分			50	最后得分		

（朱稼霈）

实训 7　下肢主要肌肉的徒手肌力评定

【实训目的】

1. 掌握下肢主要肌肉的徒手肌力评定方法。
2. 熟悉评定结果记录和分析。

【实训准备】

1. 物品　PT 床、PT 凳、光滑平板、桌子。
2. 环境　环境安静,光线充足。

【实训学时】　2 学时。

【实训方法与结果】

一、实训方法

1. 教师示教　下肢主要肌肉徒手肌力评定(具体操作方法参见教材)。
2. 学生练习

(1)学生 2 人 1 组,一人为评定者、一人为受检者,完成后交换角色,相互练习。

(2)教师巡视,指导,纠错。

二、实训结果

1. 学生较熟练地掌握下肢主要肌肉的徒手肌力评定方法。
2. 学生能正确判断肌力级别。

【实训评价】

1. 评价内容　主要考评学生对下肢主要肌肉的徒手肌力评定方法的掌握情况。
2. 评价形式　将要考评的关节运动方式以纸条的方式准备好,采取抽签的形式,学生抽取其中一张纸条,按"技能操作考试评分表"要求进行操作,由教师打分,总分 50 分。

附表　康复专业技能操作考试评分表

徒手肌力评定(MMT)

项目	考核内容		分值	操作要求	得分	说明
评定前准备	态度		2	对待患者态度和蔼可亲		
	关爱患者,注意保护隐私,语言恰当,沟通有效		4	语言亲切、有良好的沟通且有效		
评定过程	动作示范		3	示范正确,患者能够理解并正确做出该动作		若示范错误,取消考试资格
	5级	患者体位	2	受检体位正确、肢体起始位正确		
		治疗师体位	2	自身体位正确、合理,注意自我保护		
		阻力施加部位	3	施阻手正确,阻力施加部位、方向正确		

续表

项目	考核内容		分值	操作要求	得分	说明
评定过程	4级	保护固定	2	保护固定手放置位置正确		
		级别描述	2	级别描述无误		
	3级	患者体位	2	受检体位正确、肢体起始位正确		
		治疗师工作	2	辅助工作正确到位、自身体位正确		
		级别描述	1	级别描述正确		
	2级	患者体位	2	受检体位正确、肢体起始位正确		
		治疗师工作	2	辅助工作正确到位、自身体位正确		
		级别描述	1	级别描述正确		
	1级	确定肌肉位置	4	触摸肌肉位置正确并正确说出主动肌		
		患者体位	2	受检体位正确、肢体起始位正确		
	0级	治疗师体位	2	自身体位正确、合理,注意自我保护		
		级别描述	2	级别描述正确		
	口令、交流		5	口令正确,与患者交流合理有效		
操作熟练程度			5	熟练、连贯		
总分			50	最后得分		

(朱稼霈)

实训 8　异常肌张力评定

【实训目的】

1. 掌握腱反射检查方法和运用改良 Ashworth 量表进行的痉挛手法评定。

2. 熟悉评定结果记录和分析。

【实训准备】

1. 物品　叩诊锤、治疗床、笔、记录量表。

2. 环境　环境安静,光线充足。

【实训学时】　1 学时。

【实训方法与结果】

一、实训方法

(一) 反射检查

1. 操作方法

(1) 肱二头肌反射:患者前臂屈曲 90°,检测者以左拇指置于患者肘部肱二头肌肌腱上,然后右手持叩诊锤叩左拇指指甲。正常可使肱二头肌收缩,引出屈肘动作。

(2) 肱三头肌反射:患者外展上臂,半屈肘关节,检测者用左手托住其上臂,右手用叩诊锤直接叩击鹰嘴上方肱三头肌肌腱。正常可使肱三头肌收缩,引起前臂伸展。

（3）桡骨膜反射：患者前臂置于半屈半旋前位，检查者以左手托住其腕部，并使腕关节自然下垂，随即以叩诊锤叩桡骨茎突。正常可引起肱桡肌收缩，发生屈肘和前臂旋前动作。

（4）膝反射：坐位检查时，患者小腿完全松弛下垂；卧位检查时患者仰卧位。检查者以左手托起其膝关节使之屈曲约120°，用右手持叩诊锤叩击膝盖髌骨下方的髌腱。正常可引起小腿伸展。

（5）踝反射：患者仰卧位，髋及膝关节稍屈曲，下肢取外旋外展位。检查者左手将患者足部背屈成直角，以叩诊锤叩击跟腱。正常腓肠肌收缩，足向跖面屈曲。

2. 注意事项

（1）患者要合作，肢体应尽量放松。

（2）检查者注意叩击力量要均等。

3. 标准及记录　根据腱反射导致的肌肉收缩情况，予以 0~4 级评分。无反应：0 级；反射减弱：1 + 级；正常反射：2 + 级；痉挛性张力过强、反射逾常：3 + 级；阵挛：4 + 级。记录于反射检查量表，如实训表 8-1。

实训表 8-1　反射检查记录表

项目	评分
肱二头肌反射	
肱三头肌反射	
桡骨膜反射	
膝反射	
踝反射	

（二）痉挛手法评定

1. 操作方法　选取肱二头肌、下肢内收肌群和小腿三头肌来进行操作练习。

（1）肱二头肌：患者仰卧位，检查者从肘关节自然放置的体位开始做被动的伸肘活动，感受在伸肘过程中的阻力情况。

（2）内收肌群：患者仰卧位，检查者从下肢自然放置的体位开始做被动的外展活动，感受在外展过程中的阻力情况。

（3）小腿三头肌：患者仰卧位，检查者从踝关节自然放置的体位开始做被动的踝背屈活动，感受在背屈过程中的阻力情况。

2. 标准及记录　标准即为改良 Ashworth 量表见实训表 8-2，记录于检查量表中，如实训表 8-3。

实训表 8-2　改良 Ashworth 分级评定标准

分级	评定标准
0	无肌张力增加
1	肌张力略微增加：受累部分被动屈曲时，在关节活动范围的末时呈现最小的阻力，或出现突然卡住和释放
1 +	肌张力轻度增加：在关节活动范围后 50% 范围内出现突然卡住，然后在关节活动范围后 50% 均呈现最小阻力

续表

分级	评定标准
2	肌张力较明显地增加:通过关节活动范围的大部分时,肌张力均较明显地增加,但受累部分仍能较容易地被移动
3	肌张力严重增加:被动活动困难
4	僵直:受累部分被动屈伸时呈现僵直状态,不能活动

实训表 8-3 痉挛的手法检查记录表

项目	评定等级
肱二头肌	
内收肌群	
小腿三头肌	

二、实训结果

1. 学生较熟练地运用反射检查和痉挛手法评定。
2. 学生能正确的得出评定结果。
3. 实训结果记录与分析 将得到的评定结果进行分析,从而有效的制定康复治疗计划。

【实训评价】

1. 评价内容 评价反射检查和痉挛手法评定的操作。
2. 评价形式 采用抽签的形式,学生按要求进行操作,由教师打分,总分50分,结果记录在实训表 8-4 中。

实训表 8-4 反射检查和痉挛手法评定记录表

项目	操作评分标准	得分
采集	正确准备测量工具(5 分)	
	按评定方法进行正确操作(10 分)	
	正确指导患者配合评定(5 分)	
	关爱患者,注意保护隐私,语言恰当,沟通有效(5 分)	
测量	正确得出评定结果(15 分)	
	正确记录评定结果(10 分)	
总分	50 分	

(彭 辰)

实训 9 平衡功能评定

【实训目的】

1. 掌握静态平衡、动态平衡各项试验的检查评定方法和 Berg 平衡量表的评定方法。

2. 熟悉评定结果记录和分析。

【实训准备】

1. 物品　椅子、台阶、秒表、软尺、平衡量表。

2. 器械　平衡板、平衡杠。

3. 环境　环境安静,光线充足。

【实训学时】　1学时。

【实训方法与结果】

一、实训方法

（一）教师示教

1. 观察法　教师选1名学生为受检者,示范静态平衡试验、自动态平衡试验、他动态平衡试验、步行平衡试验、平衡反应;平衡量表的评定方法。

（1）静态平衡试验

1）检查方法:受检者取坐位或站立位,支持面保持不动,观察受检者坐位时、站立位时（双足站、单足站、足尖对足跟站）能否保持身体稳定而不晃动。

2）阳性反应:受检者坐位不能维持10秒,双足站立不能维持30秒,单足站立不能维持30秒,足尖对足跟站立不能维持60秒。

（2）Berg试验

1）检查方法:受检者取站立位,在闭眼时,两足并拢站立,观察有无身体晃动,以及立位保持时间。

2）阳性反应:受检者身体摆动幅度大,或立位保持时间小于30秒。

（3）自动态平衡试验

1）检查方法:受检者取坐位或站立位,支持面保持不动,躯干向前后左右不同方向进行重心转移,前后方向摆动角度小于12.5°,左右方向摆动角度小于16°。

2）阳性反应:受检者在进行重心转移时,不能维持身体平衡。

（4）他动态平衡试验

1）检查方法:受检者取坐位或站立位,保持身体中立位,评定者站在其右侧,对受检者的前后左右方向施加一定的推力,评定者需在推力的反方向给予受检者保护。

2）阳性反应:受检者受到推力作用时,重心不能回到中立位,不能维持身体平衡。

（5）步行平衡试验

1）检查方法:受检者在平衡杠内取站立位,观察受检者在不同条件下行走（足跟碰脚趾走、直线走、环行走、绕障碍物走）能否保持平衡。

2）阳性反应:受检者在不同条件下行走时不能维持自身的平衡。

（6）平衡反应

1）检查方法:受检者取站立位,或站在平衡板上,评定者握住其上肢,向左右前后方向推动受试者,观察受检者的反应。

2）阳性反应:脚向侧方或前方、后方跨出一步,头部和躯干出现调整。

2. Berg量表法（实训表9-1）　Berg量表法总共14个动作项目,每个项目均分为0～4分五个等级。4分表示能够正常完成所检查的动作,0分表示不能完成或需要中等或大量帮助才能完成。

实训表 9-1　Berg 量表法

序号	评定内容	得分
1	从坐位站立	
2	无支持站立	
3	无支持坐下	
4	从站立位坐下	
5	转移	
6	闭目站立	
7	双脚并拢站立	
8	上肢向前伸展并向前移动	
9	从地面拾起物品	
10	转身向后看	
11	转身 360°	
12	将一只脚放在凳子上	
13	两脚一前一后站立	
14	单脚站立	

（二）学生练习

1. 学生按照男女生性别分组，2 人 1 组，一人为评定者、一人为受检者，完成后交换角色，相互练习。

2. 教师巡视，指导，纠错。

二、实训结果

1. 学生较熟练地掌握静态平衡试验、自动态平衡试验、他动态平衡试验、步行平衡试验、平衡反应的检查方法和 Berg 平衡量表的正确使用。

2. 学生能正确判断评定结果。

3. 实训结果记录与分析　应用观察法，受试者能够保持平衡，记录为（－），不能保持平衡，记录为（＋）；应用 Berg 量表法，0～20 分，提示平衡能力差，患者需坐轮椅；21～40 分，提示有一定的平衡能力，患者可在辅助下步行；41～56 分，平衡功能较好，可独立步行；＜40 分，提示有跌倒的危险。

4. 团结协作，能进行有效沟通，尊重患者人格，保护患者隐私。

【实训评价】

1. 评价内容　主要考评静态平衡功能、动态平衡功能、平衡反应的检查方法和 Berg 平衡量表的正确使用。

2. 评价形式　采用抽签的形式，学生按要求进行操作，由教师打分，总分 60 分，得分记录在实训表 9-2 中。

实训表9-2　平衡功能评价记录表

项目	评价内容	评分标准	得分
观察法	1. 静态平衡试验	受试者体位摆放标准(5分)	
	2. 自动态平衡试验	评定者手法操作规范(10分)	
	3. 他动态平衡试验	关爱患者,注意保护隐私(5分)	
	4. 步行平衡试验	语言恰当,沟通有效(5分)	
	5. 平衡反应	正确判断评定结果(5分)	
量表法	Berg 平衡量表	正确使用量表(15分)	
		关爱患者,注意保护隐私(5分)	
		语言恰当,沟通有效(5分)	
		正确判断评定结果(5分)	
总分			

（刘立席）

实训 10　协调功能评定

【实训目的】

1. 掌握非平衡性协调运动评定和平衡性协调运动评定的检查方法。
2. 熟悉评定结果记录和分析。

【实训准备】

1. 物品　检查床、治疗桌、2 把椅子、评定表、笔、眼睛遮盖器。
2. 器械　平衡板、平衡杠。
3. 环境　环境安静,光线充足。

【实训学时】　1 学时。

【实训方法与结果】

一、实训方法

（一）教师示教

选 1 名学生为受检者,教师示范非平衡性协调运动评定方法和平衡性协调运动评定方法。

1. 非平衡性协调运动评定方法　非平衡性协调运动评定是评定身体不在直立位时进行的静态或动态的运动的成分。异常的反应包括在检查中逐渐偏离位置和闭眼时对测试的反应较差。

（1）指鼻试验:受检者平卧位,肩外展 90°,肘关节伸直,用示指指尖触碰自己的鼻尖,先慢后快,先睁眼后闭眼,反复上述运动。

（2）指-指他人指试验:检查者与受检者相对而坐,检查者将示指放在受检者面前,受检者用示指触及检查者示指;检查者改变示指距离、方向,被检者再用示指触及。

（3）示指对指试验:受检者双肩外展 90°,肘关节伸直,然后双手靠近,用一手示指触及

255

另一手示指。

（4）拇指对指试验：受检者坐位或卧位，拇指依次与其他四指相对，速度可以由慢渐快。

（5）指鼻和指-他人指试验：受检者坐位，用示指交替指鼻；用示指交替触碰检查者手指尖；检查者交换位置完成上述动作。

（6）抓握试验：受检者坐位，用力握拳；充分伸展各指；逐渐加快速度完成交替握拳和伸展动作。

（7）轮替试验（前臂旋转试验）：受检者坐位，上臂紧贴身体，肘屈曲90°双手张开，一手掌朝上和一手掌朝下，交替转动，速度逐渐加快。

（8）反跳试验：受检者坐位，肘关节屈曲，检查者施加足够的阻力产生肱二头肌的等长收缩，突然去掉阻力。正常时拮抗肌群（肱三头肌）将收缩和阻止肢体的运动。异常时肢体过度反弹，即前臂和拳反击患者身体。

（9）拍膝试验：受检者坐位，一侧用手掌，对侧握拳拍膝；或一侧手掌在同侧膝盖上做前后移动，对侧握拳在膝盖上做上下运动，并两手交替做上述动作。

（10）拍地试验：受检者坐位，足跟触地，膝不能抬起，脚尖抬起做拍地动作，可以双脚同时或分别做。

（11）跟-膝-胫试验：受检者仰卧位，抬起一侧下肢，先将足跟放在对侧下肢的膝盖上，再沿着胫骨前缘向下推移。

（12）绘圆或横"8"字试验：受检者用上肢或下肢在空气中绘一圆或横"8"字；检查下肢时取仰卧位。

（13）肢体保持试验：受检者坐位，检查者将其上肢保持在前上方水平位，突然松手，观察肢体坠落情况。

2. 平衡性协调运动评定方法　平衡性协调运动评定是评定身体在直立位的姿势下进行的静态或动态的姿势、平衡的运动的成分。

（1）双足站立：受检者正常舒适位站立；双足并拢站立；一足在另一足前方站立；上肢交替地放在身旁、头上方或腰部；在保护下，出其不意地让被检者失去平衡；弯腰，返回直立位；睁眼和闭眼站立。

（2）单足站立：受检者单足站立；睁眼和闭眼站立。

（3）步行：受检者直线走，一足跟在另一足尖之前；侧方走和倒退走；变换速度走；突然停止后再走；环形走和变换方向走；足跟或足尖走。

（二）学生练习

1. 学生按照男女生性别分组，2 人 1 组，一人为检查者、另一人为受检者，完成后交换角色，相互练习。

2. 教师巡视，指导，纠错。

二、实训结果

1. 学生熟悉掌握非平衡性协调运动评定和平衡性协调运动评定方法。

2. 学生能正确判断评定结果。

3. 评定结果记录与分析

（1）非平衡性协调运动评定评分标准分为

4 分：正常完成活动；

3分:轻度障碍,能完成制订的活动但较正常速度及技巧稍有差异;

2分:中度障碍,能完成制订的运动,但动作慢、笨拙和不稳定;在增加运动速度时,完成活动的节律更差;

1分:重度障碍,仅能发起运动而不能完成;

0分:不能完成活动。

(2)平衡性协调运动评定评分标准分为

4分:能完成活动;

3分:能完成活动,需要较少的身体接触加以保护;

2分:能完成活动,但需要大量的身体接触加以保护;

1分:不能完成活动。

(3)学生根据评分标准,认真完成协调运动检查项目并填写实训表10-1、实训表10-2。

实训表10-1 非平衡性协调运动评定检查表

序号	评定内容	得分
1	指鼻试验	
2	指-指他人指试验	
3	示指对指试验	
4	拇指对指试验	
5	指鼻和指-他人指试验	
6	抓握试验	
7	轮替试验(前臂旋转试验)	
8	反跳试验	
9	拍膝试验	
10	拍地试验	
11	跟-膝-胫试验	
12	绘圆或横"8"字试验	
13	肢体保持试验	

实训表10-2 平衡性协调运动评定检查表

序号	评定内容	得分
1	双足站立	
2	单足站立	
3	步行	

4. 团结协作,能进行有效沟通,尊重患者人格,保护患者隐私。

【实训评价】

1. 评价内容 主要考评非平衡性协调运动评定和平衡性协调运动评定方法的正确使用。

2. 评价形式 采用抽签的形式,学生按要求进行操作,由教师打分,总分50分,得分记录在实训表10-3中。

实训表 10-3　协调运动评定评价记录表

项目	操作评分标准	得分
非平衡性协调运动评定	受检者体位摆放标准(5分)	
	评定者手法操作规范(10分)	
	关爱患者,注意保护隐私,语言恰当,沟通有效(5分)	
	正确判断评定结果(5分)	
平衡性协调运动评定	受检者体位摆放标准(5分)	
	评定者手法操作规范(10分)	
	关爱患者,注意保护隐私,语言恰当,沟通有效(5分)	
	正确判断评定结果(5分)	
总分	50分	

（吕 晶）

实训11　步 态 分 析

【实训目的】

1. 掌握步态分析中足印法的操作和步行参数的测量。

2. 熟悉评定结果记录和分析。

【实训准备】

1. 物品　绘画颜料、1100cm×45cm硬纸或地板胶、秒表、剪刀、卷尺、量角器、记录表。

2. 环境　环境安静,光线充足。

【实训学时】　1 学时。

【实训方法与结果】

一、实训方法

（一）步态采集

选用走廊作为步道,宽45cm,长1100cm,在距离两端各250cm处画一横线,中间600cm作为测量正式步态用。被检查者赤脚,让足底粘上颜料。先在步道旁试走 2 ~ 3 次,然后两眼平视前方,以自然行走方式走过准备好的步道。当受试者走过起始端横线处时按动秒表,直到走到终端的横线外停止秒表,记录走过的步道中间600cm所需的时间。要求在上述600cm的步道中至少包括连续 6 个步印,供测量使用。

（二）记录

画出每一足印的中轴线 AJ 线,即足底最凸点(J)与 23 足趾之间(A)的连线。把每一足印分成三等分,画出足印后1/3 的水平线CD,CD 线与AJ 线垂直相交,交点为F;其他足印也用相同的方式画出上述线。连接同侧连续两个足印的 F 点,即成 FF 线,这是患者行走时的前进线;FF 线与 AJ 线的夹角即为足角;两条平行的 FF 线之间的垂直距离即为步宽(BS)。根据有关定义,可测算出左右步幅(SD)、步长(ST)、步速(600cm/所需时间)及步频(600cm 内所走步数/所用秒数 ×60),参见实训图 11-1。测量所得结果记录于分析表,如实训表 11-1。

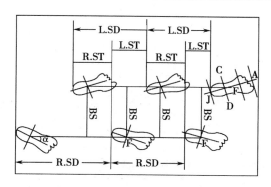

实训图 11-1　足印分析法的测量

注:R. SD 表示右步幅,L. SD 表示左步幅

R. ST 表示右步长,L. ST 表示左步长

BS 表示步宽,α 表示足角

实训表 11-1　步态分析记录表

姓名:		性别:	年龄:		身高:　cm	体重:　kg
诊断:						
步行辅助具:有/无			类型:拐杖、手杖(左、右)、步行架			
日期						
步道长						
行走距离						
行走时间						
步速						
左步长						
右步长						
左右步长差距						
左步长时间						
右步长时间						
左步幅						
右步幅						
周期时间						
步频						
步宽						
左足角						
右足角						
左步幅/左下肢长						
右步幅/右下肢长						

二、实训结果

1. 学生较熟练地掌握足印法的正确使用。

2. 学生能正确的得出测量结果。

3. 实训结果记录与分析　将得到的测量参数与正常步态的参数进行比对,得出步态异常的参数表现。

【实训评价】

1. 评价内容　主要评价足印法正确使用和参数的测量比对。

2. 评价形式　采用抽签的形式,学生按要求进行操作,由教师打分,总分50分,得分记录在实训表11-2中。

实训表11-2　步态分析评价记录表

项目	操作评分标准	得分
采集	正确准备测量道具(5分)	
	正确按步骤进行步态采集(10分)	
	正确指导患者进行评定(5分)	
	关爱患者,注意保护隐私,语言恰当,沟通有效(5分)	
测量	正确测量参数(15分)	
	正确记录评定结果(10分)	
总分	50分	

（彭　辰）

实训12　感觉功能评定

【实训目的】

1. 掌握浅感觉、深感觉和复合感觉的检查方法。

2. 熟悉脊髓节段性感觉即感觉关键点的检查。

3. 熟悉评定结果记录和分析。

【实训准备】

1. 物品　大头钉、棉花、纸巾或软刷;钥匙、硬币、铅笔、汤勺;一套形状、大小、重量相同的物件;几块不同质地的布;热水瓶。

2. 器械　棉签、试管及试管架、音叉、两脚规。

3. 环境　环境安静,光线充足。

【实训学时】　1学时

【实训方法与结果】

一、实训方法

（一）教师讲解

人体每一对脊髓后根的感觉纤维支配相应的皮肤区域。这种节段性分布以胸髓节段最为明显,其在体表的排列也较为规律和整齐,此标志有助于脊神经或脊髓损伤的临床定位诊断(实训表 12-1)。

实训表 12-1　脊髓节段性感觉支配及体表检查部位表

节段性感觉支配	检查部位	节段性感觉支配	检查部位
C_2	枕外隆凸	T_8	第八肋间
C_3	锁骨上窝	T_9	第九肋间
C_4	肩锁关节顶部	T_{10}	第十肋间(脐水平)
C_5	肘前窝桡侧面	T_{11}	第十一肋间
C_6	拇指	T_{12}	腹股沟韧带中部
C_7	中指	L_1	T_{12} 与 L_2 之间上 1/3 处
C_8	小指	L_2	大腿前中部
T_1	肘前窝尺侧面	L_3	股骨内上髁
T_2	腋窝	L_4	内踝
T_3	第三肋间	L_5	足背第三跖趾关节
T_4	第四肋间(乳头线)	S_1	足跟外侧
T_5	第五肋间	S_2	腘窝中点
T_6	第六肋间(剑突水平)	S_3	坐骨结节
T_7	第七肋间	$S_4 \sim S_5$	肛门周围

（二）教师示教

1. 痛觉检查

（1）用大头针轻刺皮肤。

（2）询问有无疼痛、疼痛程度。

（3）发现局部痛觉减退或过敏,与正常区域比较。

2. 触觉检查

（1）用一束棉絮轻触皮肤或黏膜。

（2）询问有无察觉、感受的程度、棉絮接触的次数。

3. 温度觉检查

（1）嘱患者闭目。

（2）先用盛冷水的玻璃试管(5~10℃)接触皮肤,告知检查者"冷"或"热"。

（3）再用热水(40~45℃)的玻璃试管接触皮肤,告知检查者"冷"或"热"。

4. 运动觉检查

（1）嘱患者闭目。

（2）检查者轻轻捏住患者手指、足趾的两侧。

（3）向上、向下移动 5°左右。

（4）患者说出移动的方向。

（5）如果患者判断移动方向有困难,可加大活动的幅度。

（6）如果患者不能感受移动,可再试较大的关节、如腕、肘、踝和膝关节等。

5. 位置觉检查

（1）嘱患者闭目。

（2）检查者移动患者一侧肢体至特定位置。

（3）说出肢体所放的位置，或用对侧肢体模仿移动位置。

6. 振动觉

（1）将振动的音叉（128Hz）柄置于患者骨隆起处（如尺桡骨茎突处）。

（2）询问有无振动的感觉。

（3）两侧对比

7. 实体觉检查

（1）嘱患者闭目。

（2）将患者熟悉的常用物体，如钥匙、纽扣、钢笔、硬币或手表等，放于患者手中。

（3）让其触摸和感受。

（4）说出物体的大小、形状和名称。

8. 定位觉检查

（1）嘱患者闭目。

（2）用竹签轻触皮肤。

（3）用手指出触及的部位，正常误差在 10cm 以内。

9. 两点辨别觉检查

（1）嘱患者闭目。

（2）检查者将钝头的两脚规分开，两脚同时接触皮肤。

（3）如果患者能感受到两点，则缩小两脚间距离，直到两脚接触点被感受为一点为止。

10. 图形觉检查

（1）嘱患者闭目。

（2）用棉签在皮肤上画出各种简单图形，如圆形、方形、三角形等。

（3）说出所画图形。

11. 注意事项

（1）感觉检查时，受试者必须意识清晰，认知状态良好。

（2）检查环境应安静舒适，受试者保持舒适的体位，检查部位充分暴露。

（3）应随机、无规律给予刺激，并注意左右和远近端的比较。

（4）若发现感觉障碍，应从感觉消失或减退区域查至正常区，若感觉过敏则从正常区查至过敏区。

（5）检查时应按脊神经根节段性支配区域进行检查。

（三）学生练习

1. 学生按照男女生性别分组，2 人 1 组，一人为评定者，一人为受检者，完成后交换角色，相互练习。

2. 教师巡视，指导，纠错。

二、实训结果

1. 学生较熟练地掌握躯体感觉的检查和感觉关键点的检查部位。

2. 学生能正确判断评定结果。

【实训评价】

1. 评价内容 主要考评躯体感觉的检查、感觉关键点的检查部位。

2. 评价形式 采用抽签的形式,学生按要求进行操作,由教师打分,总分50分,得分记录在实训表12-2中。

实训表 12-2 躯体感觉和感觉关键点检查记录表

项目	操作评分标准	得分
躯体感觉检查	受试者体位摆放标准(5分)	
	评定者手法操作规范(10分)	
	正确判断评定结果(5分)	
感觉关键点的检查	正确使用脊髓节段性感觉支配及体表检查部位表(20分)	
	正确记录评定结果(10分)	
总分	50分	

（王伟敏）

实训 13 日常生活活动能力评定

【实训目的】

1. 掌握 Barthel 指数的评定方法、评定内容、评分标准和结果判断。

2. 熟悉 Barthel 指数评定的注意事项。

【实训准备】

1. 物品 各类生活器具、Barthel 指数评定量表。

2. 器械 轮椅。

3. 环境 教师提供真实患者以及各类日常生活环境,光线充足。

【实训学时】 1 学时。

【实训方法与结果】

一、实训方法

（一）教师示教

教师示范 Barthel 指数评定方法(实训表 13-1)。

1. 直接观察法 通过直接观察患者的实际操作能力进行评定,而不只是通过询问。

2. 间接评定法 通过询问的方式进行了解与评定。可从家属和患者周围的人那里获取患者完成活动的信息;通过电话或书信获取患者完成活动的信息;通过康复协作组讨论获取患者完成活动的信息。

（二）学生练习

1. 将一位真实患者提供给学生,同时学生每人均有一份评定记录表。通过观察患者日常生活、询问患者和家属关于患者的生活情况等方法,对该患者的日常生活活动进行评定。

2. 教师巡视,指导,纠错。

二、实训结果

1. 学生较熟练地掌握 Barthel 指数检查方法。
2. 学生能正确判断评定结果。
3. 学生能正确掌握 Barthel 指数评分标准(实训表 13-1)。

实训表 13-1　Barthel 指数评定内容及评分标准

项目	分类	评分
进食	依赖	0
	需部分帮助:能吃任何食物(但须搅拌、夹菜等)或较长时间才能完成	5
	自理:能使用必要的辅助器具,完成整个进食过程	10
洗澡	依赖或需要帮助	0
	自理:指自己能安全进出浴池,进行擦浴、盆浴和淋浴,完成整个洗澡过程	5
修饰	依赖或需要帮助	0
	自理:可独立完成洗脸、刷牙、梳头、刮脸等动作	5
穿衣	依赖	0
	需要帮助:在适当的时间内或指导下,能完成至少一半的工作	5
	自理:能独立穿脱衣裤(穿鞋袜、系扣、拉拉链等)和穿脱矫形器或支具	10
控制大便	失禁:无失禁,但有昏迷	0
	偶尔失禁:每周≤1 次,或在帮助下需要使用灌肠剂、栓剂或器具	5
	能控制:在需要时,可独立使用灌肠剂或栓剂	10
控制小便	失禁:需他人导尿或无失禁,但有昏迷	0
	偶尔失禁:每24 小时≤1 次,每周>1 次;或需要器具的帮助	5
	能控制:在需要时,能使用集尿器并清洗	10
如厕	依赖	0
	需部分帮助:指在穿脱裤子,清洁会阴或保持平衡时,需要指导或帮助	5
	自理:在辅助器具的帮助下,独立完成上、下一层楼	10
床椅转移	依赖:不能坐起,或使用提升机	0
	需大量帮助:能坐起,但需要两人帮助	5
	需小量帮助:需言语指导、监督或一个人帮助	10
	自理:能独立进行轮椅/床、轮椅/椅子、轮椅/坐便器之间的转移	15
平地行走	依赖:不能行走	0
	需大量帮助:可使用轮椅行走45m,及进出厕所	5
	需小量帮助:可在指导、监督或体力帮助下,行走45m 以上	10
	自理:可独立行走(或使用辅助器下)45m 以上。但排除使用带轮助行器	15

续表

项目	分类	评分
上下楼梯　依赖		0
需要帮助:在语言指导或体力的帮助下,上、下一层		5
自理:在辅助器具的帮助下,独立完成上、下一层		10

评分结果:20 分以下者:生活完全需要依赖;21~40 分者:生活需要很大帮助;41~60 分者:生活需要帮助;>60 分者:生活基本自理。Barthel 指数得分 40 分以上者康复治疗的效益最大

【实训评价】

1. 评价内容　主要考评 Barthel 指数评定方法及结果判断的正确掌握。

2. 评价形式　每位学生均评定一位真实患者的 Barthel 指数,将评定结果与教师评定结果做对比,教师打分,十项内容一次进行对比,每项内容评定正确获得 1 分,总分为 10 分。

（左贾逸）

实训 14　偏瘫的康复评定

【实训目的】

掌握修订的 Brunnstrom 偏瘫运动功能评价方法。

【实训准备】

1. 物品　椅、小板凳、Brunnstrom 偏瘫运动功能评价表。

2. 器械　治疗床、叩诊锤、秒表。

3. 环境　环境安静,光线充足。

【实训学时】　1 学时。

【实训方法与结果】

一、实训方法

（一）教师示教

采用观察法,教师选 1 名学生为受检者,示范各种评定方法。

1. 上肢运动功能评定

（1）Brunnstrom Ⅰ级评定

1）患者取仰卧位。

2）将患者的指尖放于耳处。

3）健肢处于屈肘位。

4）健肢对抗检查者的徒手阻力伸展。

5）检查者触摸患侧胸大肌,检查肌肉是否有收缩。

6）评定标准:患侧胸大肌无收缩,为 Brunnstrom Ⅰ级。

（2）Brunnstrom Ⅱ级评定

1）患者取仰卧位。

2）将患者的指尖放于近耳处。

3）令患者将患侧手伸到对侧腰部。

4)检查者触摸患侧胸大肌,检查肌肉是否有收缩。

5)评定标准:患侧胸大肌收缩,为 Brunnstrom Ⅱ级。

(3)Brunnstrom Ⅲ级评定

1)患者取仰卧位。

2)将患者侧手放于健侧腰部。

3)患侧肘尽量伸展,前臂旋前。

4)令患者用患手摸耳朵。

5)评定标准:患侧上肢有关节运动,为 Brunnstrom Ⅲ级。

(4)Brunnstrom Ⅳ级评定

1)患者取坐位。

2)患侧上肢垂于体侧。

3)令患者躯干保持不动,用患手摸后腰部。

4)评定标准:手达到背部脊柱正中线附近 5cm 以内,为 Brunnstrom Ⅳ级。

(5)Brunnstrom Ⅴ级评定

1)患者取坐位。

2)患侧上肢垂于体侧。

3)令患者上肢外展 90°(肘伸展,前臂旋前)。

4)评定标准:上肢外展 90°±5° 以内,且上肢水平向前方不超过 20°,屈肘不超过 20°,为 Brunnstrom Ⅴ级。

(6)Brunnstrom Ⅵ级评定

1)患者取坐位。

2)患侧上肢垂于体侧。

3)令患者上屈肘,手靠近肩部。

4)上举手,速度要快,反复 10 次。

5)评定标准:上举达终点时,屈肘代偿不超过 20°,肩关节前屈 130°以上,患侧所需时间为健侧 1.5 倍以下,为 Brunnstrom Ⅵ级。

2. 下肢运动功能评定

(1)Brunnstrom Ⅰ级评定

1)患者取仰卧位。

2)双侧下肢伸展,外展 10°~15°。

3)检查者一手置于其健侧腿内侧,另一手置于患侧髋内收肌群处。

4)令患者健腿对抗检查者的徒手阻力用力内收。

5)评定标准:患侧髋内收肌群无收缩,为 Brunnstrom Ⅰ级。

(2)Brunnstrom Ⅱ级评定

1)患者取仰卧位。

2)双侧下肢伸展,外展 10°~15°。

3)检查者一手置于患侧髋内收肌群处。

4)令患者下肢用力做内收动作。

5)评定标准:患侧髋内收肌群有收缩但无患侧下肢内收动作,为 Brunnstrom Ⅱ级。

(3)Brunnstrom Ⅲ级评定

1）患者取仰卧位。

2）双侧下肢伸展，外展10°～15°。

3）检查者一手置于患侧髋内收肌群处。

4）令患者下肢用力做内收动作。

5）评定标准：患侧下肢有内收动作，为Brunnstrom Ⅲ级。

（4）Brunnstrom Ⅳ级评定

1）患者取坐位。

2）双足踏地。

3）令患者屈髋90°，屈膝90°。

4）令患者足跟不离地，向后滑动。

5）评定标准：屈膝达100°以上，为Brunnstrom Ⅳ级。

（5）Brunnstrom Ⅴ级评定

1）患者取站立位。

2）双足分开约一脚宽。

3）令患者伸髋、屈膝。

4）评定标准：髋伸展位能屈膝，为Brunnstrom Ⅴ级。

（6）Brunnstrom Ⅵ级评定

1）患者取站立位。

2）双足分开约一脚宽。

3）令患者伸膝位髋外展，速度尽量要快，反复10次。

4）上举手，速度要快，反复10次。

5）评定标准：患侧所需时间为健侧1.5倍以下，为Brunnstrom Ⅵ级。

3. 手运动功能评定

（1）Brunnstrom Ⅰ级评定

1）患者取坐位。

2）上肢置于支撑面上。

3）令患者手指伸展。

4）令患者用力握拳。

5）评定标准：无屈指动作，为Brunnstrom Ⅰ级。

（2）Brunnstrom Ⅱ级评定

1）患者取坐位

2）上肢置于支撑面上。

3）令患者手指伸展。

4）令患者用力握拳。

5）评定标准：出现轻微屈指动作，为Brunnstrom Ⅱ级。

（3）Brunnstrom Ⅲ级评定

1）患者取坐位

2）上肢置于支撑面上。

3）令患者手指伸展。

4）令患者用力握拳。

5）检查者在观察手指活动的同时,对屈曲的手指施加阻力。

6）评定标准:能全指屈曲,呈钩状抓握,且能对抗一定的阻力,但不能主动伸展,为Brunnstrom Ⅲ级。

（4）Brunnstrom Ⅳ级评定

1）患者取坐位

2）上肢置于支撑面上。

3）令患者手指伸展。

4）检查者在患者拇指和示指之间放一张纸。

5）令患者拇指内收

6）评定标准:能夹住纸,且能抵抗轻拉,靠拇指带动能松开,手指能小范围随意伸展,为Brunnstrom Ⅳ级。

（5）Brunnstrom Ⅴ级评定

1）患者取坐位

2）上肢置于支撑面上。

3）令患者握住一个圆柱状物体或抓握球形物体,拇、示指指腹相对。

4）伸开手指。

5）令患者拇指内收。

6）评定标准:全指能随意不同程度伸开,为 Brunnstrom Ⅴ级。

（6）Brunnstrom Ⅵ级评定

1）患者取坐位

2）上肢置于支撑面上。

3）令患者进行各种抓握活动。

4）伸开手指。

5）单指活动。

6）评定标准:能进行各种抓握、全范围地伸指,可进行单指活动,但比健侧稍差,为Brunnstrom Ⅵ级。

（二） 学生练习

1. 学生按照男女生性别分组,2 人 1 组,一人为评定者、一人为受检者,完成后交换角色,相互练习。

2. 教师巡视,指导,纠错。

二、实训结果

1. 学生较熟练地掌握修订的 Brunnstrom 偏瘫运动功能评价方法。

2. 学生能正确判断评定结果。

3. 实训结果记录与分析　应用观察法,主要包括修订的 Brunnstrom 偏瘫运动功能评价方法。

【实训评价】

1. 评价内容　主要考评修订的 Brunnstrom 偏瘫运动功能评价方法的正确使用。

2. 评价形式　采用抽签的形式,学生按要求进行操作,由教师打分,总分 50 分,得分记录在实训表 14-1 中。

实训表 14-1　Brunnstrom 偏瘫运动功能评价记录表

项目	操作评分标准	得分
观察法	受试者体位摆放标准(5 分)	
	评定者手法操作规范(10 分)	
	正确判断评定结果(5 分)	
量表法	正确使用量表(20 分)	
	正确判断评定结果(10 分)	
总分	50 分	

实训 15　截瘫的康复评定

【实训目的】

1. 掌握 ASIA 残损分级评定。

2. 掌握 ASIA 运动评定。

3. 掌握 ASIA 感觉评定。

【实训准备】

1. 物品　棉签、大头针、叩诊锤、手套、ASIA 量表。

2. 器械　秒表。

3. 环境　环境安静,光线充足。

【实训学时】　1 学时。

【实训方法与结果】

一、实训方法

(一) ASIA 残损分级评定

1. 教师示教　应用观察法,教师在医院选 1 名脊髓损伤患者为受检者,使用 ASIA 评定标准。

(1)肛门指检

1)检查方法:受检者取侧卧位,上侧下肢屈曲,下侧下肢自然伸展。检查者佩戴手套,示指插入患者肛门。

2)评定标准:

A. 残留感觉功能:刺激肛门皮肤与黏膜处有反应,或刺激肛门深部时有反应。

B. 残留运动功能:肛门外括约肌有自主收缩。

C. 完全损伤:$S_4 \sim S_5$ 无任何感觉或运动功能

D. 不完全性脊髓损伤:$S_4 \sim S_5$ 有感觉或运动功能。

(2)脊髓休克的评定

1)检查方法:受检者取侧卧位,上侧下肢屈曲,下侧下肢自然伸展。检查者佩戴手套,一侧示指插入患者肛门,另一手刺激龟头(或阴蒂)。

2)评定标准:

A. 手指可以感觉肛门外括约肌的收缩。

B. 损伤平面以下出现任何感觉运动或肌肉张力升高和痉挛。

（3）ASIA 损伤程度分级

A. 完全损伤：骶段 $S_4 \sim S_5$ 无任何感觉或运动功能。

B. 不完全损伤：损伤平面以下至骶段 $S_4 \sim S_5$ 有感觉功能残留，无运动功能。

C. 不完全损伤：损伤平面以下有运动功能的保留，但 1/2 以上关键肌肌力 <3 级。

D. 不完全损伤：损伤平面以下有运动功能的保留，但 1/2 以上关键肌肌力 ≥3 级。

E. 正常：运动、感觉功能均正常。

2. 学生练习

（1）学生按照男女生性别分组，2 人 1 组，一人为评定者、一人为受检者，完成后交换角色，相互练习。

（2）教师巡视，指导，纠错。

（二）ASIA 运动功能评定

检查身体两侧各自 10 对肌节中的关键肌。

1. 令被检者屈肘，判断 C_5 - 肘屈肌群（肱二头肌、肱肌）。

2. 令被检者伸腕，判断 C_6 - 腕伸肌群（桡侧腕长、短伸肌）。

3. 令被检者伸肘，判断 C_7 - 肘伸肌群（肱三头肌）。

4. 令被检者屈曲中指，判断 C_8 - 跖屈肌群（中指屈肌）。

5. 令被检者小指外展，判断 T_1 - 指外展肌群（小指展肌）。

6. 令被检者屈髋，判断 L_2 - 髋屈肌群（髂腰肌）。

7. 令被检者伸膝，判断 L_3 - 膝伸肌群（股四头肌）。

8. 令被检者踝背屈，判断 L_4 踝背伸肌群（胫前肌）。

9. 令被检者足趾伸展，判断 L_5 趾长伸肌群（长伸肌）。

10. 令被检者踝跖屈，判断 S_1 踝跖屈肌群（腓肠肌和比目鱼肌）。

（三）感觉功能评定

1. 检查内容　身体两侧各自的 28 个皮区关键点。

2. 感觉的内容　针刺觉和轻触觉。

3. 等级评分　0 = 缺失；1 = 障碍（部分障碍或感觉改变，包括感觉过敏）；2 = 正常；NT = 无法检查。

4. 检查部位

（1）枕骨粗隆代表 C_2。

（2）锁骨上窝代表 C_3。

（3）肩锁关节顶部代表 C_4。

（4）肘前窝外侧代表 C_5。

（5）拇指近节背侧皮肤代表 C_2。

（6）中指近节背侧皮肤代表 C_2。

（7）小指近节背侧皮肤代表 C_2。

（8）肘前窝内侧代表 T_1。

（9）腋窝顶部代表 T_2。

（10）第 3 肋间代表 T_3。

(11)第4肋间(乳线)代表 T_4。

(12)第5肋间(在 $T_4 \sim T_6$ 的中点)代表 T_5。

(13)第6肋间(剑突水平)代表 T_6。

(14)第7肋间(在 $T_6 \sim T_8$ 的中点)代表 T_7。

(15)第8肋间(在 $T_6 \sim T_{10}$ 的中点)代表 T_8。

(16)第9肋间(在 $T_8 \sim T_{10}$ 的中点)代表 T_9。

(17)第10肋间(脐点)代表 T_{10}

(18)第11肋间(在 $T_{10} \sim T_{12}$ 的中点)代表 T_{11}

(19)腹股沟韧带中点代表 T_{12}。

(20) $T_{12} \sim L_2$ 之间的 $1/2$ 处代表 L_1。

(21)大腿前中部代表 L_2。

(22)股骨内侧代表 L_3。

(23)内踝代表 L_4。

(24)足背第3跖趾关节处代表 L_5。

(25)外踝代表 S_1。

(26)腘窝中点代表 S_2。

(27)坐骨结节代表 S_3。

(28)肛门周围代表 $S_4 \sim S_5$。

二、实训结果

1. 学生较熟练地掌握 ASIA 运动评定和 ASIA 感觉评定。

2. 学生能正确判断评定结果。

3. 实训结果记录与分析　应用观察法,主要包括两个方面的评定:ASIA 运动评定和 ASIA感觉评定。

【实训评价】

1. 评价内容　主要考评 ASIA 运动评定和 ASIA 感觉评定及量表的正确使用。

2. 评价形式　采用抽签的形式,学生按要求进行操作,由教师打分,总分 50 分,得分记录在实训表 15-1 中。

实训表 15-1　ASIA 运动评定和感觉评定评价记录表

项目	操作评分标准	得分
观察法	受试者体位摆放标准(5 分)	
	评定者手法操作规范(10 分)	
	正确判断评定结果(5 分)	
量表法	正确使用量表(20 分)	
	正确判断评定结果(10 分)	
总分	50 分	

实训16　脑瘫的康复评定

【实训目的】

1. 肌张力的评定。

2. 运动能力的评定。

【活动能力评定标准】

0分:完全不能做。

1分:开始做(完成不到10%)。

2分:部分完成(完成10%~99%)。

3分:全部完成。

【实训用具】

1. 物品　钥匙、木块、纸盒、小凳、高凳、儿童玩具数件,智商测量表。

2. 器械　叩诊锤、棉签、压舌板、诊疗床、手电筒等。

3. 环境　环境安静,光线充足。

【实训学时】　1学时。

【实训内容与方法】

一、实训方法

在医院选1名脑瘫患者为受检者。先教师示教,后学生练习。

(一) 肌张力的评定

1. 硬度　被动运动时触摸肌肉,硬度增加。

2. 摆动度

(1)将被检查者的肢体近端固定。

(2)摆动肢体远端。

(3)评定标准:肌张力高时,摆动幅度小;肌张力低下时无抵抗,肢体摆动幅度大。

3. 关节伸展度

(1)内收肌角度(外展角)

1)小儿仰卧位。

2)治疗师握住小儿膝部。

3)使小儿双下肢伸直,外展。

4)测量两大腿之间的角度。

(2)腘窝角

1)小儿仰卧位。

2)一侧下肢屈曲并使同侧大腿紧贴腹部。

3)伸直膝关节。

4)测量小腿与大腿之间的角度。

(3)足背屈角

1)小儿仰卧位。

2)治疗师用手按压小儿足部。

3）使其尽量向小腿方向背屈。

4）观察足背与小腿之间的角度。

（4）足跟耳试验

1）小儿仰卧位。

2）治疗师握住小儿一侧足部。

3）尽量向同侧耳部靠拢。

4）测量足跟、臀部连线与检查台面形成的角度，注意腰背部不得抬离台面。

（二）运动能力评定

分多种体位进行评定，共 88 项。

1. 仰卧位

（1）头居中，双手对称放于身体两侧，转动头部。

（2）将双手合拢放于中线位。

（3）抬头 45°。

（4）屈曲右侧髋、膝关节。

（5）屈曲左侧髋、膝关节。

（6）伸出右手，越过中线。

（7）伸出左手，越过中线。

（8）从右侧翻身到俯卧位。

（9）从左侧翻身到俯卧位。

2. 俯卧位

（1）抬头向上。

（2）双臂支撑，抬头，抬起胸部。

（3）右前臂支撑，左前臂伸直向前。

（4）左前臂支撑，右前臂伸直向前。

（5）从右侧翻身到仰卧位。

（6）从左侧翻身到仰卧位。

（7）上肢向右水平转动 90°。

（8）上肢向左水平转动 90°。

3. 坐位

（1）抓住双手，从仰卧位到坐位，头与身体呈直线。

（2）向右侧翻身到坐位。

（3）向左侧翻身到坐位。

（4）检查着支撑被检者背部，保持头直立 3 秒钟。

（5）检查着支撑被检者背部，保持头直立在中线位 10 秒钟。

（6）双手撑地坐，保持 5 秒钟。

（7）双手游离坐，保持 3 秒钟。

（8）前倾，拾起玩具后恢复坐位，不用手支撑。

（9）触到在右后方 45°的玩具后恢复坐位。

（10）触到在左后方 45°的玩具后恢复坐位。

（11）右侧坐，双臂游离，保持 5 秒钟。

（12）左侧坐，双臂游离，保持5秒钟。

（13）从坐位慢慢回到俯卧位。

（14）从坐向右侧转到四点跪位。

（15）从坐向左侧转到四点跪位。

（16）不用双臂协助，向左、右水平转动90°。

（17）坐在小凳子上，不需任何帮助，保持10秒钟。

（18）从站位到坐在小凳上。

（19）从地上到坐到小凳上。

（20）从地上到坐在高凳上。

（21）俯卧位，向前爬行2m。

（22）手膝负重，保持四点跪地10秒钟。

（23）从四点跪位到坐位，不用手协助。

（24）从俯卧位到四点跪位，手膝负重。

（25）四点跪位，右臂前伸，手比肩高。

（26）四点跪位，左臂前伸，手比肩高。

（27）爬行或拖行2m。

（28）交替爬行2m。

（29）用手和膝、脚爬行上4级台阶。

（30）用手和膝、脚后退爬行下4级台阶。

（31）用手臂协助从坐位到直跪，双手放开，保持10秒钟。

（32）用手协助从直跪到右膝半跪，双手放开，保持10秒钟。

（33）用手协助从直跪到左膝半跪，双手放开，保持10秒钟。

（34）双膝行走10步，双手游离。

4. 站立位

（1）从地上扶着高凳站起。

（2）站立，双手游离3秒钟。

（3）一手扶着高凳，抬起右脚3秒钟。

（4）一手扶着高凳，抬起左脚3秒钟。

（5）站立，双手游离20秒钟。

（6）站立，双手游离，抬起右脚10秒钟。

（7）站立，双手游离，抬起左脚10秒钟。

（8）从坐在小凳上到站起，不用手协助。

（9）从直跪通过右膝半跪到站立，不用手协助。

（10）从直跪通过左膝半跪到站立，不用手协助。

（11）从站立位慢慢坐回到地上，不用手协助。

（12）从站立位蹲下，不用手协助。

（13）从地下拾起物品后恢复站立。

5. 走、跪、跳

（1）双手扶着高凳，向右侧行走5步。

（2）双手扶着高凳，向左侧行走5步。

（3）双手扶持，前行 10 步。

（4）单手扶持，前行 10 步。

（5）不用扶持，前行 10 步。

（6）前行 10 步，停下，转身 180°，走回。

（7）退行 10 步。

（8）双手携带物品，前行 10 步。

（9）在 20cm 宽的平衡线中连续行走 10 步。

（10）在 2cm 宽直线内连续行走 10 步。

（11）左脚先行，跨过平膝高的障碍。

（12）向前跑 5m，停下，跑回。

（13）右脚踢球。

（14）左脚踢球。

（15）双脚同时向前跳 5cm 高。

（16）双脚同时向前跳 30cm 高。

（17）在直径 60cm 的圆圈内，右脚跳 10 次。

（18）在直径 60cm 的圆圈内，左脚跳 10 次。

（19）单手扶持，上 4 级台阶，一步一级。

（20）单手扶持，下 4 级台阶，一步一级。

（21）不用扶持，上 4 级台阶，一步一级。

（22）不用扶持，下 4 级台阶，一步一级。

（23）双脚同时从 15cm 高的台阶跳下。

二、实训结果

1. 学生较熟练地掌握肌张力的评定、运动能力的评定。

2. 学生能正确判断评定结果。

3. 实训结果记录与分析　应用观察法，评定共分两个方面：脑瘫严重程度分级的评定、肌张力的评定、运动能力的评定。

【实训评价】

1. 评价内容　主要考评脑瘫肌张力的评定、运动能力的评定。

2. 评价形式　采用抽签的形式，学生按要求进行操作，由教师打分，总分 50 分，结果记录在实训表 16-1 中。

实训表 16-1　肌张力和运动能力评定评价记录表

项目	操作评分标准	得分
观察法	受试者体位摆放标准（5 分）	
	评定者手法操作规范（10 分）	
	正确判断评定结果（5 分）	

续表

项目	操作评分标准	得分
量表法	正确使用量表（20 分）	
	正确判断评定结果（10 分）	
总分	50 分	

实训 17　骨折的康复评定

【实训目的】

1. 掌握骨折后患者的评定方法。

2. 熟悉评定结果记录和分析。

【实训准备】

1. 物品　椅、小板凳、ADL 量表。

2. 器械　握力计、捏力计、量角器、软尺、直尺、秒表等。

3. 环境　环境安静,光线充足。

【实训学时】　1 学时。

【实训方法与结果】

一、实训方法

（一）教师示教

采用观察法,教师选 1 名学生为受检者,示范一般情况、运动功能、关节活动度检查、步态分析等的评定方法。

1. 一般情况评定　疼痛和压痛,局部肿胀,畸形与功能障碍。

2. 运动功能评定

（1）肌力检查:了解患肢的肌力和健肢肌力情况,多用徒手肌力检查法（MMT）,也可用握力计、捏力计等检查。

（2）关节活动度检查:了解关节活动度有无受限和受限程度,可通过量角器测量,需双侧进行对比。

（3）步态分析:通过步态分析可了解下肢功能障碍程度。

3. 其他评定

（1）肢体长度和周径的测量:两侧肢体进行对比,判断骨折后肢体长度、围度有无改变及改变程度。

（2）ADL 能力检查:骨折后影响日常生活活动的患者,应对其进行 ADL 能力评定。

（3）对长期卧床的患者,特别是老年患者,应注意对新、肺等功能的检查评定。

（二）学生练习

1. 学生按照男女生性别分组,2 人 1 组,一人为评定者、一人为受检者,完成后交换角色,相互练习。

2. 教师巡视,指导,纠错。

二、实训结果

1. 学生较熟练地掌握骨折后患者的一般情况、运动等的评定方法。
2. 学生能正确判断评定结果。
3. 实训结果记录与分析。

【实训评价】

1. 评价内容　主要考评运动功能、关节活动度检查、步态分析和 ADL 量表的使用。
2. 评价形式　采用抽签的形式,学生按要求进行操作,由教师打分,总分 50 分,得分记录在实训表 17-1 中。

实训表 17-1　骨折后患者评定评价记录表

项目	操作评分标准	得分
观察法	受试者体位摆放标准(5 分)	
	评定者手法操作规范(10 分)	
	正确判断评定结果(5 分)	
量表法	正确使用量表(20 分)	
	正确判断评定结果(10 分)	
总分	50 分	

（李坤彬）

参 考 文 献

1. 王玉龙,张秀花. 康复评定技术. 第 2 版. 北京 : 人民卫生出版社,2014.

2. 孙权. 康复评定. 第 2 版. 北京 : 人民卫生出版社,2014.

3. 张秀花. 康复评定技术实训指导与学习指导. 北京 : 人民卫生出版社,2014.

4. 恽晓平. 康复疗法评定学. 北京 : 华夏出版社,2014.

5. 陈孝平. 外科学. 北京 : 人民卫生出版社,2014.

6. 中华康复医学会. 常用康复治疗技术操作规范. 北京 : 人民卫生出版社,2012.

7. 王诗忠. 康复评定学. 北京 : 人民卫生出版社,2012.

8. 王玉龙. 康复功能评定学. 北京 : 人民卫生出版社,2008.

9. 中华医学会. 临床技术操作规范·物理医学与康复学分册. 北京 : 人民军医出版社,2004.

10. 顾德明. 运动解剖学图谱. 第 2 版. 北京 : 人民体育出版社,2006.

目标测试参考答案

第一章

1. E   2. D   3. A   4. E   5. D   6. E   7. D   8. E   9. A   10. C
11. E   12. B   13. A   14. C   15. A

第二章

1. C   2. C   3. A   4. E   5. C   6. D

第三章

1. A   2. A   3. C   4. D   5. C   6. D   7. B   8. D   9. B   10. B

第四章

1. A   2. B   3. C   4. E   5. D   6. A   7. C   8. B   9. E   10. E
11. D   12. C   13. E   14. B   15. A   16. D   17. E   18. C   19. B   20. C
21. B   22. A   23. D

第五章

1. E   2. C   3. D   4. D   5. A   6. C   7. B   8. D   9. D   10. D
11. E   12. A

第六章

1. E   2. D   3. C   4. E   5. B   6. D   7. B   8. C   9. B   10. C
11. B   12. A   13. D   14. A   15. C

第七章

1. B   2. D   3. D   4. C   5. D   6. D   7. C   8. E   9. B   10. D
11. A   12. B   13. E   14. C   15. D

第八章

1. B   2. B   3. C   4. A   5. C   6. C   7. B   8. A   9. D   10. B
11. A   12. D   13. C

第九章

1. A   2. E   3. D   4. B   5. B   6. C   7. D   8. B   9. D   10. D
11. D   12. D   13. A   14. E   15. D   16. A   17. A   18. D   19. E   20. D
21. C   22. D

第十章

1. B   2. B   3. A   4. B   5. C   6. A   7. A   8. C   9. C   10. E
11. B   12. B   13. A   14. C   15. C   16. D   17. B   18. A   19. D   20. C
21. A   22. E   23. D   24. C   25. B

第十一章

1. D   2. A   3. A   4. B   5. D   6. C   7. D   8. C   9. D   10. C
11. D   12. E

第十二章

1. C   2. D   3. D   4. C   5. D   6. E

第十三章

1. C   2. E   3. D   4. B   5. D   6. D

第十四章

1. A   2. E   3. D   4. A   5. C   6. C   7. C   8. D   9. B   10. C
11. C   12. B   13. A   14. A   15. B   16. E   17. A   18. B   19. A

第十五章

1. B   2. C   3. C   4. D   5. D   6. D   7. B   8. D   9. B   10. D
11. B   12. B   13. B   14. C   15. B   16. B   17. C   18. A   19. B   20. B
21. D   22. D   23. A   24. E   25. C

《康复评定技术》教学大纲

一、课程性质

《康复评定》是中等卫生职业教育康复技术专业一门重要的专业核心课程。本课程主要研究功能障碍诊断的基本理论、基本技能和临床思维方法。本课程的主要任务是培养学生运用康复评定的基本知识和基本技能,学会采集、分析客观资料并进行功能评定,得出功能障碍诊断,制订康复计划,为进一步学习康复技术各专业课程奠定坚实的基础。

二、课程目标

通过本课程的学习,学生能够达到下列要求。

(一) 职业素养目标

1. 具有良好的人文精神、职业道德,重视医学伦理,自觉尊重患者人格,保护患者隐私。

2. 具有良好的法律意识,自觉遵守有关医疗卫生法律法规,依法行医。

3. 具有良好的人际沟通能力,能与患者及家属进行有效沟通,与相关医务人员进行专业交流。

4. 具有良好的身体素质、心理素质和较好的社会适应能力,能适应基层医疗卫生工作的实际需要。

5. 具有良好的团队意识,能与康复团队成员团结协作,共同为患者提供全面周到的康复服务。

(二) 专业知识和技能目标

1. 具备康复评定的基础知识、基本理论和基本技能。

2. 具有对康复对象进行健康宣教、康复指导的能力。

3. 具有对各种康复治疗室及设施进行初步管理的能力,能对常用康复器械和设备进行简单养护与常见故障排除。

三、学时安排

教学内容	学时		
	理论	实训	合计
一、总论	4	0	4
二、人体形态与反射评定	2	2	4
三、关节活动度评定	4	6	10

续表

教学内容	学时		
	理论	实训	合计
四、肌力评定	6	6	12
五、肌张力评定	3	1	4
六、平衡功能评定	2	1	3
七、协调功能评定	2	1	3
八、步态分析	2	1	3
九、感觉功能评定	3	1	4
十、心肺功能评定	2	0	2
十一、吞咽和言语功能评定	3	0	3
十二、心理功能评定	2	0	2
十三、日常生活能力与生存质量评定	3	1	4
十四、环境评定	2	0	2
十五、常见疾病的康复评定	8	4	12
合计	48	24	72

四、主要教学内容和要求

单元	教学内容	教学要求	教学活动参考	参考学时	
				理论	实训
一、总论	（一）概述		理论讲授	4	
	1. 概念	掌握	多媒体演示		
	2. 康复评定的对象	熟悉	讨论教学		
	3. 康复评定的意义和目的	掌握	启发教学		
	（二）康复评定的类型和方法		PBL 教学		
	1. 康复评定的类型	掌握			
	2. 康复评定的方法	掌握			
	3. 评定方法的质量要求	了解			
	（三）康复评定的内容				
	1. 病史	熟悉			
	2. 体格检查	熟悉			
	3. 功能评定	掌握			
	4. 制订康复计划	掌握			

续表

单元	教学内容	教学要求	教学活动参考	参考学时 理论	参考学时 实训
	（四）康复评定的实施				
	1. 康复评定的场所	熟悉			
	2. 康复评定的时期	熟悉			
	3. 康复评定的流程	了解			
	4. 康复结果的描述	熟悉			
	5. 记录	熟悉			
	6. 注意事项	熟悉			
二、人体形态与反射评定	（一）人体反射评定		理论讲授 多媒体演示 案例教学 启发教学 PBL 教学	2	
	1. 概述	了解			
	2. 脊髓水平	掌握			
	3. 脑干水平	掌握			
	4. 中脑水平	掌握			
	5. 大脑皮质水平	掌握			
	6. 其他常用的神经反射	了解			
	（二）人体形态评定				
	1. 概述	了解			
	2. 姿势评定	掌握			
	3. 人体测量	掌握			
	实训 1　人体形态和反射评定	熟练掌握	案例分析 教学见习 技能实践		2
三、关节活动度评定	（一）概述		理论讲授 多媒体演示 案例教学 启发教学 PBL 教学	4	
	1. 概念	掌握			
	2. 影响关节活动度的因素	了解			
	3. 引起关节活动度异常的原因	熟悉			
	（二）关节活动度的评定				
	1. 评定目的	掌握			
	2. 评定方法	掌握			
	3. 适应证和禁忌证	熟悉			
	4. 注意事项	熟悉			
	（三）主要关节活动度的测量方法				
	1. 上肢关节	掌握			

续表

单元	教学内容	教学要求	教学活动参考	参考学时 理论	参考学时 实训
	2. 下肢关节	掌握			
	3. 脊柱	熟悉			
	实训2　上肢关节活动度的测量	熟练掌握	案例分析 教学见习 技能实践		2
	实训3　下肢关节活动度的测量	熟练掌握	案例分析 教学见习 技能实践		2
	实训4　脊柱活动度的测量	熟练掌握	案例分析 教学见习 技能实践		2
四、肌力评定	（一）概述		理论讲授 多媒体演示 案例教学 启发教学 PBL教学	6	
	1. 概念	熟悉			
	2. 肌肉的分类	熟悉			
	3. 肌肉的收缩类型	熟悉			
	4. 影响肌力的因素	熟悉			
	（二）肌力评定的方法				
	1. 评定目的	掌握			
	2. 评定内容和方法	掌握			
	3. 适应证和禁忌证	掌握			
	4. 注意事项	了解			
	（三）主要肌肉的徒手肌力评定方法				
	1. 颈部及躯干主要肌肉的徒手肌力评定方法	掌握			
	2. 上肢主要肌肉的徒手肌力评定方法	掌握			
	3. 下肢主要肌肉的徒手肌力评定方法	掌握			
	4. 口面部主要肌肉的徒手肌力评定方法	了解			
	实训5　颈部和躯干主要肌肉的徒手肌力评定	熟练掌握	案例分析 教学见习 技能实践		2

续表

单元	教学内容	教学要求	教学活动参考	参考学时	
				理论	实训
	实训6　上肢主要肌肉的徒手肌力评定	熟练掌握	案例分析 教学见习 技能实践		2
	实训7　下肢主要肌肉的徒手肌力评定	熟练掌握	案例分析 教学见习 技能实践		2
五、肌张力评定	（一）概述		理论讲授 多媒体演示 案例教学 启发教学 PBL教学	3	
	1. 肌张力的概念	熟悉			
	2. 肌张力的分类	熟悉			
	3. 正常肌张力的特征	熟悉			
	4. 影响肌张力的因素	熟悉			
	5. 常见的肌张力异常	熟悉			
	（二）肌张力的评定方法				
	1. 评定目的	掌握			
	2. 评定方法	掌握			
	3. 评定的适应证、禁忌证	掌握			
	实训8　异常肌张力的评定	熟练掌握	案例分析 教学见习 技能实践		1
六、平衡功能评定	（一）概述		理论讲授 多媒体演示 案例教学 启发教学 PBL教学	2	
	1. 概念	掌握			
	2. 平衡功能分类	掌握			
	3. 平衡的生理学机制	熟悉			
	4. 平衡反应	熟悉			
	（二）平衡功能评定				
	1. 评定目的	掌握			
	2. 评定方法	掌握			
	3. 适应证和禁忌证	掌握			
	实训9　平衡功能评定	熟练掌握	案例分析 教学见习 技能实践		1
七、协调功能评定	（一）概述		理论讲授 多媒体演示	2	
	1. 概念	熟悉			

单元	教学内容	教学要求	教学活动参考	参考学时 理论	实训
	2. 协调的维持机制	熟悉	案例教学		
	3. 协调运动障碍的分类及特征	掌握	启发教学		
	（二）协调功能评定		PBL 教学		
	1. 评定目的	掌握			
	2. 评定方法	掌握			
	3. 注意事项	了解			
	实训 10　协调功能评定	熟练掌握	案例分析 教学见习 技能实践		1
八、步态分析	（一）概述		理论讲授	2	
	1. 概念	熟悉	多媒体演示		
	2. 正常步态时空参数	熟悉	案例教学		
	3. 步行周期	熟悉	启发教学		
	4. 动力学参数	了解	PBL 教学		
	5. 运动学参数	了解			
	（二）步态分析评定				
	1. 评定目的	掌握			
	2. 评定方法	掌握			
	（三）常见异常步态分析				
	1. 步态异常的常见影响因素	熟悉			
	2. 常见异常步态的模式	掌握			
	实训 11　步态分析	熟练掌握	案例分析 教学见习 技能实践		1
九、感觉功能评定	（一）概述		理论讲授	3	
	1. 概念	熟悉	多媒体演示		
	2. 躯体感觉分类	熟悉	案例教学		
	3. 体表感觉的节段分布	了解	启发教学		
	（二）感觉障碍评定		PBL 教学		
	1. 评定目的	掌握			
	2. 评定内容	熟悉			
	3. 评定方法	掌握			
	4. 适应证和禁忌证	熟悉			

续表

单元	教学内容	教学要求	教学活动参考	参考学时 理论	参考学时 实训
	（三）疼痛的评定				
	1. 概念	熟悉			
	2. 疼痛分类	熟悉			
	3. 评定目的	掌握			
	4. 评定内容	熟悉			
	5. 评定方法	掌握			
	实训 12　感觉功能的评定	熟练掌握	案例分析 教学见习 技能实践		1
十、心肺功能评定	（一）心功能评定		理论讲授 多媒体演示 案例教学 启发教学 PBL 教学	2	
	1. 概述	熟悉			
	2. 评定目的	熟悉			
	3. 评定方法	掌握			
	4. 心电运动试验的适应证和禁忌证	掌握			
	（二）肺功能评定				
	1. 概述	熟悉			
	2. 呼吸困难分级和分度	熟悉			
	3. 评定目的	熟悉			
	4. 评定方法	掌握			
	5. 适应证和禁忌证	掌握			
十一、吞咽和言语功能评定	（一）吞咽功能评定		理论讲授 多媒体演示 案例教学 启发教学 PBL 教学	3	
	1. 概述	了解			
	2. 吞咽障碍的评定	熟悉			
	（二）言语功能的评定				
	1. 概述	了解			
	2. 言语功能障碍的评定	熟悉			
十二、心理功能评定	（一）概述		理论讲授 多媒体演示 案例教学 启发教学 PBL 教学	2	
	1. 概念	熟悉			
	2. 常见神经心理改变	熟悉			
	3. 严重残疾后的心理反应	熟悉			
	4. 心理评定的内容	熟悉			

续表

单元	教学内容	教学要求	教学活动参考	参考学时	
				理论	实训
	（二）认知功能障碍评定				
	1. 认知产生的基础	了解			
	2. 知觉障碍评定	熟悉			
	3. 注意功能障碍评定	熟悉			
	4. 记忆功能障碍评定	熟悉			
	5. 执行能力障碍评定	熟悉			
	（三）情绪情感障碍评定				
	1. 评定方法	熟悉			
	2. 适应证和禁忌证	熟悉			
十三、日常生活能力与生存质量评定	（一）日常生活活动能力评定		理论讲授 多媒体演示 案例教学 启发教学 PBL 教学	3	
	1. 概述	熟悉			
	2. 评定步骤	熟悉			
	3. ADL 评定方法	熟悉			
	4. 常用的评定量表	掌握			
	5. 注意事项	熟悉			
	（二）生存质量评定				
	1. 概述	熟悉			
	2. 常用评定量表	掌握			
	实训 13　日常生活活动能力评定	熟练掌握	案例分析 教学见习 技能实践		1
十四、环境评定	（一）环境和无障碍环境		理论讲授 多媒体演示 讨论教学 启发教学 PBL 教学	2	
	1. 概述	熟悉			
	2. 环境和无障碍环境的作用	掌握			
	（二）环境评定				
	1. 评定分级	熟悉			
	2. 评定目的	熟悉			
	3. 评定内容	熟悉			
	4. 评定方法	掌握			
十五、常见疾病的康复评定	（一）偏瘫的康复评定		理论讲授 多媒体演示 案例教学	8	
	1. 概述	熟悉			
	2. 康复评定技术	掌握			

续表

单元	教学内容	教学要求	教学活动参考	参考学时	
				理论	实训
	（二）截瘫的康复评定		启发教学 PBL 教学		
	1. 概述	熟悉			
	2. 康复评定技术	掌握			
	（三）脑性瘫痪的康复评定				
	1. 概述	熟悉			
	2. 康复评定技术	掌握			
	（四）肩周炎的康复评定				
	1. 概述	熟悉			
	2. 康复评定技术	掌握			
	（五）颈椎病的康复评定				
	1. 概述	熟悉			
	2. 康复评定技术	掌握			
	（六）腰椎间盘突出症的康复评定				
	1. 概述	熟悉			
	2. 康复评定技术	掌握			
	（七）骨折的康复评定				
	1. 概述	熟悉			
	2. 康复评定技术	掌握			
	实训 14　偏瘫的康复评定	熟练掌握	案例分析 教学见习 技能实践		1
	实训 15　截瘫的康复评定	熟练掌握	案例分析 教学见习 技能实践		1
	实训 16　脑瘫的康复评定	熟练掌握	案例分析 教学见习 技能实践		1
	实训 17　骨折的康复评定	熟练掌握	案例分析 教学见习 技能实践		1

五、说明

（一）教学安排

本课程标准主要供中等卫生职业教育康复技术专业教学使用,第三学期开设,总学时为72学时,其中理论教学48学时,实践教学24学时。

（二）教学要求

1. 本课程对知识部分教学目标分为掌握、熟悉、了解三个层次。掌握:指对基本知识、基本理论、有较深刻的认识,并能综合、灵活地运用所学的知识解决实际问题。熟悉:指能够领会概念、原理的基本含义,解释现象。了解:指对基本知识、基本理论能有一定的认识,能够记忆所学的知识要点。

2. 本课程重点突出以岗位胜任力为导向的教学理念,在技能目标分为能和会两个层次。能:指能独立、规范地解决实践技能问题,完成实践技能操作。会:指在教师的指导下能初步实施实践技能操作。

（三）教学建议

1. 本课程依据康复技术岗位的工作任务、职业能力要求,强化理论实践一体化,突出"做中学、学中做"的职业教育特色,根据培养目标、教学内容和学生的学习特点以及执业资格考试要求,提倡项目教学、案例教学、任务教学、角色扮演、情境教学等方法,利用校内外实训基地,将学生的自主学习、合作学习和教师引导教学等教学组织形式有机结合。

2. 教学过程中,可通过测验、观察记录、技能考核和理论考试等多种形式对学生的职业素养、专业知识和技能进行综合考评。应体现评价主体的多元化,评价过程的多元化,评价方式的多元化。评价内容不仅关注学生对知识的理解和技能的掌握,更要关注知识在临床实践中运用与解决实际问题的能力水平,重视职业素质的形成。